Thomas Mathe

Medizinische Soziologie und Sozialmedizin

BWT
Basiswissen Therapie

Herausgeber: Jürgen Tesak

Thomas Mathe

Medizinische Soziologie und Sozialmedizin

Das Gesundheitsforum

Schulz-Kirchner Verlag

Bibliografische Information Der Deutschen Bibliothek

Die Deutsche Bibliothek verzeichnet diese Publikation in der Deutschen Nationalbibliografie; detaillierte bibliografische Daten sind im Internet über http://dnb.ddb.de abrufbar.

2., vollständig überarbeitete Auflage 2005
1. Auflage 2003
ISBN 978-3-8248-0508-2

Lektorat: Doris Zimmermann
Layout: Petra Jeck
Druck und Bindung: Rosch-Buch GmbH, Scheßlitz
Printed in Germany

INHALTSVERZEICHNIS

... Diese neue Veröffentlichung der Reihe „Basis Wissen Therapie“ spannt auf den nicht ganz 200 Seiten einen weiten Bogen: Angefangen von Leistungsdefiziten der Humanmedizin über die Rolle der Medizinalfachberufe an der Schnittstelle angrenzender Fachbereiche bis hin zu den aktuellen Professionalisierungsbestrebungen reicht das Spektrum angerissener Themen. In knappen, aber klar und verständlich formulierten Ausführungen werden soziologische Grundbegriffe wie etwa Sozialisation, soziale Interaktion, Gruppenformen oder soziale Rollen definiert, um dann auf die Verbindungen von Gesundheit und Krankheit oder Gesundheit und sozialem Status einzugehen ...

... Das Buch wurde in erster Linie für Dozenten, Schüler und Studenten in der Ausbildung geschrieben, es eignet sich aber auch für Fachpraktiker, da es Zusammenhänge der aktuellen Entwicklungen aufzeigt und – für uns als Profession – wichtige Bezugsrahmen verdeutlicht. Darüber hinaus ist es durch eine klare verständliche Sprache, viele auflockernde Grafiken und Schaubilder und einen Seitenrand mit Hinweisen hervorragend zu lesen und als Arbeitsbuch zu nutzen ...

aus: Ergotherapie & Rehabilitation, 3/2004

... Dem Autor, Mediziner und Dozent an medizinischen Fachschulen gelingt es, die schwierige Materie der Medizinsoziologie systematisch, übersichtlich und auf gut lesbare Weise vorzustellen ...

aus: Aphasie und verwandte Gebiete, 1/2004

VORWORT DES HERAUSGEBERS

Die Reihe „Basiswissen Therapie (BWT)“ vermittelt grundlegendes Wissen für Ausbildung, Studium und Beruf in den Fachbereichen der Logopädie und Ergotherapie und den dazugehörenden Grundlagenwissenschaften (Medizin, Psychologie, Pädagogik, Linguistik, etc.). Themen der Reihe sind also alle Bereiche der Ausbildung sowie des Berufsalltags.

Fragenkataloge sowie weiterführende und kommentierte Literaturangaben erleichtern die Verwendung der BWT-Reihe in Lehre und Unterricht.

Mit dem Buch von Herrn Dr. Mathe liegt nun ein weiterer BWT-Band vor, der disziplinenübergreifend konzipiert ist und der Grundlegendes für die therapeutische Arbeit vermittelt. Kenntnisse der Bereiche „Medizinische Soziologie und Sozialmedizin“ sind unentbehrlich, will man die komplexen Zusammenhänge verstehen, in denen „Krankheit“ und „Gesundheit“ stehen.

Wir hoffen, dass der vorliegende Band viele Interessierte erreicht und den Leserinnen und Lesern gefällt.

Prof. Dr. Jürgen Tesak

Für Benedikt

„Gesundheit ist kein Zustand,
sondern eine Verfasstheit,
ist kein Ideal und nicht einmal ein Ziel.
Gesundheit ist ein Weg, der sich bildet,
indem man ihn geht"

H. Schipperges
Medizinhistoriker – 1982

„Nicht auf der
geraden Straße,
sondern auf
den Umwegen
findet man das
Leben"

Robert Walser (1878 – 1956)

Zur besseren Lesbarkeit wurde vorwiegend die maskuline Form benutzt. Selbstverständlich sind jeweils Personen beider Geschlechter gemeint.

VORWORT DES VERFASSERS

Das Buch ist auf der Grundlage einer nunmehr über fünfzehnjährigen Lehrtätigkeit als ärztlicher Dozent an einer Berufsfachschule für Medizinalfachberufe entstanden. In dieser Zeit haben v.a. nachfolgende Charakteristika täglicher Arbeit das Interesse geweckt, ein Basislehrbuch zum Themenkomplex Medizinische Soziologie und Sozialmedizin zu verfassen:

- Es gibt zur hier dargestellten Thematik eine ganze Palette fundierter Standardliteratur. Diese hat jedoch in erster Linie Bezug zur Ausbildung von Ärzten, tlw. auch von Pflegefachkräften. Eine Quervernetzung zur *Ergotherapie und Logopädie* oder gar zu deren curricularen Ausbildungsinhalten suchen wir vergeblich. Ich hoffe, mit diesem Buch eine Unterrichtsgrundlage erarbeitet zu haben, die diese Lücke füllt und in bezugswissenschaftlicher Charakteristik eine geeignete Darstellung der relevanten Themen liefert. So wendet sich das Werk v.a. an *SchülerInnen von Berufsfachschulen für Medizinalfachberufe*, aber auch an *DozentInnen*, die vielleicht neue Anregungen zur Unterrichtsarbeit entdecken können.

- Nachdem der Professionalisierungsprozess der Medizinalfachberufe die holistische, ganzheitliche Darstellung berufsspezifischer Inhalte systemimmanent macht und gesundheitswissenschaftliche Themen einen festen Platz und – so hoffe ich – einen hohen Stellenwert in der Lehre an den Fachhochschulen haben, könnte das Buch auch *StudentInnen der dualen Studiengänge* als LeserInnen gewinnen. Vielleicht, um nochmals einen themenspezifischen Überblick zu den diesbezüglichen Inhalten aus der Berufsfachschule zu gewinnen. Eventuell lassen sich aber auch neue Aspekte für das Studium entdecken.

- In all den Jahren der Dozententätigkeit habe ich oft den Mangel an fachlicher interprofessioneller Diskussion oder Vernetzung zwischen der Humanmedizin und den Medizinalfachberufen verspürt. Um dies auszugleichen, ist eine Grundvoraussetzung die Akzeptanz der Autonomie des Diskussionspartners. Eine andere ist, sich mit paradigmatischen Überzeugungen der zweiten Profession auseinander zu setzen. Medizinalfachberufe erfüllen diese Forderung; ich habe mich bemüht, eine solche Haltung auch als Arzt einzubringen, und hoffe, dass die Darstellung der jeweiligen Lehrinhalte zu einem besseren gegenseitigen Verstehen der Professionen und damit einem Benefit für Patienten bzw. Klienten beiträgt.

Mein Wunsch ist, dass das entstandene Buch ein guter Wegbegleiter durch die Ausbildung wird. Vielleicht trägt es dazu bei, unsere „therapeutische Heimat“ als integratives Arbeitsfeld erlebbar zu machen. Es möge die Faszination der Themen zum Ausdruck bringen und vermitteln, wie arm eine Therapie ist, die alleine die naturwissenschaftlichen Inhalte eines Krankheits- oder Gesundheitsprozesses sieht.

Die Literaturhinweise geben vielfältige Gelegenheit, einzelne Gesichtspunkte im Eigenstudium zu vertiefen.

Am Ende jedes Kapitels sind reichlich Fragen zur Eigenkontrolle des angeeigneten Lernstoffes angefügt. Diese können für SchülerInnen oder DozentInnen durchaus auch einen Anhalt zum mündlichen Prüfungsgespräch am Ende der Ausbildungen geben.

Die nun überarbeitete Auflage entspricht einerseits dem sachlichen Bedarf der Inhalts- und Datenaktualisierung. Daneben wurden v.a. das Kap. 5 erweitert und einige Abbildungen im Kap. 6 erneuert.

Ein Wort des Dankes: Ohne die hilfreichen „Profis“ des Hauses Dr. Schulz-Kirchner wäre auch die 2.Auflage nicht entstanden. Der Herausgeber Prof. Tesak, Frau Lektorin D. Zimmermann und Frau P. Jeck in der Herstellung waren aufgeschlossen und mit dem Autor geduldig wie immer. Aber natürlich: Den Weg für die Neuauflage hat v.a. der interessierte Leserkreis, darunter insbesondere die vielen SchülerInnen geebnet; auch die positiven Rezensionen waren eine Ermutigung zur Überarbeitung. Ohne geneigte RezipientInnen wird auch weiterhin selbst die beste Sprache eines Dozenten verstummen.

Regensburg, im Sommer 2005
Dr. med. Thomas Mathe

1 EINLEITUNG UND BEGRÜNDUNGS-ZUSAMMENHANG

Es gibt ihn beruhigenderweise – den Hightech-Mediziner, der in den Gefäßen des Herzens neue Wege für das Blut bahnt, die Ärztin, die Totgesagte mit modernen Methoden der Intensivmedizin ins Leben zurückholt, den Neurochirurgen, der millimetergenau Tumoren des Gehirns beseitigt oder den heroisch wirkenden Arzt, der uns Organe implantiert und neues Leben schenkt. Wir staunen über die gigantischen Erfolge der Medizin des 20. Jahrhunderts; und doch: Wir bemerken auch die **Schattenseiten des modernen Medizinbetriebes** – das unbefriedigende Gefühl, das uns nach so manchem Sprechstundenbesuch überkommt, oder das Erstaunen über vielerlei Sprachlosigkeit in der therapeutischen Interaktion. **Der Weg in die Hightech-Medizin** ist eben auch **ein reduktiver Weg**, er fordert die Konzentration auf punktuelle Fähigkeiten.

Patienten sind jedoch gerade im therapeutischen Geschehen ihres Lebensumfeldes auf der Suche nach mehr als nur einem Rezept oder einer diagnostischen Methodik; ja die Suche nach einer zunächst nur schemenhaft bewussten Gesundheit keimt in uns. Und diese ersehnte Gesundheit reicht über den Bedeutungsgehalt spektakulärer Erfolge der Klinikmedizin hinaus und bedarf der Berücksichtigung aller Facetten, die menschliche Existenz prägen und charakterisieren.

1.1 Problemkonstellation und Leistungsdefizite der Humanmedizin in Deutschland

Defizit ganzheitlicher Reformansätze

Viele Beteiligte lassen sich aktuell im System des deutschen Gesundheitswesens vom einseitigen Blick auf vordergründige Probleme von Finanzierung, ökonomischer Ressourcenerschöpfung und von frustranen, undulierenden (also wellenförmig sich wiederholenden, pendelartigen) Reformwerken fangen. Unschwer können wir in dem angestrebten primär betriebswirtschaftlichen Sanierungsprozess des Gesundheitswesens die typischen mechanistischen, einseitigen Prinzipien der Biomedizin entdecken; diese monopolaren, an einzelnen Extrempunkten orientierten Denkansätze stellen uns ja auch auf naturwissenschaftlicher Ebene vor die Situation, dass wir vielen Problemen nur hinterherhinken. Es fehlt die **ganzheitliche Sichtweise**, die den **Mittelpunkt Patient** mit seinen primär humanen Bedürfnissen, seinen Lebenswelten betont und die auch (sozial-) ökologisch bedingte Ursachenkonstellationen relevanter Krankheitsbilder zur Kenntnis nimmt.

Folgerichtig sind wir dann mit schier unlösbaren Problemlagen konfrontiert.

Gelegentlich scheinen manche in diesem Bannkreis zu erstarren. Die Patienten wiederum spüren dies mit Schmerzen. Wer jedoch sensibel und offen genug einen Analyseprozess unseres westlichen Medizinsystems betreibt, fühlt immer intensiver die dringliche Sehnsucht nach Alternativen. Schon allein deshalb, weil uns das momentane Krankheitspanorama und andere **aktuelle Charakteristika unseres Gesundheitssystems (siehe Tab.1)** doch irgendwann, aber immer gnadenloser zu einem Weg des Umdenkens zwingen werden.

Problemkonstellation des deutschen Gesundheitswesens

Wir beobachten eine **Wandlung des gängigen Krankheitsspektrums von akuten zu chronischen Zustandsbildern.** Pädagogen sehen Kinder, die in einer zunehmenden Häufigkeit Störungen der Motorik oder der Konzentrationsfähigkeit, ja ihrer Entwicklung insgesamt zeigen. Beispielhaft sei an die Zunahme der Diagnosen eines Aufmerksamkeits-Defizit-Syndroms erinnert. Verhaltensbedingte Krankheiten (durch Fehlernährung, Bewegungsmangel oder Genussmittelabusus) treten in den Vordergrund, die Morbidität erfährt mehr denn je eine Prägung durch Lebens-, Arbeits- und Umweltverhältnisse (Mobbing, Stress, chemisch-physikalische und biogene Noxen), ja durch individuelle Lebensstile; die Problematik von Suchtkrankheiten wird dringlicher und verlangt nach neuen therapeutischen Ansätzen.

Menschen werden immer älter, sie gewinnen diese neuen Jahre aber nicht immer unbeschwert, sondern mit z.T. heftigen gesundheitlichen Problemen. Viele Krankheiten führen nicht mehr zum Tod, eine Restitutio ad integrum (Heilung) ist aber nicht möglich; im Gegenteil: Chronische Schmerzzustände oder gewichtige, kontinuierlich zunehmende Minderungen der Organfunktionen treten auf. Denken wir nur an Krankheitsbilder wie die primär chronische Polyarthritis mit ihren Gelenkdestruktionen, an die Zunahme der Patienten mit Diabetes mellitus und v.a. dessen Folgen oder an den altersgekoppelten Anstieg der Fälle von M. Alzheimer.
Höhere Anforderungen an die vorhandenen materiellen wie personalen Ressourcen sind die Konsequenz. Eine Anpassung an die Defizite, die Bewältigung der z.T. lebenslangen Realität einer Erkrankung sowie die Integration dieser Umstände in die eigene Biografie und weitere Lebensgeschichte der Individuen oder ihrer Umgebung ist zu leisten.

Trotz umfangreicher materieller Aufwendungen für die Gesundheit entsprechen die Ergebnisse nicht dem finanziellen Einsatz. Und auch **soziale Ungleichheiten von Gesundheitschancen** müssen in unser Bewusstsein rücken.

- **KRANKHEITSPANORAMA**

– **Chronische und chronisch-degenerative Erkrankungen** wie Herz-Kreislauf- und rheumatische Krankheiten; Stoffwechselstörungen; maligne Tumoren; Allergien; Atemwegserkrankungen; Fehlsteuerungen des Immunsystems

– ***v.a. aber nehmen zu:*** **psychische** (v.a. Depressionen) **und psychosomatische Störungen**, **psychosoziale Auffälligkeiten und verhaltensabhängige Gesundheitsstörungen** wie Suchtkrankheiten oder Unfälle. (Beispiel: 2,5 Mio. behandlungsbedürftige alkoholkranke Menschen, 1,4 Mio. medikamentenabhängige Menschen und ca. 150000 Abhängige von illegalen Drogen).

- **GEWANDELTE ALTERSCHARAKTERISTIK VON PATIENTEN**

– Die demographischen Entwicklungen liefern das Bild einer **ergrauenden Gesellschaft** mit kontinuierlicher **Zunahme des Anteils älterer und hochbetagter Menschen**. Alter wird jedoch oft **mit chronischen, die Lebensqualität beeinträchtigenden Leiden** erlebt.

– Eine Singularisierung der Menschen (17% der Menschen in Deutschland leben allein – Quelle: Stat. Bundesamt) verschärft die Versorgungsproblematik.

- **GEWANDELTE ÖKONOMIE**

– Die **nicht mehr ausreichenden Mittel** zwingen zu vermehrten Nachweisen der Effektivität eingesetzter Maßnahmen. Stichworte wie **Qualitätsmanagement oder Evaluation und evidence based medicine** werden zum gängigen Handlungsinventar.

– Die Suche nach neuen Lösungen steht an: z.B. Änderung der Therapieansätze mittels Leitlinien, sog. ***DMP's = Disease Management Programme*** oder Neugestaltung der Entgeltregeln im Krankenhaus über Fallpauschalen, sog. ***DRG's = Diagnosis Related Groups*** (seit 2004 verpflichtend).

- **DISKREPANZ VON MATERIELLEM AUFWAND UND ERFOLG**

– Deutschland rangiert bei den **Ausgaben für Gesundheit im obersten Drittel**; ein internationaler Vergleich der **Ergebnisse** bringt unser Gesundheitswesen jedoch **nicht in** die **Spitzengruppe** (z.B. Euroaspire-Studie mit negativen Ergebniseinschätzungen der Kardiologie).

– Die **subjektive Zufriedenheit** der Menschen mit der deutschen Medizin ist in den letzten Jahren **gesunken**.

- **SOZIALE UNGLEICHHEITEN**

– Die Erkrankungsrate und Sterblichkeit (**Morbidität und Mortalität**) sind **sozial ungleich verteilt**. Mit Abnahme des Sozialstatus oder des Bildungsstandes steigt das Risiko zu erkranken. Auch die Chancen auf eine gleichwertige Behandlung sinken.

Tab. 1 Aktuelle Charakteristika des Gesundheitssystems in Deutschland

Mit diesen Charakteristika ist aber auch eine zusätzliche Änderung der Problemkonstellation zu bedenken: **Krankheit wird immer mehr zu einem Verlust an Lebensqualität**; die Teilhabe am Leben in seiner Fülle ist vielen Menschen nun nicht mehr möglich. Die gängigen therapeutischen Antworten der Medizin werden dieser Tatsache nicht gerecht – und dies nicht allein aus materiellen Gründen. Ärztliche Arbeit in der Klinik, aber auch im niedergelassenen Bereich weist viele **Lücken einer ganzheitlichen Würdigung des Patienten** auf. Bestimmte Bereiche der lebensweltnahen Unterstützung Hilfe suchender Menschen bleiben für den Arzt unerreichbar oder werden nur unprofessionell mit Leben erfüllt. Die Ausbildung an den Universitätskliniken drängt diesbezügliche Aspekte an den Rand und überlässt sie der individuellen Sensibilität des einzelnen Arztes.

Die **Berufe im Gesundheitswesen sehen sich komplexer werdenden Aufgabenbereichen gegenübergestellt**. Den Störungsbildern der Tab. 1 können wir nicht mehr allein durch einen biomedizinisch ausgerichteten Ansatz gerecht werden, sie sind auch nicht durch ein vorrangig kurativ ausgerichtetes Versorgungssystem zu bewältigen. Neue, für Ärzte professionsfremde Elemente therapeutischen Arbeitens werden erforderlich und unverzichtbar. Wenn der Arzt in diesem Bewusstsein selbstkritisch Lösungen sucht und Ausschau hält, wird er auf fähige Partner im Team treffen.

1.2 Medizinalfachberufe im therapeutischen Team

Medizinalfachberufe wie Ergotherapie und Logopädie bringen u.a. komplementäre methodische Ansätze zur Deckung vieler der gerade beschriebenen Defizite ein. Die Humanmedizin darf es nicht versäumen, in einem Autonomie bietenden Rahmen den Dialog mit diesen Professionen zu suchen.
Positionieren wir deshalb Medizinalfachberufe in das System von Medizin, Therapie und Sorge um den Menschen – schärfen wir deren Identitätsprofile.

Ergotherapie ist wie die Logopädie ein ärztlich zu verordnendes Heilmittel. Der Bundesausschuss der Ärzte und Krankenkassen beschreibt in seinen Richtlinien über die Verordnung von Heilmitteln den Indikationsbereich von Ergotherapie wie folgt: „Ergotherapie dient der Wiederherstellung, Entwicklung, Verbesserung, Erhaltung oder Kompensation der krankheitsbedingt gestörten motorischen, sensorischen, psychischen und kognitiven Funktionen und Fähigkeiten“ von Patienten aller Altersgruppen. Ihre Maßnahmen „bedienen sich komplexer aktivierender und handlungsorientierter Methoden und Verfahren, unter Einsatz

von adaptiertem Übungsmaterial, funktionellen, spielerischen, handwerklichen und gestalterischen Techniken sowie lebenspraktischen Übungen". (Bundesausschuss der Ärzte und Krankenkassen, 2000)
Zur Anwendung kommen unter anderem motorisch-funktionelle, neurophysiologische, psychosoziale und arbeitstherapeutische Behandlungsverfahren sowie adaptive Verfahren; im Vordergrund steht dabei der rehabilitative Charakter ergotherapeutischer Maßnahmen zur Förderung autonomer, sinngeprägter Lebensführung von Patienten unter Reintegration in das Lebens- und Arbeitsumfeld. Defizite in der Lebensbewältigung und in verschiedenen Phasen menschlicher Entwicklung oder gesellschaftlicher Eingliederung sollen mit Stärkung der Handlungsfähigkeit ausgeglichen werden. (Mathe 2001) Handlungsfähigkeit und Betätigung sind zentrale Zielgrößen der Ergotherapie. Betätigung wird dabei als „Grundbedürfnis aller angesehen; sie bringt Bedeutung und Sinn in das Leben eines Menschen und trägt zu Gesundheit und Wohlbefinden bei". Zur Betätigung „gehört Selbstversorgung, die Freude am Leben (Freizeit) und das Beitragen zum sozialen und ökonomischen Gefüge der Gemeinschaften". (Law in: Jerosch-Herold et al. 1999, S. 157,158)

Medizinalfachberufe in den Lebenswelten der Patienten

Diese berufsspezifischen Charakteristika betonen unter Berücksichtigung der oben beschriebenen deutschen Gesundheitslandschaft die Bedeutung von Medizinalfachberufen. Alltagsrelevante Folgen des anzutreffenden Krankheitsspektrums werden in für Betroffene existenziellen Details von Ergotherapeuten (z.B. Hilfestellung bei Defiziten in den Aktivitäten der Alltagsversorgung im Haushalt bis hin zu Unterstützung der sozialen Integration) oder Logopäden (z.B. Sprachstörungen nach Apoplex) behandelt und führen zu spürbaren Verbesserungen der **Gesundheit, die wir als Lebensqualität im umfassenden Sinn deuten**. Denn eine Diagnose bedeutet für den Patienten mehr als das naturwissenschaftliche Krankheitsbild. Fähigkeiten, die Aufgaben und Tätigkeiten des Alltags zu erfüllen, werden deshalb ins Visier genommen. Der Verlust solcher Fähigkeiten ist ja auch die quälende Realität für Patienten; und *diese Seite* der Realität ruft mehr denn je nach therapeutischen Antworten.

Eine **lebensweltliche Handlungsebene** (siehe Mathe 2001) rückt immer mehr in den Vordergrund beruflicher Positionierung. Und Lebenswelten ganz im Sinne der Ergotherapie sind Orte, wo Fertigkeiten zur Anpassung – auch an die Umstände von Erkrankungen – zu fördern und wieder herzustellen sind (siehe Model of Adaptation through Occupation nach Reed – Kap. 5.6.1).

Dies entspricht den Vorgaben der **Ottawa-Charta der WHO**: ***„Gesundheit steht für ein positives Konzept, das in gleicher Weise die Bedeutung sozialer und individueller Ressourcen***

für die Gesundheit betont, wie die körperlichen Fähigkeiten; ein guter Gesundheitszustand ist eine wesentliche Bedingung für soziale, ökonomische und persönliche Entwicklung und ein entscheidender Bestandteil der Lebensqualität. Gesundheit wird von Menschen in ihrer alltäglichen Lebensumwelt geschaffen und entsteht dadurch, dass man ... in die Lage versetzt ist ... eine Kontrolle über die eigenen Lebensumstände auszuüben". (WHO 1986)

Arbeitsfelder für Ergotherapeuten finden sich so neben dem klinischen Bereich auch und v.a. in den Lebenswelten der Menschen. Marotzki und Hack (in Jerosch-Herold et al. 1999, S. 190) sprechen über „neue Ergotherapeuten, deren Interesse außerhalb der Klinik, in Gemeindezentren den Hilfe suchenden Menschen in ihrer konkreten Umgebung gilt. Priorität liegt darin, den betroffenen Menschen die Aktivitäten zu ermöglichen, deren Ausführung diese selbst als wesentlichen Bestandteil für ihre Lebensführung erachten".
Medizinalfachberufe arbeiten mit Menschen, für die auch „kleinste Aktivitätsmöglichkeiten große individuelle Bedeutung haben" und die „die Schaffung eines sozialen Umfeldes als unterstützenden Hintergrund" dringend benötigen.
So übernehmen Medizinalfachberufe diese Sichtweisen auch in ihr paradigmatisches Selbstverständnis. Eine integrative, klientenzentrierte therapeutische Arbeit ist das Ziel.

1.3 Medizinalfachberufe an der Schnittstelle von Natur- und Sozialwissenschaften

Medizinalfachberufe waren traditionsgemäß eng an die Grundsätze der Biomedizin angelehnt. Eine Dominanz der Medizin ist auch heute noch daran zu erkennen, dass die Indikationsstellung zu z.B. ergotherapeutischen Maßnahmen – und damit die Kostenübernahme durch die Kassen – gemäß Heilmittelrichtlinien durch Ärzte erfolgt.

Paradigma – Definition für therapeutische Berufe:

- Summe der eigenen Grundüberzeugungen und Elemente des Selbstverständnisses
- Ausdruck der professionsspezifischen Denkmuster
- Prägende Sichtweisen vom Menschen und über die eigenen beruflichen Aktivitäten mit entsprechender wissenschaftlicher Fundierung (gedanklicher Überbau)
- Ein Paradigma unterliegt grundsätzlich auch einer Dynamik

Paradigmatischer Wandel bei Medizinalfachberufen

Es vollzieht sich nun ein **paradigmatischer Wandel** im Selbstverständnis der Medizinalfachberufe mit der Besetzung therapeutischer Felder in Bereichen, in denen die Humanmedizin aufgrund mangelnder eigener Kompetenz untätig bleiben muss.

Ergotherapie stellt die Handlungsfähigkeit des Menschen in den Mittelpunkt der therapeutischen Überlegungen. Handlungsfähigkeit wird auch über die klinischen, organmedizinischen Ansatzpunkte therapeutisch beeinflusst; wesentliches Kriterium und **Behandlungsziel** ist jedoch die verbesserte **Fähigkeit des Klienten, vielfältige soziale Rollen einnehmen zu können (Partizipation)** (siehe auch Kap. 7.1.2 ICF).
Therapeutische Richtgröße ist nicht mehr die rein organfunktionale Störung. Die psychosozialen Aspekte einer Krankheit werden gleichberechtigt in therapeutische Ziele einbezogen. Eine **einseitige biomedizinische Sichtweise** wird **zugunsten der Ganzheitlichkeit (Holistik) aufgegeben**. Dies entspricht sog. **„phänomenologischer"** Denkart (siehe auch Kap. 8.6).

Wir erleben so eine erfreuliche Entwicklung und eine Bereicherung des therapeutischen Alltags, ja vielleicht sogar einen Ansatz zur Lösung einiger Probleme des Gesundheitswesens – für die Ausbildung von Schülern beinhaltet es jedoch viele Mühen.
Denn **Medizinalfachberufe belegen nun eine neue Schnittstelle von Medizin / Natur- und Sozialwissenschaften**. Diese Schnittstellencharakteristik bietet Chance und Option, dem Menschen in der Fülle seiner Existenz gerecht zu werden.

Natürlich müssen die medizinischen Grundlagen weiterhin vermittelt werden. Eingeschränkte Handlungsfähigkeit ist ja auch oft primär eine Folge organpathologischer Veränderungen der Anatomie und Physiologie. Kenntnisse aus diesen Bereichen sind Basiselemente der motorisch-funktionellen Behandlungsverfahren in der Ergotherapie; die (Patho-)Physiologie der Stimme und andere HNO-ärztliche Krankheitsbilder bilden die Basis jeder logopädischen Arbeit. Interprofessionelle Kommunikation mit Ärzten erfordert ebenfalls ein breites naturwissenschaftliches, medizinisches Wissen.

Sozialwissenschaftliche Prägung der Ausbildung

Sozialwissenschaftliche Lehrinhalte werden jedoch nun umfangreicher als früher in die Ausbildung Einzug halten. Nach der Definition des DVE (1998) beruht Ergotherapie auf medizinischer und sozialwissenschaftlicher Grundlage. An den **Berufsfachschulen** trat am 01.07.2000 eine neue Ausbildungs- und Prüfungsverordnung in Kraft. (ErgThAPrV vom 02.08.1999, BGBl I, S. 1731) In ihr wurde die Wertigkeit sozialwissenschaftlichen Wissens betont und diesbezügliche Lehrinhalte bzw. Ausbildungsziele stark vermehrt.

So wurde das Fach **Medizinische Soziologie** inhaltlich überarbeitet. Kernthemen sind die soziologischen Grundbegriffe und die Analyse der Sozialstruktur unserer Gesellschaft in ihrer Bedeutung für die gesundheitliche Entwicklung des Menschen. Die Vermittlung eines ganzheitlichen Krankheitsbegriffs sowie die Einordnung von Krankheit und Krankheitsverhalten im sozialen und kulturellen Umfeld stellen wichtige Unterrichtsinhalte dar. **Sozialwissenschaften** liefern einen umfassenden **Wissenshintergrund**. Sie analysieren die Integration des Individuums in seine soziale Umwelt und ermöglichen ein Verständnis für die daraus entstehenden Zusammenhänge von Aktivitäten und Handlungen. Veränderungen der Umwelt im Rahmen therapeutischer Maßnahmen sind nur unter genauer Kenntnis der herrschenden sozialen Strukturen möglich. Für Erkrankungen mit engem psychosozialen Bezug, für psychische oder psychosomatische Krankheitsbilder hat das Wissen aus dem Bereich der Sozialwissenschaften die größte Bedeutung. Die Lebenslagen der Patienten, die Ursachen verhaltensbedingter Erkrankungen werden nur mit diesen Informationen verstehbar.

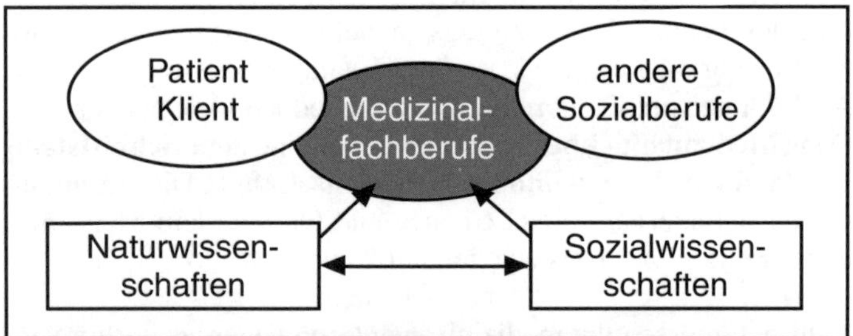

Abb. 1 Schnittstellencharakteristik

Das Paradigma der Holistik positioniert damit Medizinalfachberufe an einen neuen Platz. Sie sind nicht mehr Hilfsberuf des Arztes, sondern Verbindungselement in die Lebenswelt des Patienten. Sie werden zum Garanten einer klientengerechten Bedürfnisorientierung therapeutischer Maßnahmen und Mittler im Gespräch mit anderen nicht primär medizingeprägten sozialen Berufen (z.B. Sozialpädagogen). Auch die Unterstützung des Dialoges zwischen Arzt und Patient könnte ein positiver Effekt dabei sein.

In Zusammenschau wird auf dem Hintergrund von Kenntnissen aus Sozial- und Naturwissenschaften der Grundstock gelegt, inter- und transdisziplinär zu denken. Die Fähigkeiten zu fachlichem Austausch mit anderen Berufen des therapeutischen Teams werden gestärkt. Die gerade geschilderte Positionierung der Ergotherapie und in ähnlicher Weise auch der Logopädie fundiert auf einem Prozess, der die koordinierte Zusammenarbeit aller Gesundheitsberufe im Versorgungssystem verbessert und zu einer Vernetzung von Gesundheitsförderung, Prävention, Rehabilitation, Pflege und Therapie führt: dem Prozess der Professionalisierung.

1.4 Professionalisierung von Medizinalfachberufen

Für den Außenstehenden unmerklich vollziehen sich bei Medizinalfachberufen bedeutsame Entwicklungsprozesse. Äußerer Ausdruck dafür ist z.B. die Institutionalisierung **wissenschaftlicher Grundlagenbildung an Fachhochschulen**. Dabei entstehen in Deutschland u.a. duale Studiengänge mit „Grundstudium" an einer Berufsfachschule und anschließendem „Aufbaustudiengang" („Bachelor") an einer FH. „Master"- und Promotions-Studiengänge sind gedanklicher Endpunkt zukünftiger Ausbildungswege.

Der Weg zur Profession

Im Detail zwingt hierbei die Angleichung an Standards des europäischen Umlandes zu einer Änderung der Gewichtung von Ausbildungsinhalten. Ein Prozess der Professionalisierung ist angestoßen. Von vielen dabei enthaltenen Elementen sei genannt: Allgemeine **Akademisierung der fachwissenschaftlichen Grundlagen mit Ausrichtung an Bezugswissenschaften**; dabei erfolgt eine Emanzipation aus dem Windschatten der Biomedizin heraus unter **Betonung sozialwissenschaftlicher Wissensinhalte**. Konzeptionelle Grundlagenmodelle beispielsweise der Ergotherapie mit teilweise engen Parallelen zu sozialmedizinischen bzw. ganzheitlichen gesundheitssoziologischen Theorien gehören nun zu den Basiselementen der Ausbildung. Berufsspezifische Arbeitstechniken werden in Zukunft im Licht wissenschaftlicher Modelle handlungsfeldbegründend.
Der Deutsche Verband der Ergotherapeuten (DVE) fasst die Zukunftskonzepte der Ausbildung in seinen „Leitlinien Ergotherapie 2005" zusammen: „Akademisierung der Aus-, Fort- und Weiterbildung, Spezialisierung sowie Europäisierung der Ergotherapie". (Glöser 1998)

- **Systematisches, wissenschaftlich untermauertes Fachwissen**
  spezifische Verfahren der Aneignung – Übergang der Fachschulausbildung zum Studium
- **Autonomie in Kontrolle der Berufsausbildung und -ausübung**
  unabhängige Urteilskraft hierüber – selbstständige Zugangskontrolle
- **Verbandsorganisation**
- **Berufsethos**
  am Allgemeinwohl ausgerichtete Handlungsorientierung – dem Berufsbild entsprechender Wertebezug – Verhaltensnormen

Tab. 2 Kriterien der Professionalisierung eines Berufes (nach Hurrelmann 2000 und Jerosch-Herold 1999)

Professionalisierung dient und beruht auf der Entstehung umfassender Kompetenzen auch zu interprofessioneller Kommunikation und Dialogfähigkeit. Dies setzt eigene Identität voraus, autonomes Handeln wird vollzogen. Basis ist eine berufsspezifische paradigmatische Fundierung auf dem Boden anerkannter wissenschaftlicher Regeln.

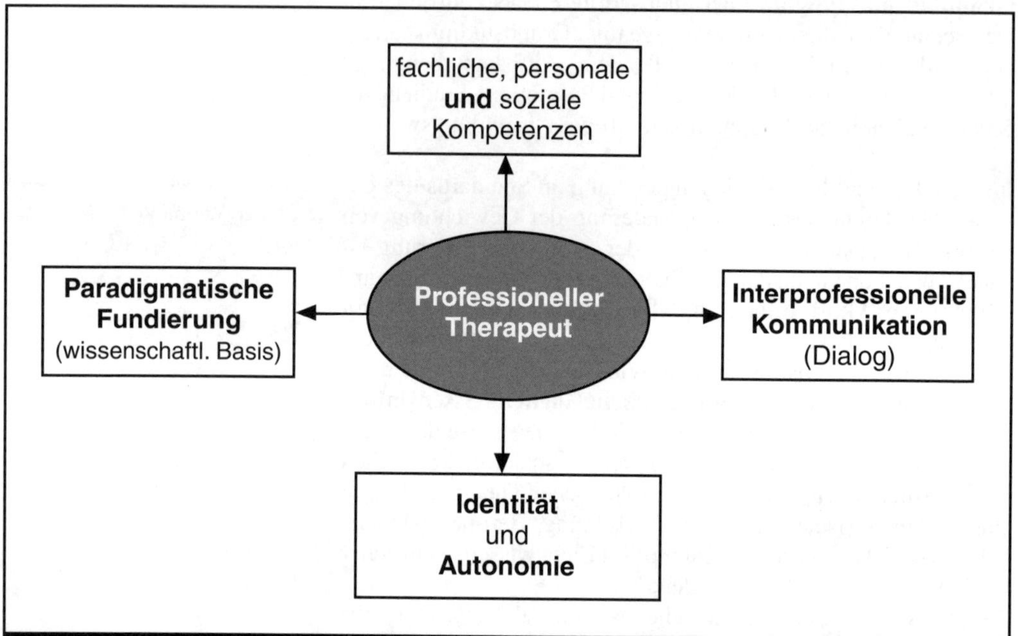

Abb. 2 Charakteristika eines professionellen Therapeuten

1.5 Medizinische Soziologie und Sozialmedizin als Bezugswissenschaften

Die größte Herausforderung für Schüler, Studierende und Dozenten ist die Aneignung und die Vermittlung eines fächerübergreifenden Verständnisses der dargestellten Lehrinhalte. Quervernetzungen und gegenseitige Bezüge zu erkennen ist für junge Berufsanfänger sicher erst nach einigen Jahren praktischer Arbeit in vollem Umfang möglich; in der Ausbildung müssen jedoch die Grundsteine hierfür gelegt werden. Pädagogen mögen das Ergebnis solcher Stoffdarbietung auch „Fähigkeit zum Transfer" nennen.

Die neue Ausbildungs- und Prüfungsverordnung der Ergotherapeuten bietet dafür einen probaten Rahmen. Ähnlich wie in anderen Professionen gibt es ein **Leit- und Integrationsfach**, das die „dogmatischen" Inhalte und den Kernbereich der Ausbildung vermittelt: das Fach **„Grundlagen der Ergotherapie"**. Gemäß AG-ETS / Arbeitsgemeinschaft Ergotherapeutischer Schulen (Grundlagen der ET – Neue Reihe ET 2001, S. 12, 13) wird v.a. „das vertiefte Verständnis für die fachübergreifenden Ziele und Inhalte ergotherapeutischen Handelns" eröffnet. Kernbereich ist die Vermittlung von Kenntnissen in vielfältigen praktischen „Qualifikations- und Aufgabenfeldern", aber auch in „Theoriefeldern" wie konzeptionelle Modelle der Ergotherapie oder Bedeutung medizinischer und sozialwissenschaftlicher Grundlagen. Das Fach bildet eine Plattform zur Verknüpfung von Lehrinhalten aus Medizin und Sozialwissenschaften.

Integration von Erkenntnissen der Nachbarwissenschaften

Medizinische Soziologie und Sozialmedizin begreifen sich dabei als Bezugswissenschaften. Sie liefern Erkenntnisse und junge Mitglieder der Medizinalfachberufe sollen lernen dieses Wissen aufzunehmen, „eindeutig zu beschreiben und für das eigene berufliche Aufgabenfeld zu modifizieren". (Grundlagen der Ergotherapie – Neue Reihe Ergotherapie 2001, S.17) Theoriebildung und -erschließung muss auf dem Boden einer ganzen Palette von Bezugsdisziplinen erfolgen. Bezugswissenschaftliche Erkenntnisse sind auf ihre Relevanz für die eigene Disziplin zu prüfen; nach Aneignung dieser Wissenselemente ist der Schritt der Integration und des Transfers in berufsspezifische konzeptionelle Modelle und schließlich in therapeutische Methoden zu vollziehen.
Über genuine Denkansätze der Medizinalfachberufe entwickelt sich dabei eine Kommunikationsbasis mit der Medizin.

Bezugswissenschaft

Nachbarwissenschaft, aus deren Erkenntnisinhalten die eigene Profession relevante Elemente entnimmt, in die eigene Disziplin integriert und berufsspezifisch weiterentwickelt

Zur Verdeutlichung der **Beziehungen des Faches „Grundlagen der Ergotherapie" und** bezugswissenschaftlicher Fächer wie **Medizinische Soziologie und Sozialmedizin** möchte ich die ***Sichtweise des Arztes*** hierzu in Abb. 3 wiedergeben:

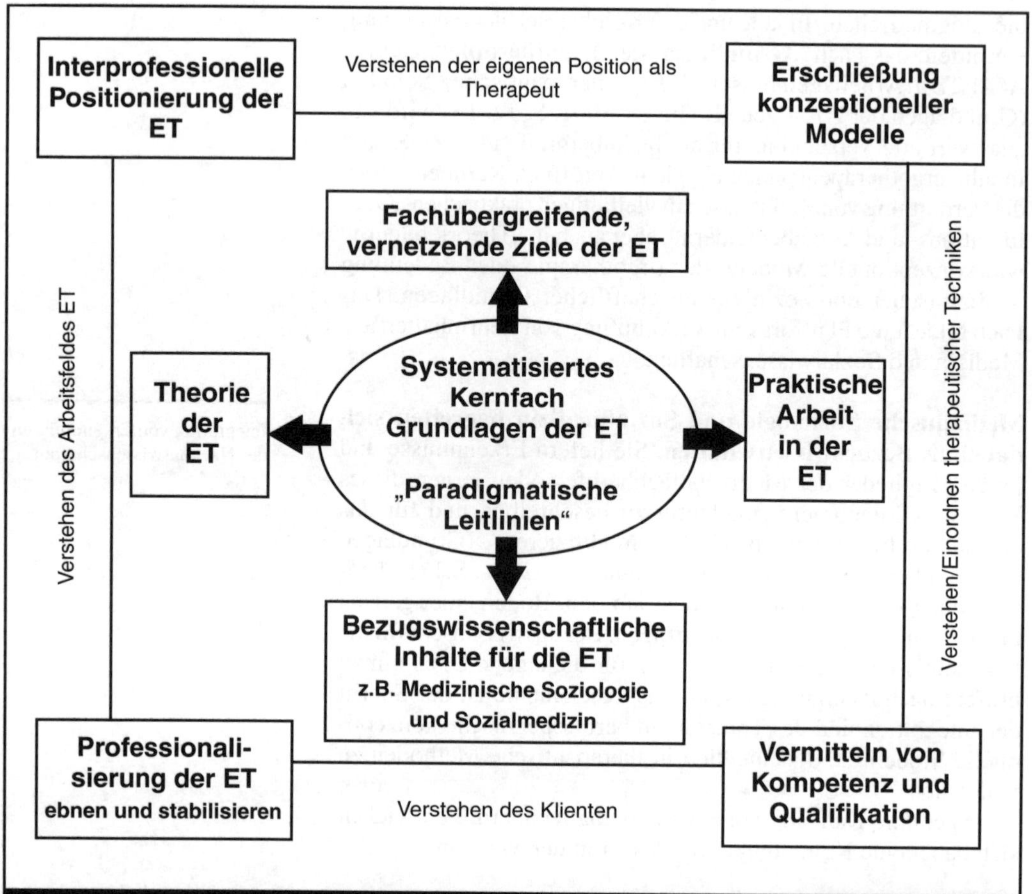

Abb. 3 Das Fach „Grundlagen der Ergotherapie" als Leit- und Integrationsfach sowie als Plattform zum Transfer bezugswissenschaftlicher Wissenselemente

Das Fach **„Grundlagen der Ergotherapie"** *vermittelt* Kernkompetenzen zur

- Interprofessionellen Positionierung der ET
- Erschließung konzeptioneller Grundlagenmodelle

und

- *ebnet und stabilisiert* den Weg der Professionalisierung oder
- *thematisiert* umfassende personale und fachliche Kompetenzen.

Es liefert Kenntnisse zur Theorie der Ergotherapie und deren Einbindung in praktisches Arbeiten und **spannt den Bogen** zu interdisziplinären therapeutischen Zielen sowie **zur Berücksichtigung von bezugswissenschaftlichen Elementen z.B. aus der Medizinischen Soziologie und Sozialmedizin**. Wir finden hier sozusagen einen modularen Steckkontakt, über den relevante Fakten der Nachbardisziplinen geordnet und nutzbar einfließen können.

Am Ende werden folgende Ziele erreicht:
- Verstehen und Einordnen therapeutischer Techniken
- Verstehen des Arbeitsfeldes Ergotherapie
- Verstehen der eigenen Position als Therapeut und v.a.
- Verstehen des Klienten.

Die **curriculare Schnittmenge** finden Medizinische Soziologie und Sozialmedizin in den konzeptionellen Praxis-Modellen der Ergotherapie (siehe Abb. 4). Dies wird uns bei der Analyse der Begriffe Gesundheit und Krankheit noch näher beschäftigen; Parallelen zu gesundheitswissenschaftlichen Überzeugungen werden dort sichtbar werden (siehe Kap. 5).
Medizinische Soziologie und Sozialmedizin bergen in Zusammenschau eine reizvolle Option in sich: Selbst aus dem Bereich der **Natur- wie** der **Sozialwissenschaften geprägt** sind die Fächer prädestiniert, jungen Mitgliedern der Medizinalfachberufe eine breite Darstellung ihres Berufsfeldes zu eröffnen.

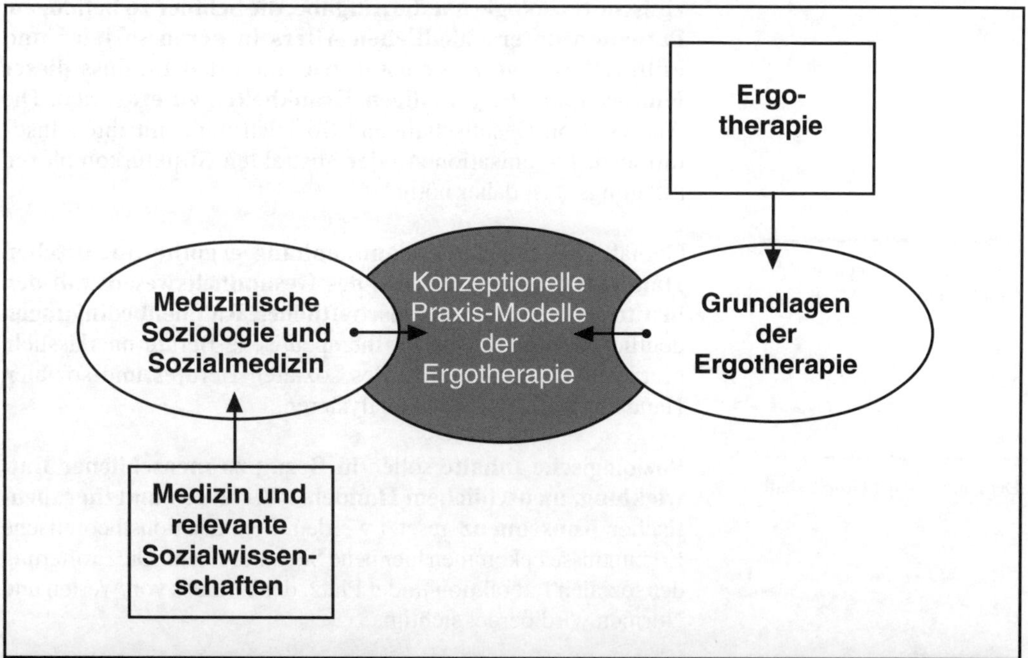

Abb. 4 Curriculare Schnittmengen des Faches „Medizinische Soziologie" mit Kernfächern der Ausbildung von Medizinalfachberufen (hier: Fach „Grundlagen der Ergotherapie")

1.6 Zielorientierung im Rahmen der Ausbildung von Medizinalfachberufen

Es ist sicher zweckmäßig, zur Beschreibung der Ausbildungsziele in den genannten Fächern die jeweiligen **Lehrpläne (Curricula)** heranzuziehen. Für die Ergotherapie relevant ist dabei die schon erwähnte neue Ausbildungs- und Prüfungsverordnung. In dieser werden im Wesentlichen die abstrakten Themen vorgegeben. Detaillierte Ausführungen finden wir im bayerischen Curriculum des ISB sowie im „Frankfurter Curriculum" (Götsch 2001) und den neuen curricularen Vorgaben für die Berliner Ergotherapie-Schulen.

Den Patienten verstehen

Danach soll die Ausbildungseinheit Medizinische Soziologie die Schüler in erster Linie dazu befähigen, **Patienten gerecht zu werden**. Dies ist nur möglich, wenn **Patienten umfassend verstanden** werden; und dieses Ziel erreichen wir nur mit Wissen und **Kenntnissen über die verschiedensten Lebensbereiche der Patienten, ihre Lebensstrukturen**. Die „kulturelle und soziale, also gesellschaftliche Umwelt der Klienten" wird von der Ergotherapie stets „in die Überlegungen mit einbezogen". (Götsch 2001, S. 91) Vielfältige Phänomene im therapeutischen Geschehen werden erst „vor dem Hintergrund gesellschaftlicher Bedingungen" (Götsch 2001, S. 92) zu erschließen sein. **Medizinische Soziologie hat die Aufgabe, die Schüler zu befähigen, Patienten unterschiedlichen Alters in deren sozialer und kultureller Lage zu erfassen wie auch den Einfluss dieser Faktoren auf die jeweiligen Krankheiten zu erkennen.** Die Analyse von Gesellschaft und Sozialstruktur mit ihren Institutionen, Organisationen oder abstrakten Strukturkomplexen („Settings") ist daher nötig.

Therapeutische Arbeit in der Gesellschaft

Gemäß ISB soll der **Zusammenhang ergotherapeutischen Handelns in Arbeitsfeldern des Gesundheitswesens mit den institutionellen und gesellschaftlichen Rahmenbedingungen** deutlich werden. Es ist für therapeutische Berufe unerlässlich, hierbei auch die Begriffe des sozialen Berufes und sozialen Handelns differenziert zu analysieren.

Der Patient in der Gesellschaft

Soziologische Inhalte sollen **in Bezug zu menschlicher Entwicklung, menschlichem Handeln / Verhalten und therapeutischer Konsequenz** gesetzt werden. Sozialisationstheoretische Erkenntnisse bekommen hier neue Schattierungen. Die Erörterung der sozialen Interaktion findet Platz, der Einfluss von Werten und Normen wird berücksichtigt.

Wenn Ergotherapie Menschen befähigen soll, wieder soziale Rollen einnehmen zu können, muss „durch soziologisches Wissen der Blick von Ergotherapeuten auf das gesamte Lebenssystem des Patienten gerichtet werden". (Götsch 2001, S. 92) Die **Vermittlung rollensoziologischer Theorien** incl. **Wissen über Gruppen** ist daher eine wichtige Thematik, auch in Blick auf eigene berufsspezifische Rollen.

Gesundheit und Krankheit als soziales Phänomen

Die **Realität des therapeutischen Alltags** soll auch **im Licht schichtsoziologischer Einflüsse und Tatsachen** analysiert werden. Grundlegende **gesundheitswissenschaftliche Theorien zur Begrifflichkeit „Gesundheit und Krankheit"** bekommen einen Raum; bestimmende Faktoren in der individuellen Entstehung oder zum Erhalt von Gesundheit sind zu erörtern. Innovative Zugänge zu neuen therapeutischen Optionen werden dabei aufgeschlüsselt, präventive und gesundheitsförderliche Ansätze dargestellt und in einen gesellschaftlichen Kontext gesetzt.

Chronische Krankheit

Die **Realität von chronischer Krankheit und Behinderung** erfährt mittels Analyse des Prozesses individueller **Krankheitsbewältigung im sozialen Umfeld** ausreichende Berücksichtigung. Ein neues Paradigma der Integration behinderter Menschen wird erarbeitet.

Fragen zur Lernzielkontrolle Kap. 1

1. Beschreiben Sie die aktuelle Charakteristik des Krankheitspanoramas der BRD (1.1)
2. Mit welchen Schwierigkeiten hat das deutsche Gesundheitswesen zu kämpfen? (1.1)
3. Erläutern Sie die zeitgemäße Position von Medizinalfachberufen im therapeutischen Prozess (1.2; 1.3)
4. Nennen Sie die Kriterien, die eine „Profession" charakterisieren (1.4)
5. Welche Fähigkeiten muss ein professioneller Therapeut besitzen? (1.4)
6. Was ist ein Paradigma? (1.3)
7. Was verstehen Sie unter einer Bezugswissenschaft?
   Deuten Sie in diesem Sinn die Position von Medizinischer Soziologie und Sozialmedizin (1.5)

Literaturhinweise zu Kap. 1

- *Götsch – Ausbildungskonzept Ergotherapie (Frankfurter Curriculum) 2001*: Umfassende Beschreibung der curricularen Lehrinhalte und Lernziele
- Wie Götsch: *Bayerisches Staatsministerium für Unterricht und Kultus – Bayerisches Staatsinstitut für Schulpädagogik und Bildungsforschung (ISB):* Lehrpläne an Berufsfachschulen für Medizinalfachberufe
- *Jerosch-Herold et al. 1999 / Marotzki (Hrsg.) 2002 / Scheepers et al. 2000:* Hier finden sich auch eingehende Ausführungen zur Analyse bezugswissenschaftlicher Zusammenhänge von Ergotherapie und Medizinischer Soziologie / Sozialmedizin sowie zu einer ganzheitlichen Arbeitsweise der Medizinalfachberufe
- *Grundlagen der Ergotherapie – Neue Reihe Ergotherapie 2001*: U.a. gute Darstellung bezugswissenschaftlicher Zusammenhänge der Ausbildung von Medizinalfachberufen und sozialwissenschaftlicher Lehrinhalte

2 WISSENSCHAFTSORDNUNGEN

2.1 Der Begriff Wissenschaft

Wir haben Medizinalfachberufe auf der Grundlage eines neuen paradigmatischen Selbstverständnisses an die Schnittstelle von Natur- und Sozialwissenschaften positioniert. Es ist daher erforderlich, diese Wissenschaftsbezeichnungen genauer zu definieren.

Definition von „Wissenschaft“

Wissenschaft ist **zielgerichtet** auf die **Gewinnung von Erkenntnissen aus** einem bestimmten **Gegenstandsbereich oder** hinsichtlich eines **Objekts**. Wenn Erkenntnisse (überprüfbare Daten) gewonnen werden, so geschieht dies mit einer geplanten und prüfbaren **Methodik** (z.B. Durchführung einer medizinischen Studie). Die Ergebnisse werden auf Analyse- und Forschungswegen erzielt, die von anderen immer wieder **nachvollziehbar** sind. Daneben muss **systematisch** vorgegangen werden; Ziel sind **keine Fakten über einen Einzelfall**, sondern das Erkennen von **regelhaften Zusammenhängen bzw. Gesetzmäßigkeiten** (Norm).

Ursache und Wirkung sollen in ihrem Beziehungsgeflecht analysiert werden. Erkenntnisse können dabei auf zwei Wegen gewonnen werden:
- **empirisch induktiv** oder
- **deduktiv**.

Induktion

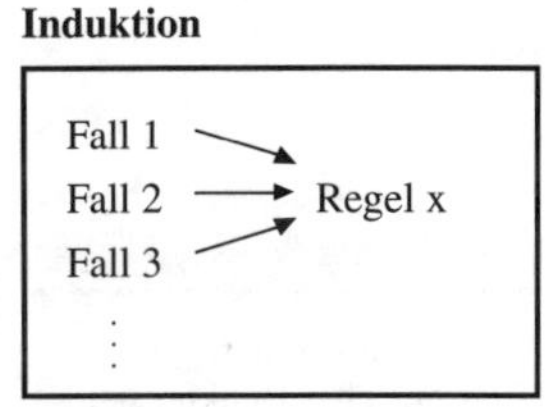

Deduktion

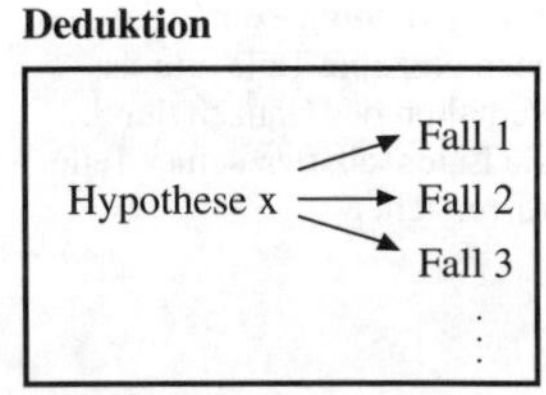

Empirie (Erfahrungswissen) bezieht sich auf eine Fülle von systematisch beobachteten oder gemessenen Einzelfakten, aus denen dann **(induktiv)** eine Aussage über eine Gesetzmäßigkeit getroffen werden kann (logische Herleitung von allgemeinen Regeln aus Einzelfällen).
Deduktive Arbeitsweise geht von einer vorgefassten Grundsätzlichkeit oder vermuteten Gesetzmäßigkeit (Hypothese) aus und beschreitet den Weg der Bestätigung dieser Annahme; das „Besondere wird aus dem Allgemeinen hergeleitet“, ein Beweis geführt.
In beiden Fällen geht es aber um die Regelhaftigkeit von Umständen eines Gegenstandsbereiches, um die induktive Erarbeitung oder deduktive Bestätigung **eines „Lehrsatzes“, eines Theorems** (Theorieerkenntnis).

Wenn die erarbeiteten Zusammenhänge sehr komplex sind, ist es günstig, diese strukturiert und differenziert in vernetzte Einzelbereiche / Elemente aufzugliedern: Ein **Modell** wird „konstruiert“; dieses spiegelt oft auch paradigmatische Grundhaltungen wieder oder verlagert die Realität auf einen **hohen Abstraktionsgrad**.

Wissenschaftlichkeit ist stets die Grundlage, um ein hohes Niveau berufsspezifischer Arbeit zu gewährleisten. Dies ist Voraussetzung, um **Professionalität** oder von einander abgegrenzte **Professionen** („Fachleute“) zu begründen (siehe auch Kap. 1.4).

2.2 Humanwissenschaften

Folgerichtig führte dies zur Entwicklung unterschiedlichster Interessenrichtungen oder Berufssparten. Wenn das „Objekt des Interesses“ in erster Linie der Mensch ist, sprechen wir auch von **„Humanwissenschaften“**.

Die Humanwissenschaften wiederum gruppieren sich um die wesentlichen Elemente dessen, was menschliche Existenz begründet:

- zunächst seine elementare biologische Beschaffenheit: **Bio- / Naturwissenschaften** (Biologie, Medizin)
- daneben die Bereiche seiner zwischenmenschlichen und individuell kognitiven Ebene: **Sozialwissenschaften** (Soziologie, Psychologie, Pädagogik)
- und schließlich seine abstrakten intellektuellen Leistungen: die **Kulturwissenschaften** (Literatur-, Kunst- oder Musikwissenschaft).

Differenzierung von Natur- und Sozialwissenschaften

Die Natur- und Sozialwissenschaften beziehen sich in den Humanwissenschaften gemeinsam auf die Fragestellungen um den Menschen und seine Existenz; sie differenzieren diese Interessenebene dann aber sehr schnell in verschiedene Bereiche dieses „Untersuchungsgegenstandes Mensch“ und unterscheiden sich grundsätzlich hinsichtlich ihrer Vorgehensweise im Erkenntnisgewinn.

„Reduktionistisches, kartesianisches Denkmuster“ Zerlegen komplexer Phänomene in einzelne Teile, um das Verhalten des Ganzen durch die Eigenschaften seiner Teile zu verstehen

Naturwissenschaften suchen vor allem nach eindeutig fassbaren Ursachen eines Phänomens mit geradlinigen Beziehungen von Ursache und Wirkung. Dazu eignet sich das benutzte Modell der Vorstellung von der „Maschine Mensch“; wenn ein Element dieser Konstruktion fehlerhaft ist, lässt sich in einer **quantitativ** nachvollziehenden Art eine Ursache finden. Diese wird dann möglichst monokausal (also auf *eine* Ursache bezogen) „repariert“. Messende oder wiegende Experimentierarbeit, Labormethodik, eignet sich dafür sehr gut – Beispiele von prädestinierten Anwendungsgebieten sind die Biochemie oder Anatomie.
Diese naturwissenschaftliche Herangehensweise hat ihren Ursprung in den Überzeugungen von René Descartes (1596-1650).

Naturwissenschaftliches Paradigma nach Descartes	Sozialwissenschaftlich – dialogisches Paradigma
Mensch als Erkenntnis"**objekt**" Konkrete Phänomene	Mensch als Dialogpartner „**Subjekt**"
Methodik: Gliederung in **messbare Teile und Variablen** – **„Erklären"**	*Methodik:* **„Verstehen"** von **Sinnzusammenhängen und des Verhaltens** von Menschen
Arbeitsweise: **Quantitatives** Messen und Darstellen – **Prinzip von Ursache und Wirkung** Hier die Maschine Körper – dort der erkennende Wissenschaftler **(strikt getrennt)**	*Arbeitsweise:* Kommunikation, **qualitative Analyse** **Dialog mit dem Forschungsfeld**
Ableiten des Zusammenhangs der Variablen aus allgemeinen Regeln (linear-kausal)	Rückschluss über die Sinnzusammenhänge aus dem Kontext (subjektiv gefärbte Problemfelder)
Gesundheit wird erreicht durch **Prüfung von Experten** und **Reparatur von Defekten**	Gesundheitsförderung **durch personale Einflussnahme und Eigenkontrolle**

Tab. 3 Natur- und sozialwissenschaftliche Grundüberzeugungen (modifiziert nach: Trojan / Legewie 2000, S. 15)

Sozialwissenschaften zielen mit ihrem Interesse auf Ebenen des Menschen, die kein materiell handhabbares Untersuchungsgut – wie z.B. Zellen oder Organe – als Untersuchungsobjekt bieten. Die von den Naturwissenschaften bevorzugte „Eindeutigkeit" fehlt oft, nicht quantifizierbare situative Elemente und soziale Phänomene wirken sich aus. So stehen hier z.B. auch individuelle Ausdrucksformen menschlichen Zusammenlebens und Verhaltens sowie deren Gesetzmäßigkeiten zur Untersuchung an.
In der Methodik der Gewinnung von Ergebnissen stehen neben quantitativen v.a. **qualitative** Verfahren im Vordergrund: Relevante Kenngrößen der Sozialwissenschaften sind v.a. menschliches Handeln und soziale Interaktion; Emotionen und Motivationen oder intellektuelle Leistungen des Menschen, sein Denken, Erleben und Fühlen werden relevant; und so wird es nötig, individuelles Verhalten zu beobachten und zu deuten. Der Fokus ist nicht in erster Linie auf umfassendes solitäres Zahlen- / Datenmaterial mit *absoluter* Aussage gerichtet. Forschungsergebnisse stützen sich im Gegensatz zu den Naturwissenschaften auch auf interpretierende Analyse beschriebenen menschlichen Handelns und Verhaltens. In Konsequenz können dann evtl. verallgemeinernde Prognosen für zukünftige ähnliche Situationen erstellt werden.

2.3 Forschungsmethodik der Sozialwissenschaften

Methodik der Sozialwissenschaften
- Interview
- Fragebogen
- Experiment
- Test
- Soziometrie

Empirische Forschungsverfahren der Sozialwissenschaften dienen u.a.
- der Entwicklung, Darstellung oder Bestätigung von Theorien und Modellen
- der Beobachtung und Beschreibung der Wirklichkeit
- der Gewinnung von überprüfbaren Daten.

Ursache-Wirkungs-Beziehungen sollen hergestellt werden, um Vorhersagen treffen zu können oder Möglichkeiten zur Veränderung bereitzustellen. Die Forschungsverfahren kommen methodisch (mit festem Plan) und auf systematischem Hintergrund zum Einsatz, Ergebnisse werden analysiert und reflektiert. Solche Verfahren sind z.B.:

- **Interviews** (mündliche Befragung)
- **Fragebogen** (schriftliche Befragung)
  In beiden Fällen erfolgt eine Datenerhebung durch Befragung mit folgenden Varianten:
  - **offene** Fragen mit Möglichkeit individuell gefärbter Antworten (narrativ)
  - **standardisierte** Fragen mit fest vorgegebenen Antwortoptionen
- (Selbst- / oder Fremd-) **Beobachtungen** zur Beschreibung von Verhalten und Erleben (als Voraussetzung zur Aufstellung von Hypothesen)
- **Experimente** (Versuche unter Laborbedingungen oder im Alltag der Menschen). Um eine Beobachtung durchführen zu können, wird ein Geschehen absichtlich herbeigeführt
- Merkmalsbezogene **Tests** wie z.B. Intelligenztests oder andere psychologische Testverfahren zur Feststellung von Qualifikationen vielerlei Art. Die individuelle Ausprägung eines psychischen Merkmals wird eruierbar
- **Soziometrie**: Analysegegenstand sind hierbei die Beziehungen der Mitglieder kleinerer Gruppen. Sympathien und Antipathien kommen (auch quantitativ) zum Ausdruck und können auch mittels eines **Soziogramms** bildhaft dargestellt werden. Es handelt sich um eine testmäßige Erfassung der Gruppenstruktur oder auch des Führungsaufbaus und der Rangfolgen

Untersuchungsgegenstand können Einzelfälle („Fallstudien“), größere Gruppen und ganze Organisationseinheiten oder bestimmte Stichproben sein.
Auswertende Methodik ist wie in den Naturwissenschaften die **Statistik**, gegebenenfalls mit grafischer Darstellung.

Eingesetzte Verfahren müssen **wissenschaftlichen Kriterien** der Güte standhalten:

- Die **Vergleichbarkeit** muss gewährleistet sein; bei vielen Testpersonen müssen die Verfahrensumstände für alle Teilnehmer gleich, also **standardisiert** sein
- Ergebnisse müssen unter den Bedingungen der **Unabhängigkeit** z.B. von durchführendem Personal erzielt werden (**Objektivität**)
- Auf die **Gültigkeit** (**Validität**) ist Wert zu legen: Das Verfahren muss auch zur Darstellung eines Sachverhaltes tatsächlich geeignet sein
- Das erzielte Ergebnis soll **zuverlässig** (**reliabel**) sein: Wenn der Test nochmals durchgeführt wird, sollten die gleichen Ergebnisse zu erzielen sein

Gütekriterien der Wissenschaft
- Standardisierung
- Objektivität
- Validität
- Reliabilität

2.4 Systemtheoretische Anmerkungen

Der Alltag zeigt uns, dass **biologische und soziale Elemente des Menschen nicht zu trennen** sind. Die beiden Wissenschaftsrichtungen Natur- und Sozialwissenschaften liefern zwar auf unterschiedlichen Wegen Erkenntnisse; therapeutische Berufe sind jedoch gehalten, eine **Synthese aller Ergebnisse** zu vollziehen und professionsspezifische Überzeugungen und Methodeninventare integrativ mit Leben zu erfüllen.

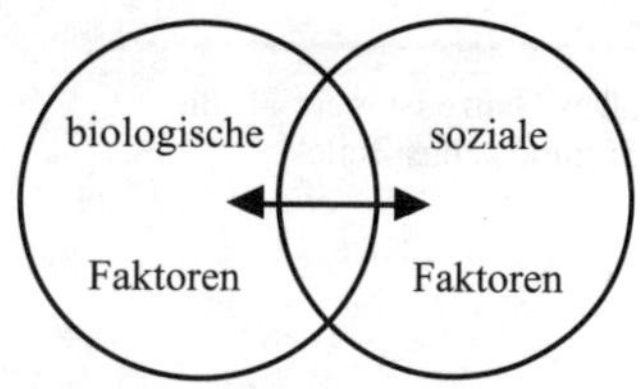

Die heutige Biomedizin gerät mit den bevorzugten quantitativen Methoden und dem Prinzip der linearen *(geradlinigen)* Kausalität *(Ursachenfixierung)* zunehmend an ihre Grenzen. Ein aktuelles Beispiel für die Vernetzung von biologischen und sozialwissenschaftlichen Elementen wird uns mehr und mehr Probleme bereiten: Lungen-Tuberkulose galt lange Zeit als beherrschbare und für „moderne Medizin" unproblematische Erkrankung. In typischer naturwissenschaftlicher Denkart war der entscheidende Schritt die Entdeckung der Ursache, die Identifizierung eines Bakteriums und in konsequenter Weise der pharmakologische Gegenschlag mit einem Antibiotikum. Seit einiger Zeit wankt diese Sicherheit. Aus Osteuropa dringen mehr und mehr sog. multiresistente Bakterienstämme von Tuberkuloseerregern auch nach Westeuropa vor. Die Ursachen für diese neuen Resistenzen liegen u.a. in der inkonsequenten tuberkulostatischen Therapie. Die nötige Dreier-Kombination von Tuberkulostatika wurde oft aus ökonomischen Gründen nicht eingehalten und damit das Resistenzverhalten provoziert: **Materiell-soziale Defizite beeinflussen biologische Variabilität**. Soziale Randgruppen wie z.B. Strafgefangene sind in Russland Hauptträger der gefürchteten neuen Keime. Epidemiologische und seuchenhygienische Grundsätze können nicht in der nötigen Weise eingehalten werden. **Biologie und soziale Umstände greifen ineinander**.

„Biomedizinisches Grundprinzip"

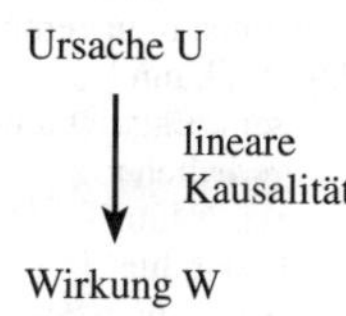

Dementsprechend werden nun **Erkenntnisse der Sozialwissenschaften** auch **für den Naturwissenschaftler bedeutsamer** denn je. Das Faktum sozial ungleicher Verteilung von Krankheiten ist unbestreitbar. Eine Vielzahl von Erkrankungen ist verhaltensbedingt; sozialwissenschaftliche Kenngrößen wie Motivation, soziale Steuerung oder Bewältigungsressourcen und Lebensstile werden hierbei relevant. Ein an anderer Stelle zu erörterndes neues **bio-psycho-soziales Modell** von Gesundheit und Krankheit ist äußerer Ausdruck dafür.
Sozio-psycho-somatische Zusammenhänge in der Genese von Krankheiten oder Erkenntnisse der Psychoneuro-Immunologie (z.B. in der Tumorforschung) relativieren die bisherigen Grundsätze der Biomedizin. Die Analyse der Verknüpfungen von Biologie und sozialen Einflussgrößen eröffnet neue Chancen, Gesundheit zu erhalten. Positive Rahmenbedingungen wie soziale Netzwerke treten mehr und mehr ins Bewusstsein (siehe Kap. 5 und 7), die Ergänzung von präventiven Aktivitäten durch gesundheitsförderliche Maßnahmen ist eine weitere Konsequenz.

„Das Ganze ist mehr als die Summe seiner Teile"

Hier finden wir wieder zurück zu unseren einleitenden Worten (Kap. 1.3) und treffen erneut auf holistische, ganzheitliche Ansätze. Der Mensch ist nicht als biologisches Wesen von seiner Umwelt zu trennen; er ist in gleichberechtigter Art ein soziales Wesen, sozialökologische Bedingungen treten oftmals sogar in den Vordergrund.
Systemisches Denken wird mehr und mehr gefragt: Berücksichtigen wir die Grundsätze der **Dynamik des „Systems Mensch"**! Nur die Analyse und Einbeziehung der Effekte von sozialen Interaktionen, individuellen Ressourcen oder gesellschaftlichen Rahmenbedingungen werden der Suche nach mehr Gesundheit auch zu größerem Erfolg verhelfen. **Gesundheit** wird danach zu einem **dynamischen Prozess** und bleibt nicht weiterhin statische Größe. Wechselwirkungen der Teile des Systems, des biologischen Menschen und seiner sozialen und natürlichen Umwelt sind in weiten Bereichen keine bestimmenden Faktoren unseres Gesundheitswesens. Neue Chancen eröffnen sich, wenn der **systemtheoretische Grundsatz „Das Ganze ist mehr als die Summe seiner Teile – die Einzelelemente treten in sich beeinflussende, systemische Wechselwirkung"** zu einer bedeutsamen Einflussgröße therapeutischer oder auch sozialpolitischer Überlegungen wird.

Mensch als „System"

- Integrierte Ganzheit
- Eigenschaften des Ganzen lassen sich nicht auf die kleineren Einheiten reduzieren
- Dynamik mit
  - zeitl. Entwicklungsverhalten u. Wachstum
  - Flexibilität, Anpassungsfähigkeit
  - Stabilität ohne Starrheit von Maschinen

Eine richtungsweisende **systemtheoretische Analyse** gibt uns **Fritjof Capra** (1982) vor. Er erörtert eine **Theorie lebender Systeme**, deren Basis einige **Grundprinzipien** darstellen, die nachfolgend aufgeführt werden sollen. Konzentrieren wir uns dabei auf die Aspekte, die den Bezug zur Gesundheit in sich tragen und zu einem Bindeglied zwischen natur- und sozialwissenschaftlicher Denkweise werden können.

In einem ersten Postulat betont Capra die Beachtung der **Wechselwirkung der Einzelelemente des lebenden Systems Mensch untereinander** sowie dessen netzwerkartige **Verknüpfung mit den übrigen lebenden Systemen der Erde, der Umwelt insgesamt und auch den soziostrukturellen Systemen**. „Aus ganzheitlicher Sicht werden alle Aspekte und Teilelemente des menschlichen Organismus als wechselseitig verknüpft und voneinander abhängig gesehen. Aus der ökologischen Perspektive erkennt man noch dazu, dass der gesamte Organismus in starker Wechselwirkung mit seiner natürlichen und sozialen Umwelt steht". Die Beziehungsmuster werden dabei umso stabiler, je vielfältiger und komplexer das Netzwerk und die gegenseitigen Kontakte sind. Dieses **Beziehungsgeflecht** ist der **definitorische Kern der Ökologie und Systemtheorie**.

Wenn Wissenschaftler dagegen integrale Ganzheiten in fundamentale Bausteine zerlegen und versuchen, daraus alle Vorgänge zu erklären, dann verlieren sie die Fähigkeit, koordinierende Aktivitäten des Systems zu verstehen. Systeme besitzen Eigenschaften, die nicht in den Einzelheiten enthalten sind, ein zerlegtes System verliert diese Eigenschaften. Gene z.B. haben zwar Einzelfunktionen. Aber auch die Molekularbiologie hat erkannt, dass der Großteil des genetischen Apparates integrierende Funktionen ausübt und ebenfalls als Subsystem aufzufassen ist.

Ein weiteres Prinzip der Ökologie definiert lebende Systeme wie den **Menschen als offene Systeme** mit kontinuierlichem **Bedarf an (begrenzten) Ressourcen** und konsequentem **Austausch mit der Umwelt**. Für den Menschen und auch seine Gesunderhaltung zählen zu diesen Ressourcen neben den biologischen Elementen (Nahrung) auch materielle Güter (Kleidung, Wohnung) oder soziale Faktoren (Bildung, Partizipation).

Gerade für die Gesundheit des Menschen wichtig ist das nächste systemtheoretische Prinzip. Dieses betont die **zyklische Beschaffenheit ökologischer Prozesse** mit innewohnenden **Kreisläufen und Selbstregulation**. In weiterer Konsequenz bedingt dies auch die **Fähigkeit des Systems Mensch zu Anpassung, Regeneration oder Selbstheilung / Selbsterneuerung**; auch die Lehre von den Regelkreisläufen / Rhythmen menschlichen Lebens bzw. die **Chronobiologie** legt solches Denken zugrunde.
Dabei besitzen verschiedene Organismen unterschiedliche Fähigkeiten, mit den Umgebungsfaktoren zurechtzukommen; es besteht also eine differente Spannweite des Spielraums der erforderlichen Existenzbedingungen (**ökologische Valenz**).
Negativen Umweltfaktoren kann gut widerstanden werden, wenn ein Organismus sich hinsichtlich seiner aktuellen Disposition in einem Zustand des **ökologischen Optimums** befindet. Im gegenteiligen Fall zieht dies ausgesprochen ungünstige Folgen

---

Ökosysteme
- Funktionale Einheiten aus Organismen und Umwelt
- Stehen miteinander und mit dem globalen Ökosystem in Verbindung

---

Ökologie
- Lehre von Struktur und Funktion der Natur
- Lehre von den Beziehungen der lebenden Systeme des Erdhaushalts untereinander bzw. den Organismen und ihrer Umwelt
- Beinhaltet ablaufende Energieflüsse und Stoffkreisläufe

„Systemtheorie"
- Statt Analyse der Grundbausteine synthetische Erfassung der (Selbst-) Organisationsprinzipien mit Inter- und Transaktionen (Beziehungen und Abhängigkeiten der Teile)
- Statt linearer Ursache-Wirkungsbeziehung Berücksichtigung von Wirkungsketten und Rückkopplung
  U→W/U→W/U

nach sich. Negative psychosoziale Befindlichkeit verringert z.B. die Widerstandskraft gegen Infekte.

Fernöstliche Kombination
- YANG-Verhalten (fordernder Wettbewerb, Außenorientierung, rationale Analyse, Expansion)

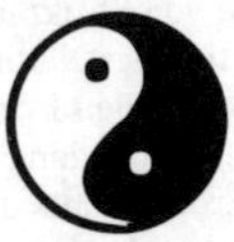

- YIN-Verhalten (empfangende Kooperation, intuitive Weisheit, Synthese und ökolog. Bewusstsein)

Harmonische Systeme bilden ein dynamisches Ganzes. So ist nach Capra v.a. **Partnerschaft „für die individuelle Gesundheit wie auch für die soziale Gesundheit der Gesellschaft bedeutsam“**. Zwar laufen auch in gut funktionierenden Ökosystemen v.a. **wegen begrenzter Ressourcen Konkurrenzkämpfe** ab; diese bewegen sich jedoch auf dem Boden eines „fein abgestimmten Zusammenspiels von Wettbewerb und Zusammenarbeit, welches zahllose Partnerschaftsarrangements einschließt“.
Für ein systemisches Verständnis von Gesundheit ist eine besondere Sicht des Zusammenspiels von Wettbewerb und Kooperation nötig. „Übertriebener Wettbewerb ist heute in der Familie, in den Schulen und im Berufsleben ein Hauptstressfaktor. Die Folge sind Gewalttätigkeiten, Alkoholismus, Verbrechen, Selbstmord und viele andere Symptome von Zuständen, die man als soziale Erkrankungen bezeichnen kann. Innerhalb eines ganzheitlichen ökologischen Ansatzes und systemischen Verständnisses von Gesundheit ist auch die **Heilung – individuell, sozial oder ökologisch nur als partnerschaftlicher Prozess denkbar**“. Ein gut austariertes ökologisches Gleichgewicht ist Voraussetzung zu gesundheitlichem Wohlbefinden.

Natur- und Sozialwissenschaften könnten sich auf dem Boden der Postulate Capras eine konsequente **Nahtstelle** suchen und in komplementärer Weise einem gemeinsamen therapeutischen Ziel, nämlich der Gesundheit des Menschen näher kommen.

Um Gesundheit und Krankheit nun in systemtheoretischer Weise verstehen und damit dem Patienten / Klienten ganzheitlich gerecht werden zu können, wollen wir in Kap. 3 die **grundlegenden soziologischen Fakten** über die **sozialen Elemente menschlichen Lebens und humaner Existenz, aber auch des therapeutischen Handelns** erarbeiten und in der Folge die **Bezüge zu Gesundheit und Krankheit** darstellen.

Fragen zur Lernzielkontrolle Kap. 2

1. Definieren Sie den Begriff „Wissenschaft“ (2.1)
2. Beschreiben Sie den Unterschied von empirisch induktiver und deduktiver Arbeitsweise der Wissenschaften (2.1)
   Bei welchen Fragestellungen ist welche Methode nutzbringender einsetzbar?
3. Erörtern Sie die Unterschiede natur- und sozialwissenschaftlicher Grundüberzeugungen / Paradigmen (2.2)
4. Nennen Sie wissenschaftliche Gütekriterien (2.3)
5. Welche sozialwissenschaftlichen Forschungsmethoden kennen Sie? (2.3)
6. Schildern Sie die wesentlichen Grundsätze systemtheoretischer, ökologischer Denkweise. Welchen ersten Bezug zu Gesundheit und Krankheit des Menschen entdecken Sie dabei? (2.4)

Literaturhinweise zu Kap. 2

- *Capra 1982*: Einführung in ein ganzheitliches Denken. Der Mensch wird als Teil umfassender Lebenswelten und in existenzieller Beziehung zu Umwelt, Wirtschaftssystemen und Gesellschaft verstanden. Der Autor stellt ein neues Paradigma des systemisch-ökologischen Denkansatzes – alternativ zum mechanistischen Weltbild – vor.
- *Legewie / Trojan 2000:* Umfassende Einführung in Grundlagen der Gesundheitswissenschaften unter Differenzierung von natur- und sozialwissenschaftlicher Sichtweise
- *Grundlagen der Ergotherapie – Neue Reihe Ergotherapie 2001:* Erläuterungen zur Abgrenzung von Natur- und Sozialwissenschaften; die paradigmatische Fundierung der Ergotherapie wird hier gut nachvollziehbar

3 SOZIOLOGISCHE GRUNDBEGRIFFE

Gesellschafts-Wissenschaft Soziologie

Wir haben die Soziologie den Sozialwissenschaften und den Humanwissenschaften zugeordnet. Was ist nun das Arbeitsfeld der Soziologie, wie können wir **Soziologie als Wissenschaft von der Gesellschaft** (socius: lat. „der Gefährte, Kamerad"; λογοσ / logos: griech. Lehre, Wissenschaft) genauer beschreiben?

Definition der Soziologie

> Arbeit von Medizinalfachberufen wird regelhaft im Lebensumfeld der Menschen ausgeübt. Dort existieren vorgegebene (soziale) Beziehungen der Individuen untereinander und feste strukturelle oder auch kulturelle Zusammenhänge; diese erleben wir im Miteinander einzelner Personen wie auch großer Gruppen, ja der gesamten Bevölkerung oder Gesellschaft. **Soziologie beschreibt die herrschenden Strukturmerkmale dieser Beziehungen und die Gesetze eines sich entwickelnden gesellschaftlichen Zusammenlebens der Menschen.**
> Mit den Erkenntnissen der Soziologie werden die Einflüsse der sozialen Umwelt auf die Patienten / Klienten und ihr Verhalten verstehbar, die das eigene berufliche Handeln bestimmenden gesellschaftlichen Faktoren bekommen klare Konturen. Therapeutisches Arbeiten wird nicht mehr einem unreflektierten Automatismus ohne gesamtgesellschaftliche Bezüge überlassen.

Der Mensch ist ein Wesen, das Gemeinschaft sucht. So bezeichnen wir uns selbst auch als soziale Individuen. Beschäftigen wir uns daher zunächst mit dem Begriff „sozial" ein wenig mehr.

3.1 Sozial, Soziales Handeln und Sozialer Beruf

Beziehen wir uns zum wissenschaftlichen Verständnis der Soziologie vorab auf einen der Begründer der Soziologie: **Max Weber**. (Gukenbiehl in: Korte-Schäfers 2002, S. 12)

Soziologie nach Max Weber (1864-1920)

Weber definiert Soziologie:
*„Soziologie ... soll heißen: eine Wissenschaft, welche **soziales Handeln** deutend verstehen und dadurch in seinem Ablauf und in seinen Wirkungen ursächlich erklären will. **Handeln** soll dabei ein **menschliches Verhalten** (einerlei ob äußerliches oder innerliches Tun, Unterlassen oder Dulden) heißen, wenn und insofern als der oder die Handelnden damit einen **subjektiven Sinn** verbinden.*

***Soziales Handeln** aber soll ein solches Handeln heißen, welches seinem von dem oder den Handelnden gemeinten Sinn nach **auf das Verhalten anderer bezogen** wird und daran in seinem Ablauf orientiert ist."*

Soziologie beschäftigt sich also mit dem Menschen als soziales Wesen, seinem Verhalten, Handeln gegenüber anderen und seinen dabei zugrunde liegenden Motiven und Bedürfnissen.
Diese Definition eröffnet uns einen breiten Zugang zur genaueren Erörterung des **Begriffes „sozial"**. Dies drängt sich alleine schon deshalb auf, weil wir alle – ob Ärzte, Ergotherapeuten oder Logopäden – unsere tägliche Arbeit als **„sozialen Beruf"** bezeichnen, der ohne therapeutischen Partner seines **Sinngehaltes** beraubt wäre.

Das Adjektiv „sozial" ist dabei **je nach stellungnehmender Berufsgruppe** durchaus **unterschiedlich** zu interpretieren. Im Sinne der Ethik oder eines Wertekataloges könnte „sozial" als gemeinnützig, wohltätig, anderen dienend und rücksichtsvoll beschrieben werden. Und wenn Vertreter der „Sozialen Arbeit" eine engere spezifische Stellungnahme geben, so wird die Deutung von sozial im Sinne einer gesellschaftlichen Gerechtigkeit ebenfalls vorkommen. Im sozialwissenschaftlichen Sinn übersetzen wir sozial je nach Betrachtungsebene mit „zwischenmenschlich" oder „gesellschaftlich".

Für therapeutische Berufe eignet sich im Sinne strenger Grundsätze der Professionalität am besten die klassische soziologische Sichtweise. Diese **verknüpft** nach M. Weber die **Definition von „sozial" mit dem Vorgang des Handelns**. Und soziales Handeln wird dabei in therapeutischer Weise als Handeln in Bezug auf andere Menschen verstanden – mit Orientierung an ihrem Verhalten und an Werten und Normen des sozialen Systems. Das „soziale Wesen Mensch" braucht das Gegenüber, um *sein* und *werden* zu können.

Therapie als soziales Handeln und Helfen

Um therapeutische Arbeit noch besser in Bezug zu sozialem Handeln und zur Analyse eines sozialen Berufes setzen zu können, soll nochmals M. Weber (1956, S. 17) zitiert werden. Er beschreibt verschiedene **Handlungstypen sozialen Handelns**:
„Wie jedes Handeln kann auch das **soziale Handeln** bestimmt sein:

1. **zweckrational**: durch Erwartungen (an das) Verhalten ... von anderen Menschen ... als Mittel für rational, als Erfolg angestrebte und abgewogene eigene Zwecke
2. **wertrational**: durch bewussten Glauben an einen – ethischen oder religiösen – unbedingten Eigenwert eines Sichverhaltens ... unabhängig vom Erfolg
3. **affektuell / emotional**: durch aktuelle Affekte und Gefühlslagen
4. **traditional**: durch eingesetzte Gewohnheit"

Soziale Berufe sind auch helfende Berufe. **Helfen** kann dabei unterschiedliche Handlungsgrundlagen besitzen (Biermann FH Münster 2002):

- Nach M. Weber ordnen wir z.B. *Nachbarschaftshilfe und Hilfe im familiären Bereich* dem **traditionalen Typus** sozialen Handelns zu.
- Eine **emotionale Handlungsgrundlage** finden wir *bei caritativem, von Mitleid getragenem Handeln*; Spenden sind ein typisches Beispiel hierfür.
- *Ehrenamtliche Hilfe* vielerlei Art ist von erhaltungs- und schutzwürdigen Prinzipien der Gesellschaft getragen und damit **wertrational**. Zu solchem helfenden Handeln ist keine professionelle Ausbildung nötig. Gesellschaftliche Werte wie Leben und Menschenwürde begründen z.B. ehrenamtliche Aufgaben in der Hospizbewegung.
- *Therapeutisches Arbeiten und damit professionelle Hilfe oder Arbeit von Selbsthilfegruppen* hingegen ist entsprechend Weber'scher Einteilung **zweckrational ausgerichtet**. Diese Deutung bereitet Berufsanfängern immer wieder Schwierigkeiten. Ein hilfreicher Hinweis zum besseren Verständnis mag sein, dass **bei professionellem Arbeiten Sympathie** für den Patienten **nicht als Voraussetzung guter Therapie gefordert** ist. Auch gelegentlich vorhandene personale Voreingenommenheit liefert die gleiche Basis, um in professioneller Art und Weise trotzdem qualitativ gute Arbeit und fachliche Hilfestellung zu leisten. Der Zweck, das Ziel steht im Vordergrund. Natürlich muss ganz im Sinne des klientenzentrierten Arbeitens aber eine **empathische Grundhaltung** eingebracht werden: Eine wertschätzende, akzeptierende Arbeitsweise, die den Partner annimmt und ihm ehrliches und einfühlsames, durchaus warmherziges Interesse entgegenbringt. Zweckrationalität lässt jedoch Raum für die nötige personale und durch die Sache gebotene Positionierung der Interaktionspartner. Der Alkoholkranke bedarf keines Therapeuten, der „mitleidet"; er benötigt einen Therapeuten, der ihn zur Abstinenz motivieren kann; er braucht ihn als ernst zu nehmende und in letzter Konsequenz auch sachlich distanzierte Person, die das gesundheitsschädliche Verhalten neutral vor Augen führen kann. **Zweckrationale, von Empathie getragene Haltung** ist nötig. Soziales Handeln ist dabei auf den Patienten und sein Verhalten bezogen; es bekommt insoweit den Sinngehalt der Weber'schen Definition, als therapeutische Ziele verfolgt werden.

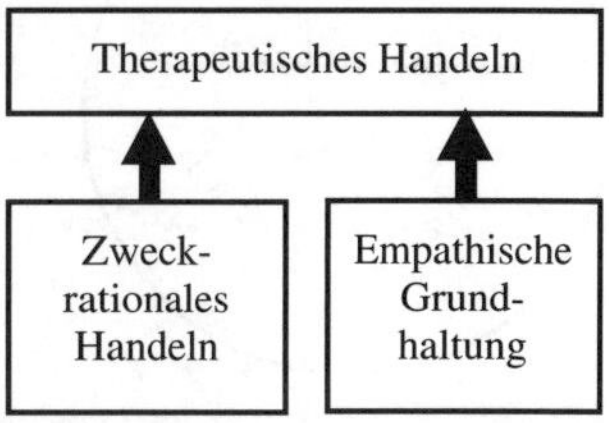

In bestimmten Bereichen therapeutischer Arbeit ist deshalb **Supervision** von großem Wert, um in selbstkritischer Art und Weise und im analytischen Gespräch mit anderen reflektierend über das eigene Handeln nachzudenken.

3.2 Soziale Interaktion

Wie erleben wir das beschriebene „soziale Handeln“ nun in der Realität? Es begegnet uns im Rahmen vielfältiger „**sozialer Interaktionen**“. Diese sind durch gegenseitige **Wechselbeziehungen zwischen Personen oder Gruppen** gekennzeichnet – eine **Aktion des Individuums bewirkt eine Reaktion** seines sozialen Partners.

Beziehungsebenen zum Patienten
- Therapeutische Methodik
- Kommunikativer Kontakt über Symbole

Im therapeutischen Alltag konstruieren wir dabei ein vielschichtiges **interpersonales Beziehungsgebäude**. Interaktion zwischen Patient und Therapeut beruht dabei in einer **ersten Säule** auf der **Tatsache des Krankheitsbildes**. Medizinalfachberufe antworten nach einer diagnostischen Analyse **reaktiv** mit **Anwendung der therapeutischen Methoden**.
Daneben ist die **zweite Säule** des Beziehungsgebäudes der **Aufbau des zwischenmenschlichen interaktiven Geschehens**. Hier fließen Faktoren wie Empathie – also die Fähigkeit, sich spürbar in das Gegenüber hineinversetzen zu können – und der Aufbau einer harmonischen Beziehung mit ein. Damit wird gleichzeitig verstehbar, dass **soziale Interaktion untrennbar mit Kommunikation verflochten** ist; ein verbindender Prozess der Verständigung von Partnern wird vollzogen.

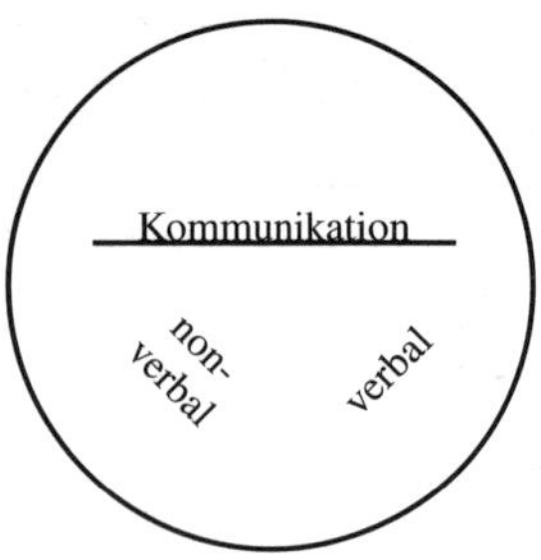

Kommunikation basiert auf unterschiedlichsten Prinzipien (siehe auch Fachgruppe Psychologie). Interaktion vollziehen wir dabei auf **verbaler und nonverbaler Ebene**. V.a. auf nonverbaler Ebene werden wir mit Gestik und Mimik Zeichen = **Symbole** aussenden, die unser Gegenüber aufnimmt und sehr oft noch **interpretieren** muss. Oder aber die Symbole sind **aus früher gemachten Erfahrungen** sofort zweifelsfrei zu deuten („**eindeutig**“). Auch verbale Mitteilungen wird der Gesprächspartner nur verstehen, wenn er deren Sinn und Bedeutung kennt bzw. richtig interpretiert. Die Antwort / Reaktion des Gegenübers klärt uns meist schnell darüber auf. **Symbolik** ist also zentrales Element der sozialen Interaktion bzw. Kommunikation.

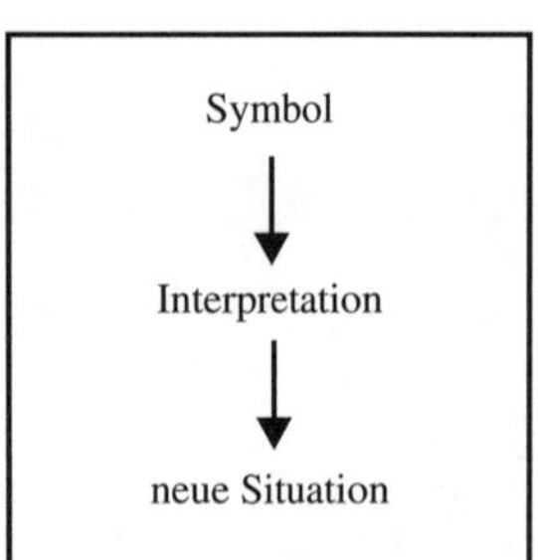

Unterhaltung der Schüler während des Unterrichtes wirkt als Symbol, das vom Dozenten aufgenommen wird: Die Zuhörer haben kein Interesse oder der Vortrag kommt nicht an. Die Reaktion ist das Ergebnis dieser Interpretation. Der Dozent wird ärgerlich und schlechte Stimmung als **neue soziale Wirklichkeit** hat sich eingestellt.
Ein Patient betritt den Sprechstundenraum und setzt sich, das anamnestische Gespräch beginnt: Blickkontakt mit dem Patienten und Austausch zustimmender Gestik oder Mimik vermitteln den Eindruck von Interesse des Therapeuten am Partner. Der Patient wird sich ermuntert fühlen, spontan alle Details seiner Probleme mitzuteilen. Im Gegenteil dazu wird das Kramen eines Arztes in

Akten, das Abwenden des Blickes vom Patienten oder das Telefonieren während der Unterhaltung symbolisch die Interpretation des Desinteresses provozieren; der Informationsaustausch kann nicht optimal ablaufen.

George H. Mead (1863-1931) (siehe Schäfers 2000) hat als Mitbegründer einer Systemtheorie von Gesellschaft spezifisch soziologische Deutungen der gerade geschilderten Umstände entwickelt: die **(Handlungs-) Theorie des symbolischen Interaktionismus** *(weiterer typischer Vertreter des symbolischen Interaktionismus: E. Goffmann / 1922-1982).*

3.3 Symbolischer Interaktionismus

In Kapitel 2.2 hatten wir die Charakteristik **naturwissenschaftlichen Arbeitens** schon erwähnt. Die Prinzipien linearer Ursachenfixierung und quantitativer Analysearbeit führen zu empirischen Gesetzmäßigkeiten mit **eindeutiger Erklärbarkeit** eines Sachverhaltes. Die Grundsätze einer ***Erfahrungswissenschaft*** treten zu Tage.
Sozialwissenschaften müssen in ihren Untersuchungsbereich nun Umstände einbeziehen, die diese Eindeutigkeit nicht besitzen. Verhalten / Handeln ist wie in 3.2 geschildert oftmals symbolisch besetzt und interpretatorischen Einflüssen unterworfen. Ein Analyseprozess beinhaltet neben dem Erklären so zwangsläufig den **Faktor des Verstehens**.

Wenn wir nun aus diesem Ansatz heraus soziales Handeln und Interaktion gedanklich verknüpfen wollen, so bedienen wir uns dazu der **Theorie des „symbolischen Interaktionismus"**. Soziale Interaktion wird dabei mit entwicklungs- und gesellschaftstheoretischen Aspekten verbunden.
Menschliches Handeln sucht Sinn und Bezug zu anderen. Gesellschaft und soziale Wirklichkeit entstehen erst durch Partner, die auf der Basis von Symbolen interagieren. Die **Bedeutung von Symbolen** im Kommunikationsgeschehen **tritt** nun aber **über den *einfachen* Wirkmechanismus** des Austausches von gegenseitigen Zeichen **hinaus** und wird

- in einen **systematischen Zusammenhang** der Entwicklung und Positionierung von Individuen gesetzt und
- **mit** dem **gesamtgesellschaftlichen Gefüge in Verbindung** gebracht.

Symbolaustausch als strukturierendes Element
- Prägung des Individuums durch Reaktion anderer
- Symbole als Orientierungsmaßstab und integrativer Faktor

Interpretatives Paradigma des symbolischen Interaktionismus
- Bedeutung einer Rolle nicht festgeschrieben
- immer wieder neue sozial verbindliche Situationsinterpretationen
- Prozess der gesellschaftlichen Konstruktion der Wirklichkeit

Der **einzelne Mensch** wird in vielen Phasen der Entwicklung **von der Reaktion** der Umgebung **auf „seine Symbole"**, seine Handlungszeichen **geprägt**. Mittels kommunikativer Interaktion **senden wir Symbole aus**, **registrieren solche von anderen** und **erteilen** ihnen eine wechselseitige **Bedeutung**. Gleichzeitig

I (ich)
Personales Selbst
(spontanes Handeln
als einmaliges Subjekt)

Self
Selbst-
identität

Me (ich)
Geprägtes Selbst
(Handeln aus Sicht
der Erwartung der anderen)

Wandelbare Identität:

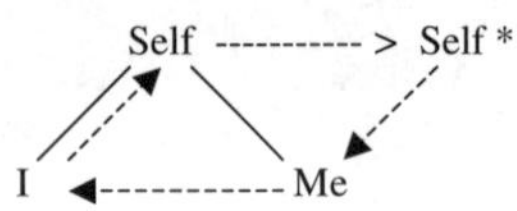

erwarten wir eine **zustimmende Reaktion für unsere Interpretation** der Realität. Der im Lauf des Lebens erfahrene und erfühlte **Erwartungshorizont der Interaktionspartner** bestimmt das eigene Handeln oder Verhalten und dient als **Orientierungsmaßstab**. Im Vorgriff wird sozusagen deren (erwartete oder auch erlebte) Reaktion bedacht („**Antizipation** / Vorwegnahme") (siehe auch Siegrist 1995); **parallel dazu entstehen Überzeugungen über die eigene Identität**. Auf dem Weg über die wechselseitige symbolische Interaktion verstehen wir uns selbst aus dem Blickwinkel des Gegenübers. Dabei wird auch die Ausgestaltung individueller sozialer Rollen beeinflusst.

Gerade in der Kindheit bekommt dies einen hohen Stellenwert. Unser Bewusstsein über die Interpretation unseres Handelns in der Umgebung prägt die individuelle Sichtweise über das „eigene Ich", über unsere Bedeutung als Mitglied der Gesellschaft. Auf der Grundlage dieser Mechanismen erfolgt die **Integration in die Gemeinschaft**. Wir werden zu berechenbaren und interaktionsfähigen, aber auch zu akzeptierten Partnern mit einem dann **stabilen Selbstwertgefühl** (siehe auch Ausführungen zur Sozialisation – Kap. 3.10.2).

Lassen wir dies nochmals in einer weiteren Aussage über die Theorie des symbolischen Interaktionismus auf dem Hintergrund der Thesen von M. Weber über soziales Handeln deutlich werden: „Die Umwelt und Mitwelt der Menschen stellen" im Prozess des sozialen Handelns „meist keine **eindeutigen** Reize für bestimmte Handlungen dar. Die **Bedeutungen** von Situationen, Gegenständen, Strukturen oder Verhaltensweisen werden in Interaktions- und Kommunikationsprozessen **wahrgenommen, definiert, bestritten und ausgehandelt. Diese Prozesse beeinflussen die Persönlichkeitsentwicklung** und machen sinnbezogenes Handeln überhaupt erst möglich". (Doehlemann in: Biermann, Bock-Rosenthal et al. 2000, S. 18; siehe auch Siegrist 1995)

3.4 Praktische Konsequenzen von sozialem Handeln, sozialer Interaktion und symbolischem Interaktionismus

Soziologische Theorien und therapeutischer Alltag

Gerade haben wir Erklärungsansätze für soziale Realität und Verhaltensmuster erörtert. Diese Ansätze wollen wir nun kurz für rehabilitative oder präventive Fragestellungen sozialer Wirklichkeit von Krankheit und für Aspekte therapeutischer Interaktion nutzen.

Für kranke Menschen schafft erlebte Reaktion der Umwelt Bewusstsein und erzeugt gesellschaftliche Realität. HIV-positive Individuen oder psychisch kranke Menschen spüren die negative Wirkung ihres Auftretens durch vermittelte Symbolik und entsprechende Interaktionsprozesse. Ablehnende Reaktionen üben eine Rückwirkung auf die eigene Identität aus. Ein circulus vitiosus der Prägung zukünftigen eigenen Verhaltens, des personalen Rückzuges und der sozialen Ausgrenzung setzt ein. **Professionelle Steuerung der Verhältnisse muss daher auch an der sozialen Umgebung ansetzen**, Information und Aufklärung haben im Rahmen des **Rehabilitationsgeschehens** einen hohen Stellenwert.

Auch in der **präventiven Arbeit** im Gesundheitswesen werden die Erkenntnisse nutzbar. **„Starke Kinder brauchen keine Drogen"** – dieses Schlagwort bringt die Wichtigkeit der **Prägung des Bildes vom eigenen Ich** gerade in jungen Jahren zum Ausdruck. „Peer groups" (siehe Kap. 3.6.2) werden zur zentralen Bühne individuell-personaler Wirkung; ein steuernder **Unterstützungsvorgang der kindlichen Fähigkeiten von Symbolaustausch oder Symbolinterpretation** wirkt sich z.B. in der Drogenprävention sehr günstig aus. Akzente wie „positive Verstärkung" oder „Widerstandskraft gegen Gruppendruck" sind in Zusammenhang mit den Erkenntnissen des symbolischen Interaktionismus zu setzen.

Im therapeutischen Alltag finden sich ähnlich wichtige situative Anwendungsbereiche. Wir alle kennen den Reformansatz, die **„sprechende Medizin"** stärker in den Vordergrund treten zu lassen. Nutzbringende soziale Interaktion verlangt aber nach umfassender sozialer und personaler Kompetenz. Dass hier Defizite zu beklagen sind, zeigt die Neugründung eines eigenen Studienganges „Gesundheitskommunikation" an der Universität Bielefeld. „Die Rolle des Patienten hat sich verändert. Wenn Menschen krank sind, möchten sie nicht mehr als Objekte eines Systems dastehen, sondern als Subjekte, die sich mit um ihren Krankheitsprozess kümmern und in möglichst sensibler Kommunikation mit Fachleuten des Gesundheitssystems stehen ... Wir brauchen Fachleute für die **Verbesserung der Kommunikation zwischen Arzt und Patient**". (Hurrelmann in: „Die Zeit" Nr. 20 / 2002)

Die Realität therapeutischen Alltags lässt also mangelnde kommunikative Fähigkeiten der „professionellen" Akteure vermuten. Aktives Zuhörenkönnen oder -wollen und andere Elemente guter anamnestischer Gesprächsführung bzw. psychosozialer Kompetenz scheinen im ärztlichen Bereich zumindest verbesserungsbedürftig zu sein.

5. Bezugsthemen
• Sozialisation
• Rollentheorie
• Gesundheitsrelevantes Verhalten
• Modelle

Medizinalfachberufe sollten sich daher in der Ausbildung auch intensiv mit den **Grundsätzen klientenzentrierten Arbeitens** von Carl F. Rogers (1902-1986) beschäftigen. Der Symbolcharakter der hier eingeforderten Grundhaltungen von Empathie, Kongruenz und Akzeptanz deckt sich mit den Erkenntnissen der Ausführungen in Kap. 3.1-4.
Wir Therapeuten haben es in der Hand, die Richtung auch mit unserem symbolisch interagierenden Verhalten vorzugeben. In einem weiteren Schritt verleihen wir den Patienten damit auch eine teambetonte mitgestaltende Position.

3.5 Phänomene sozialer Realität

Strukturelemente der Gesellschaft

Wir haben den Menschen und sein Handeln in eine soziale Wirklichkeit eingebunden. Machen wir uns nun auf den Weg, einzelne Elemente dieses gesellschaftlichen Alltags und der Integration des Individuums darin zu erörtern.
Analyse soziologischer Arbeit vollzieht sich zum einen auf der Ebene des Individuums, im Beziehungsgefüge einzelner Menschen untereinander; wir nennen dies die **Mikroebene**. Wenn unser Interesse den entstehenden abstrakteren Strukturgebilden der Gesellschaft gilt, z.B. den Institutionen oder Organisationen, so sprechen wir von der **Mesoebene**. Richten wir den Blick schließlich auf den Gesamtkomplex Gesellschaft insgesamt mit Untersuchung globaler Themen wie Schichtunterschiede, soziale Ungleichheit oder Machtverhältnisse, so bewegen wir uns auf der **Makroebene** der Soziologie.

- Mikrobene
- Mesoebene
- Makroebene

Diese Ebenen wollen wir in einer Feinanalyse menschlicher Gemeinschaft charakterisieren. Zusammenleben vollzieht sich dabei in **Phänomenen und Konstrukten sozialer Realität**, die innerhalb einer Gesellschaft in zunehmendem Maße für die Summe der Mitglieder immer abstraktere Formen annehmen. Die Darstellung dieser Phänomene und Konstrukte soll sich auch auf das therapeutische Arbeiten beziehen.

Eine Einzel-Beziehung zwischen Patient / Klient und Ergotherapeut oder Logopäde bildet im Sinne der therapeutischen Interaktion die Grundlage gemeinsamen Handelns. Diese **sozialen Interaktionen** zwischen den Beteiligten laufen in kooperativer Regelhaftigkeit im Krankenhaus oder einer eigenen Praxis ab: Wir nennen diesen Ort auch ein existierendes **soziales Gebilde**. Soziale Gebilde besitzen einen unterschiedlichen Aufbau und verschiedene Zusammensetzungen: Chefärzte / Oberärzte / Assistenten / Therapeuten; Praxisleiter / angestellte Therapeuten. Die Beteiligten stehen in gegenseitigen Beziehungen und übernehmen bestimmte Positionen oder Rollen – es entstehen Gruppenkonstellationen oder Organisationseinheiten. Wir erleben die Entwicklung einer **Sozialstruktur**. Kriterien wie Bildung, Beruf und Einkommen bilden in dieser Sozialstruktur feste Ordnungsgrößen, soziale Schichten lassen sich abgrenzen; es entstehen hierarchische Grundordnungen. Die Finanzierung des sozialen Gebildes Krankenhaus oder Praxis wird über einen festen Kostenträger abgewickelt und jeder Versicherte muss dafür wiederum Beiträge in einem festen Prozentsatz seines Einkommens leisten. Soziale Sicherungssysteme werden begründet. Diese Beschreibungen sind in Summe Ausdruck der **sozialen Gesamtordnung** einer Gemeinschaft.

In diesem Jahrzehnt erleben wir einen tief greifenden Umbau der althergebrachten Grundsätze von auf dem Solidarprinzip beruhenden Versicherungen, v.a. ihrer finanziellen Grundlagen. Alleine die demographischen Veränderungen innerhalb unserer Sozialstruktur zwingen uns dazu: Wir spüren einen sich vollziehenden **sozialen Wandel** und können dies auch den **sozialen Prozess** von sich ändernder Beziehungscharakteristik nennen.

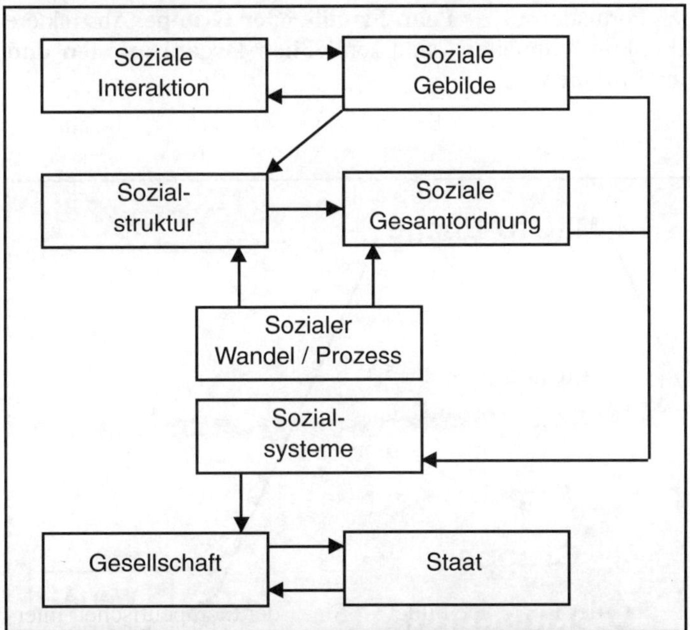

Abb. 5 Phänomene sozialer Realität

Soziale Gebilde werden von den Menschen selbst konstruiert und ins Leben gerufen; sie bilden die Grundlage, um in geordneter und verlässlicher Weise Grundbedürfnisse wie z.B. Gesundheit zu sichern. Wenn wir diese sozialen Gebilde mit ihren Gruppen und Organisationen in eine zusammenhängende (Sozial-) Struktur einordnen, so entdecken wir **Sozialsysteme**. Dabei können wir *unterschiedlich charakterisierte und zielgerichtete* soziale

Gebilde abgrenzen und differenzieren. Wir sprechen dann vom **Gesundheitssystem oder vom Bildungs- bzw. Wirtschaftssystem**. Alle diese Teil-Systeme bzw. sozialen Gebilde mit den darin agierenden Menschen bilden zusammen unsere **Gesellschaft**. Wenn wir in der Gesellschaft bestimmte Macht- und Entscheidungsbefugnisse zentral delegieren – bei uns in demokratischer Charakteristik – so schaffen wir damit das übergeordnete soziale Konstrukt des **Staates**.

Menschen schaffen sich Lebenswelten und existieren in ihnen; dort vollzieht sich Kommunikation und Interaktion, soziales Handeln. In all diesen Geflechten finden wir Funktionsebenen, Beziehungsgefüge und (Macht-) Strukturen tauchen auf, Ablaufprozesse geschehen: Es entstehen **soziale Räume**. In sozialen Räumen sind die Individuen wie in einem Netzwerk verwoben, das in komplexer Sicht dann die Gesellschaft darstellt.
Gesellschaft ist also ein **Summenphänomen sozialer Realität** und die Lebensbasis für Individuen. Sie entwickelt sich von der kleinsten Einheit, dem einzelnen **Individuum** bis hin zu größeren Formationen wie **Paar, Familie oder Gruppe**. Abstraktere „Funktionseinheiten" sind schließlich **Organisationen und Institutionen**.

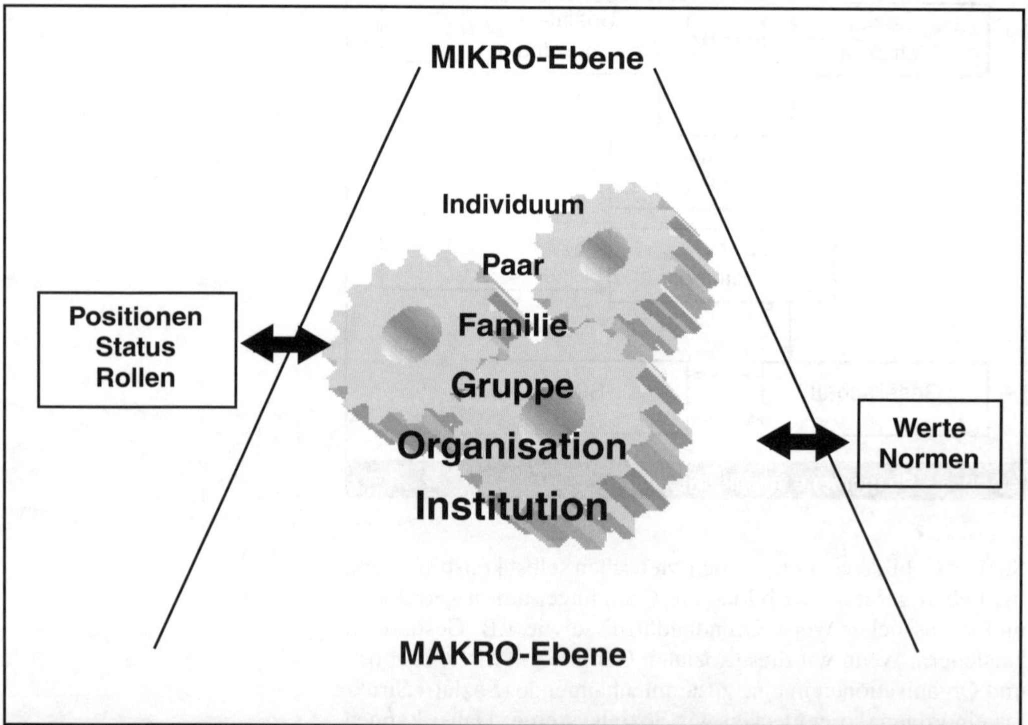

Abb. 6 Aufbau einer Gesellschaft

3.6 Die – soziale – Gruppe

3.6.1 Definition der sozialen Gruppe

Vielschichtige soziale Interaktionen benötigen einen komplexen und strukturierten Rahmen. Mannigfaltige soziale Gemeinschaften, in denen Menschen dann im Sinn von Ordnungsmerkmalen **soziale** (Handlungs-) **Positionen** einnehmen können, werden ins Leben gerufen. Der Einzelne erhält dabei im Regelfall auch gesellschaftliche Geltung oder einen **sozialen Status**. *Zum Beispiel entsteht so das Krankenhaus, wo in der Position des Arztes oder von Medizinalfachberufen therapeutische Handlungen vollzogen werden und sinnbezogene soziale Interaktionen geschehen.* Das Einzelwesen Mensch, das Individuum, sucht und benötigt Gemeinschaft. Es entstehen Formationen wie die **sozialen Gruppen**.

Wir kennen eine große Vielfalt von Gruppen und wollen zunächst **Kriterien** festsetzen, wann wir eine bestimmte Einheit von Menschen als Gruppe bezeichnen. Gruppen dürfen sicher eine **bestimmte Zahl** an Menschen nicht überschreiten, ihre **Überschaubarkeit** geht sonst für die Mitglieder verloren. Der Grund der Entstehung dieser sozialen Formation ist stets ein **gemeinsames Ziel oder Interesse**, das über einen **definierten Zeitraum** erreicht werden soll. Wie erwähnt benötigen soziale Gebilde eine eigene **Struktur**.
Soziale Positionen und Rollen regeln Beziehungsgeflechte auch innerhalb einer Gruppe. In dem Beziehungsgeflecht von Kommunikation und Interaktion gibt es so z.B. „führende Köpfe“ oder auch unbeliebte Mitglieder.

Kriterien einer sozialen Gruppe
- Überschaubare Mitgliederzahl
- Ziel
- Definierter Zeitraum des Bestehens
- Struktur
- Wir-Gefühl
- Gruppengrenzen
- Regelwerke des Verhaltens („Kultur“)

Wer länger miteinander zusammenlebt, spürt im Rahmen der ablaufenden Kontakte das Wirksamwerden unterschiedlicher Emotionen; **Gefühle gegenseitiger Verbundenheit** kommen auf: ein „**Wir-Gefühl**“. Wir identifizieren uns mit „unserer Gruppe“, das schafft ein Bewusstsein der Gemeinschaft oder auch der Stärke. Jedoch setzt es die Gruppe auch nach außen hin von anderen ab: **Gruppengrenzen** bilden sich heraus im Sinne des „wir und die anderen“. Innerhalb der Gruppe herrschen feste **Regelwerke des Verhaltens und der Orientierung**; wie in größeren Organisationseinheiten gelten **gemeinsame Normen oder Werte** als sog. **Gruppenkultur**.

Die Gruppen selbst wieder stellen ein Strukturelement größerer Einheiten dar: Die Gruppe der Medizinalfachberufe im Krankenhaus steht neben der Gruppe der Ärzte; in der Gruppe der Ärzte gibt es wiederum die Gruppe der Assistenzärzte; alle zusammen gehören mit zur Gruppe der gesamten Beschäftigten der Klinik.

Eine „Variante“ der sozialen Gruppe soll in diesem Zusammenhang noch genannt werden: In ihr haben Gruppenmitglieder als einigendes gemeinsames Merkmal ein für alle gleich lautendes, z.B. berufliches Ziel. Das Kriterium der überschaubaren Zahl trifft nicht unbedingt zu. Sie bilden auch nur „virtuell“ eine gemeinsame Gruppe, denn sie kennen sich nicht immer persönlich. Dies trifft z.B. für alle Mitglieder einer Profession zu („die Ärzte“, „die Ergotherapeuten“, „die Logopäden“). Wir bezeichnen dies auch als **soziale Kategorie**.

3.6.2 Gruppenformen

Wir haben grundsätzliche Kriterien zur Definition der sozialen Gruppe festgelegt. Diese Kriterien variieren in der Realität oftmals in ihrer einzelnen Ausprägung und lassen so die Entstehung einer Menge verschiedenster Gruppenformen zu.

Jeder von uns lebt im Lauf seines Lebens in einer Vielzahl sozialer Gruppen. Die strukturierte und geordnete Gesellschaft, die soziale Realität wird uns in dem überschaubaren Bereich der Gruppe eindrucksvoll begegnen. Dabei sind **einzelne Gruppenformen** für das Individuum **besonders bedeutsam**, ja zum Teil existenziell. Solche Gruppen sind Basis der Gesellschaft, sie prägen die Entwicklung der Persönlichkeit und den Lebensweg der Mitglieder entscheidend. Hierzu zählen v.a. die sog. **Primärgruppen** (wir werden darauf bei der sog. „Sozialisation des Menschen / Entwicklung der sozialen Persönlichkeit“ wieder zurückkommen).

Primärgruppe

Primärgruppen vermitteln über bestimmende Mitglieder Eigenidentität für das Individuum. „Primär“ kann dabei als Wertungskriterium dienen („wichtigste Gruppe“), aber durchaus auch als Zeitgröße („erste Gruppe“). In solchen Gebilden werden sich die Mitglieder besonders lange, häufig und intensiv begegnen. Die Kontaktcharakteristik lässt sich als sehr direkt, ja intim bezeichnen; eine hohe gegenseitige Identifikation liegt vor. Nachdem auch die Mitgliederzahl nicht sehr groß ist („**Kleingruppe**“), wird sich insgesamt ein besonders starkes und abgrenzendes Wir-Gefühl entwickeln. Alle kennen einander genau, die emotionalen Bindungen führen zu weit reichenden zielgerichteten Unterstützungen; ein „sozialer Schutz- / Rückzugsraum“ entsteht. Daher wird diese Gruppenform auch als „face to face group“ bezeichnet (Beispiel: Familie oder enge nachbarschaftliche Beziehungen, bei Kindern die Spielgruppen).

Primärgruppen haben auch **in Bezug auf Gesunderhaltung oder Krankheitsbewältigung enorme Bedeutung**. Dort findet die Prägung von Lebensstilen statt, elementare Fähigkeitsprofile zu gesundheitsförderlicher Lebensführung werden begründet; Primärgruppen sind die wichtigsten Interaktionspartner im Prozess einer „Patientenkarriere" oder bei der Notwendigkeit, eingetretene Erkrankungen zu verarbeiten oder zu bewältigen (siehe Kap. 8). So werden Mitglieder von Primärgruppen der Patienten auch zu bedeutsamen Interaktionspartnern der Medizinalfachberufe bei allen Schattierungen des Spektrums therapeutischer Arbeit.

Sekundärgruppe

Primärgruppen sind beständige soziale Gebilde. Sie werden ihre Charakteristik trotz sozialer Wandlungsprozesse relativ stabil beibehalten, da sie ihren Ursprung in der Erfüllung innigster menschlicher Bedürfnisse haben. Anders ist dies bei **Sekundärgruppen**. Diese Formationen unterliegen einer starken Variabilität; sie sind auch reaktive Zweckgebilde. Der Eintritt in Sekundärgruppen erfolgt später als die Integration in die Primärgruppen.
In Sekundärgruppen sollen Teilaspekte menschlichen Zusammenlebens eine gemeinschaftliche Assoziierung finden. So werden sich in diesen Gruppen auch immer mehr Personen als in der Primärgruppe zusammenschließen, ihre Kontakte werden nicht so lange und so regelmäßig sein. Die Beziehungscharakteristik kann als zweck- und sachbezogen, indirekt oder auch teils sehr rational bezeichnet werden. Mitglieder von Gewerkschaften, von Laufgruppen oder Schüler einer Klasse sind Beispiele für sekundäre Gruppenformen. Bei Kindern mögen hier auch fließende Übergänge zu finden sein (die Freizeitspielgruppe als primäre und die Schulkameraden als sekundäre Gruppenform).

Ausgehend von diesen beiden Formationen lassen sich noch andere Einteilungskriterien hervorheben. Primärgruppen zeigen enge Verwandtschaft zu sog. **informellen Beziehungen** von Menschen.

informelle und formelle Gruppe

Informelle Gruppen entspringen dem Wunsch des Menschen nach zwischenmenschlichem Kontakt, nach sozialer Unterstützung oder der Suche nach Identität. Aber auch Spontaneität oder Emotionalität können informelle Gruppen kennzeichnen. Beziehungsaufbau ohne die Notwendigkeit strenger formaler Regelwerke ist tragendes Kriterium. Freizeitgruppen oder Familienkreise können hier als Beispiel genannt werden. Der Mensch wird als subjektives menschliches Individuum angenommen, er ist hier kein funktionaler Leistungsträger und wird als Persönlichkeit mit all den Prägungen aus seiner Lebenswelt akzeptiert – auch als Kranker oder Behinderter.

Das Gegenstück stellen **formelle Gruppen** dar. Sie orientieren sich in ihrer Entstehung an rationalen Zwecken. In ihnen interagieren Menschen auf der Basis teilweise hochgradig vorgegebener Handlungsanweisungen. Gesetze, Satzungen, Verträge oder andere Regelwerke legen die gemeinsamen Beziehungen fest, Verstöße dagegen werden nicht toleriert. Beispiele hierfür sind Vereine, staatliche Behörden oder Hausgemeinschaften.

Es liegt in der Natur des Menschen, dass natürlich auch in formellen Gruppen informelle Beziehungsmuster entstehen und deshalb zwischen beiden Gruppenformen oftmals Übergänge zu entdecken sind.

Eigen- / Fremdgruppe

Die Primärgruppe ist ein Beispiel für die ausgeprägteste Form der **Eigengruppe**. Identifizierung mit und Bekenntnis zu den Gruppenmitgliedern, gegenseitige Unterstützung erreichen einen Höhepunkt. Einen Gegenpol dazu bildet die **Fremdgruppe**. Man nimmt sie zur Kenntnis, der Informationsstand über deren Mitglieder ist oft nicht sehr hoch. Dies birgt die Gefahr irrationaler Einstellungen und Haltungen gegenüber den betroffenen Menschen in sich. Vorurteile werden oft unreflektiert übernommen oder in die Welt gesetzt; Gruppenzugehörigkeit bedingt dann Vor- oder Nachteile, vorurteilsbeladene Stigmatisierungsprozesse werden eingeleitet. Konfliktsituationen oder zumindest Konkurrenzdenken sind vorprogrammiert. Dabei kann es sich um große Fremdgruppen handeln, die der Eigengruppe gegenüberstehen (*die* Deutschen und *die* Ausländer; *die* Behinderten und *die* Nichtbehinderten); abgeschwächtere Konfrontationen ergeben sich vielleicht auch bei kleineren Formationen (*die* Ärzte und *das* Verwaltungspersonal eines Krankenhauses). Viele lebensweltliche Konflikte erwachsen aus solchen Konstellationen.

Gruppen lassen sich in einer Betrachtung mit dem Kriterium „Zusammensetzung" als **homogen** bezeichnen, wenn die Mitglieder viele übereinstimmende Merkmale aufweisen; bestehen große Inkongruenzen, so handelt es sich um eine **heterogene Gruppe**.

Bezugsgruppe

Wir müssen noch eine im Prozess menschlicher Entwicklung äußerst wichtige Gruppenform darstellen: die **Bezugsgruppe**. Als Individuum lerne ich eine Gruppe kennen, nehme deren Ziele oder Einstellungen und Haltungen zur Kenntnis. Mitglieder finden hier einen Vergleichs- und Orientierungsrahmen (auch für Normen und Verhaltensregeln).Wenn dabei volle Übereinstimmung erzielt werden kann, so führt dies auch zu umfassender Identifikation mit den Mitgliedern. Die Adhäsion zu dieser Gruppe wird stark, man richtet eigenes Handeln nach dem Agieren dieser Menschen aus, lässt sich von ihnen sogar in der eigenen Persönlichkeit formen. Um nur positiven Nutzen aus dieser Konstellation zu ziehen, bedarf es wohl ausgebildeter Fähigkeiten zur Selbstkritik oder Reflexion eigenen Verhaltens.

Eine besondere Form der Bezugsgruppe stellt bei Kindern und Jugendlichen die **„peer group"** dar. Definitionsgemäß handelt es sich dabei um die sog. **„Gleichaltrigengruppe"**; auch andere biografische Übereinstimmungen können eine „peer group" begründen. Heranwachsende suchen Identifikationsräume außerhalb der Familie in Gruppen, die ähnliche Interessen haben. „Abnabelungstendenzen“ von der engeren Primärgruppe „Elternhaus“ erhalten dort einen Raum zur Realisierung (mit Rückkehrmöglichkeit). In der peer group wird aber auch eine Stärkung zur Darstellung der eigenen Person gegenüber den Eltern geboten. Im Rahmen der gesellschaftlichen Integration („Sozialisation“) sind diese Gruppenformen zur Persönlichkeitsentwicklung besonders relevant. Die Jugendlichen brauchen solche Zugehörigkeit. Dabei besteht die Gefahr, dass bedenkliche Gruppennormen zwangsläufig mit übernommen werden, nur um den Anschluss an die Gruppe nicht zu verlieren; ***Gruppenzwänge und Gruppendruck*** werden wirksam. Negative Verhaltensweisen wie Rauchen oder Alkohol- / Drogenkonsum setzen sich zur Konformität aller durch. Auch intolerantes Verhalten oder sogar Gewaltbereitschaft gegenüber anderen Gruppen kann entstehen. Gerade **Ziele der Gesundheitsförderung oder primärer Verhaltensprävention** finden hier einen probaten Ort, um in ganzer Breite professionellen und methodischen Einfluss zu nehmen. Die **Förderung sozialer und emotionaler Kompetenzen unter Ausnutzung der positiven Gruppencharakteristika** ist nur ein Aspekt eines solchen Ansatzes. Fähigkeiten zur Realisierung von Mediation („konfliktlösender Interessenausgleich“) wären ebenfalls erwünscht.

Entstehung von Gruppen: Formierung → Orientierung → Normbildung → Zielformulierung → Realisierung

Noch ein kurzer Aspekt zur **Entstehung von Gruppen**: Menschen und potenzielle Gruppenmitglieder werden sich zunächst in lockerer Bindung zusammenfinden ohne sich näher zu kennen, die **Formierungsphase** beginnt. Nachfolgend wird eine **Orientierung** mehr oder weniger diskussionsreich oder konfliktbeladen ablaufen. Nun müssen **normierende Überlegungen** der gegenseitigen Übereinstimmung geschehen; dies ist auch Voraussetzung, um Gefühle wie Vertrautheit (oder das „**Wir-Gefühl**“) zu erzeugen. Zuletzt können die **zielgerichtete Arbeitsphase** und Leistungserbringung folgen. Am Rande sei bemerkt, dass die freiwillige Zugehörigkeit zu einer so entstandenen Gruppe deren Stabilität erhöht. Im Rahmen der Gruppenbildung erleben wir Kräftespiele innerhalb der Gruppe, die von unterschiedlichsten Aspekten geprägt sind (von Personen, Gruppenzielen oder Rahmenbedingungen). Wir bezeichnen das Wirksamwerden dieser Kräfte auch als Gruppendynamik.

Auf dem Boden dieser soziologischen Kenngrößen dienen Gruppen insgesamt als bedeutsames therapeutisches Moment. Unter weiterer Kenntnis wichtiger psychologischer Phänomene wird in der Ergotherapie z.B. Gruppenarbeit im Rahmen psychosozialer Behandlungsmethoden eingesetzt; auch andere (z.B. integrative) Verfahren nutzen gruppensoziologische Erkenntnisse.

3.7 Soziale Rollen

Menschen erhalten innerhalb von Gruppen oder auch Organisationen eine bestimmte **soziale Position** (eine Stellung mit zugewiesener und festgelegter Funktion in einem Handlungsablauf oder Beziehungsgeflecht). Soziale Positionen sind dabei erworben (wie ein Beruf) oder wie das Alter oder Geschlecht unweigerlich vorhanden bzw. zugeschrieben. Verschiedene ***Positionen*** werden einem gesellschaftlichen ***Wertungsvorgang*** unterzogen und unterschiedlich hoch eingeschätzt: Ein **sozialer Status** wird verliehen oder erworben. Gelegentlich wird der Status äußerlich mit sog. **Statussymbolen** untermauert (Autos, Kleidung, Wohnform). Letztendlich sind relevante Wertungskriterien aber die berufliche und individuelle Persönlichkeit des Einzelnen, seine (Aus-) Bildung, sozialer Ursprung oder Einkommen.
Die einzelne soziale Position wird operational vollzogen, wenn dabei bestimmte gesellschaftliche Erwartungen von anderen umfassend erfüllt werden. Mit dieser Sichtweise verknüpfen wir das Bild von der **sozialen Rolle**. Die Erwartungen sind dabei meist genau festgelegt und starr, die Rollenerfüllung aber ist ein individuelles Geschehen mit einigen Variablen und sich evtl. ergebenden Konfliktpotenzialen.

Soziale Rolle:
Summe von Erwartungen an mein Verhalten in einer definierten sozialen Position

Soziale Rollen sind Ausdruck einer Summe von Erwartungen an mein Verhalten in einer definierten sozialen Position. Diese Erwartungen sind durch einen formellen Vorgang genau festgelegt und geregelt („**formalisierte Rollenerwartungen**"); auch gesellschaftliche Normen finden hier einen Ort des Niederschlags und schaffen einen „Verhaltenscodex" in definierten Aufgabenbereichen. Soziale Rollen schaffen Klarheit und Verlässlichkeit für Interaktionspartner und binden Menschen in die Gemeinschaft ein – dies ist allerdings nicht immer spannungsfrei.
Die Verlässlichkeit kommt auch in der Nomenklatur zum Ausdruck: Wenn ein Mensch die an ihn gestellten Erwartungen in seinen sozialen Handlungen und seiner Position erfüllt, so handelt er **rollenspezifisch**, das typische Rollenmuster wurde internalisiert und die Rolle korrekt und erwartungsgemäß übernommen (**Rollenkonformität**).

Das Muster von Erwartungen an einen Rolleninhaber ist sehr komplex; wir können hierbei auch zwischen **Muss- / Soll- / und Kann- Erwartungen** unterscheiden. Die Muss-Erwartungen sind dabei absolut verbindlich und Abweichungen von schweren Sanktionen bedroht:
Ein Arzt **muss** die Approbation besitzen, um seine Arbeit aufnehmen zu können; er **muss** einen Rezeptblock benutzen, um eine Verordnung für ein Medikament auszustellen, er **muss** vor einer Operation die Regeln der Hygiene einhalten oder bei einem Notfall sofort Hilfe leisten. Nur dann handelt er rollenkonform.

Er **soll** im Umgang mit Patienten empathisch sein, sich beim Gespräch mit den Menschen in seiner Sprechstunde ausreichend Zeit nehmen oder Patienten die medizinischen Umstände einer Erkrankung verständlich erläutern. Er **kann** durchaus mit dem Patienten auch über dessen familiären Hintergrund sprechen oder außerhalb seiner Sprechzeiten Interesse für ihn und sein Umfeld zeigen. Die Art, Kann-Erwartungen gerecht zu werden, gibt der Rolle eine individuelle Note.
Je höher das Anforderungsprofil an eine Rolle ist, umso mehr verlagern sich die Erwartungen in den Soll- oder Muss-Bereich.

Zwangsläufig ergibt sich daraus auch die Differenzierung in zwei Sichtweisen des Rollenprofils:

- ein **Rollenfremdbild**: Die Summe aller Erwartungen, die andere an mein Verhalten in der sozialen Position stellen
- ein **Rollenselbstbild**: Die persönlichen, individuellen Vorstellungen, die ich über die Ausgestaltung meiner eigenen soziale Position einbringe.

Die **Rollenidentifikation** des Rolleninhabers gelingt umso leichter, je mehr die gegenseitigen Sichtweisen kongruent sind. Dies ist sicher vom **Rollenprofil** (der Art der an die Rolle gebundenen Anforderungen und erwarteten Fähigkeiten) geprägt.

Rollen bergen **Rollenkonflikte** in sich; gerade deshalb, weil wir im Leben immer mehr als eine Rolle übernehmen müssen. Erwartungen an einen Rolleninhaber können sich widersprechen oder gar unerfüllbar werden, sich ausschließen. Dabei unterscheiden wir einen **Intra-Rollenkonflikt** von einem **Inter-Rollenkonflikt**.

In einer **einzelnen** Rolle werden z.B. von verschiedenen Seiten widersprüchliche Erwartungen an den Rolleninhaber gerichtet. Dies nennen wir einen **Intra-Rollenkonflikt**.
Ein Logopäde soll innerhalb eines vorgegebenen Zeitrahmens eine bestimmte Patientenzahl behandeln. Die einzelnen Patienten erfordern oder erwarten aber eine über den Zeitplan und damit über die Kostendeckung hinausgehende Betreuung. Ein Widerspruch tut sich auf.

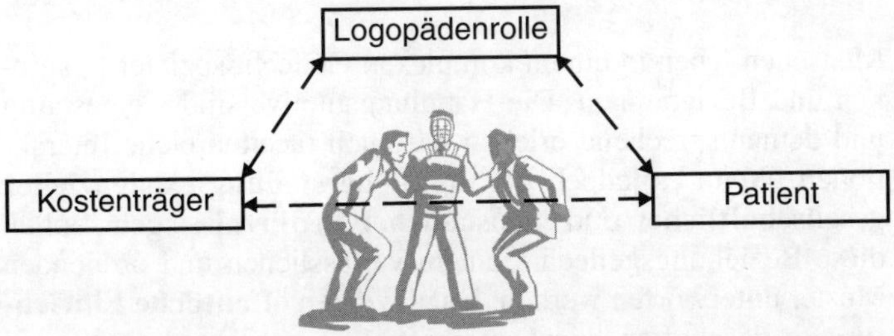

Ein Mensch kann auch zwei Rollen innehaben. Die jeweiligen Erwartungen an die verschiedenen Rollen lassen sich manchmal nicht in Einklang bringen. Eine Ergotherapeutin ist neben ihrer Berufsrolle auch noch Ehefrau und Mutter. Der Dienstherr erwartet den Besuch regelmäßiger Fortbildungsveranstaltungen am Wochenende. Dies lässt einen erheblichen **Inter-Rollenkonflikt** zwischen der Erfüllung der Vorgaben der Berufsrolle und den Pflichten in der sozialen Position und Rolle als Mutter entstehen.
Lösungen sind auch von dem individuellen Vermögen zur **Rollendistanz** abhängig. Darunter verstehen wir die Fähigkeit, zwischen Rolle und Person zu differenzieren und die eigene Rolle kritisch reflektieren zu können. Entsprechend den Prozessen gesellschaftlicher Neuorientierungen erleben wir in Bezug auf Rollenkonflikte stets den Vorgang der neuen Interpretation von Rollenprofilen und damit einen sozialen **Rollenwandel**.

Rolleninhaber können leicht auch in den Zustand der **Rollenüberlastung** geraten, wenn die eigene Leistungsgrenze mit dem Anforderungsprofil in Konflikt gerät.
Kinder und Heranwachsende müssen im Rahmen der Entwicklung und Sozialisation die schwierige Aufgabe der **Übernahme von vielerlei Rollen** leisten, **die Rollenprofile** müssen **angeeignet** werden. Im Alter kommt es dagegen zu Situationen, wo nach und nach wieder **Rollenverluste** einsetzen; z.B. der teilweise schwer zu verarbeitende Verlust der **Berufsrolle**.

Zusammenfassend begegnen uns in den Charakteristika sozialer Rollen vielfältige Bezüge zur Realität therapeutischer Arbeit, zum einen für die eigenen Rollen als Medizinalfachberufe im Sozialgefüge des therapeutischen Teams, aber auch hinsichtlich der Würdigung lebensweltlicher Situationen der Patienten.

3.8 Institutionen und Organisationen, soziale Werte und Normen

Wir haben den differenzierten Aufbau menschlicher Gemeinschaft auf der Mikroebene begonnen und wollen nun der obersten Ebene gesellschaftlichen Aufbaus näher kommen.

Institutionen als Garanten der Sicherung gesellschaftlicher und menschlicher Grundbedürfnisse

Menschen leben in einem komplexen Geflecht sozialer Positionen und Beziehungen. Die Handlungsmotive sind vielgestaltig und dementsprechend erleben wir auch facettenreiche Interaktionen. Wenn es jedoch um die **Sicherstellung existenzieller gesellschaftlicher und menschlicher Bedürfnisse** geht, sollen diese Beziehungsgeflechte einem verlässlichen und ordnenden Muster unterworfen werden. Dazu werden **öffentliche Einrichtungen** geschaffen, die Dauerhaftigkeit von Handlungen und

Vorhersehbarkeit von Ergebnissen **auf dem Boden** geltender **sozialer Normen und Werte** ermöglichen. Ein ordnendes und geordnetes Gefüge von Rollenmustern wird ins Leben gerufen (**institutionalisiert**), eine **Institution** entsteht. Ein **stabiler und festgefügter Handlungsrahmen**, der Orientierung und Sicherheit, Durchschaubarkeit und Vertrauen in die Ereignisse des Lebens und in zwischenmenschliche Beziehungen bringt, wird geschaffen. Institutionen verpflichten und sichern in gleicher Weise. Sie verhindern Willkürlichkeit sozialen Handelns oder menschlichen Verhaltens und greifen regulierend in unser Leben ein; damit wird eine **sozial verfestigte Ordnung** mit **sinnstiftenden Rahmenbedingungen** garantiert.

Werte und Normen als Fundament des Zusammenlebens

Das Zusammenleben von Menschen ist immer wieder Interessenkonflikten unterworfen. Um diese möglichst gering zu halten, brauchen wir zu zentralen Fragestellungen einen gesellschaftlichen Konsens, also übereinstimmende Haltungen. Wir legen im sozialen Miteinander oberste Leitlinien und Vorgaben fest, an denen wir uns orientieren: Damit schaffen wir für die Gesellschaft ein Muster von verschiedenen **Werten**. Sie realisieren z.B. den Wert des Lebens oder den Wert des individuellen Eigentums.
Um die Erfüllung des Wertekataloges abzusichern, benötigen wir feste, strikte und direkte Regelwerke. In diesen ist verbindlich festgelegt, wie der Einzelne sich in der Gemeinschaft zu verhalten hat. Die Umgebung kann sich verlassen, dass Handlungen im Regelfall nicht von diesen Erwartungen an alle abweichen. Wir sprechen von geltenden **sozialen Normen**. Diese finden ihren äußeren Ausdruck z.B. in Gesetzen. Dies wurde bereits in der Analyse der sozialen Rolle thematisiert. **Normen und Rollenprofile** sind vernetzt, Muss-, Kann- und Soll-Erwartungen ergeben sich; Sanktionen bei Verstoß gegen eine solche Regel (Rollendevianz) werden festgelegt. Normen existieren formal (Gesetze) und funktional (Höflichkeitsregeln, Grußformen).

Die Übernahme von Werten und Normen (Internalisierung) ist eine Entwicklungsaufgabe des Menschen und wird uns bei der Besprechung der **Sozialisation** noch beschäftigen.
Werte werden somit durch konkrete Regelungen, Gesetze **praktisch verwirklicht**; soziale Normen sind entstanden und werden für das Individuum in erwartete Verhaltensweisen umgesetzt; dies beinhaltet die Festlegung einer sozialen Rolle (**Werte → soziale Normen → soziale Rollen**). Die Werte des Lebens, der Gesundheit und körperlichen Unversehrtheit werden in die Norm und Muss-Erwartung umgesetzt, dass Menschen niemanden töten oder auch verletzen dürfen. Der Mitbürger erhält in seiner Rolle als Teilnehmer am Straßenverkehr feste Rollenprofile der Rollenerfüllung zugeteilt; er darf sein Fahrzeug nur so führen, dass niemand dadurch körperlichen Schaden erleidet.

Werte sind auch **formulierte und konkretisierte menschliche Grundbedürfnisse** und diese **veranlassen Menschen zur Schaffung der** oben definierten **Institutionen**.
So entsteht als äußerer Ausdruck der Suche nach Sicherheit und Schutz die Institution des **Rechtssystems = Justiz (Judikative)** mit ihrer **Exekutive Polizei**. Ordnendes Element allen Zusammenlebens ist eine repräsentative und temporäre Abgabe von Entscheidungsmacht an gewählte Mitbürger: Die Institution der **Legislative**, also eines **Parlamentes**, spiegelt dies wider. Menschen brauchen Gesundheit und so schaffen wir uns ein **Gesundheitssystem**; **Bildung und Erziehung** sind ein zentraler Wert und werden institutionalisiert. Die Facette der Transzendenz ist ein tragendes Element für Menschen: Die Institution **Kirche** entsteht. Menschliche Zweiergemeinschaft bildet eine tradierte feste Größe: Die **Ehe** gewährleistet Verlässlichkeit der Beziehung.

Organisationen als „Arbeitsformen" der Institutionen
- Kooperative Arbeit
- Plan und Ziel
- Strukturelle Gliederung
- Feste Außengrenzen
- Dauerhafte Gebilde

Wie werden nun Institutionen und deren Ziele im Alltag mit Leben erfüllt oder geordnet? Der Vorgang hierzu wird mit dem gängigen Begriff des „Organisierens" belegt: Auf dem Boden sachlich-praktischer Überlegungen entsteht das soziale Gebilde einer **Organisation**.
In Organisationen arbeiten viele, aber fest vorgegebene Individuen, teilweise Gruppen **kooperativ** zusammen; sie werden nach einem festen **Plan zweck- / bzw. zielgerichtet** (zweckrational) geschaffen und sollen **dauerhaft** wirksam sein. Organisationen verfügen über eine **gegliederte Struktur** und **vorgegebene arbeitsteilige Ordnungsmuster** („Organigramme"). **Intern** findet eine **personale Rollenvergabe** statt und gleichzeitig werden **nach außen hin feste Grenzen** abgesteckt. Mit der Schaffung von Organisationen wird die **Funktion der institutionellen Ebene sichergestellt**, die Institutionen legitimieren wiederum die Existenz von Organisationen.

Organisationen
- Strukturieren soziales Handeln
- Regeln soziales Handeln normativ
- Legitimieren soziales Handeln über Sinn- und Wertbezüge

Exemplarisch können als gesellschaftliche Realität der Institution Gesundheitswesen dann die Organisationen Krankenhaus oder Krankenkassen angeführt werden, Schulen (z.B. Berufsfachschulen für Medizinalfachberufe) sind kooperative soziale Gebilde des Bildungswesens, Gerichte repräsentieren die Justiz. Versicherungen, Ämter und viele Beispiele mehr könnten genannt werden.

Im Alltagssprachgebrauch erleben wir meist nur eine unscharfe Definitionstreue für die Begriffe Institution und Organisation und eine nahezu synonyme Verwendung. „Dabei ist der gemeinsame Kern all dieser Phänomene die geregelte Kooperation von Menschen, ein Zusammenwirken, das weder zufällig noch beliebig so geschieht". (Gukenbiehl in: Korte, Schäfers 2002, S. 144)

Zusammenfassend können folgende Definitionen gelten:

Institution:
„Eine Institution ist eine Einrichtung, die Grundprobleme" menschlichen Zusammenlebens „in organisierter Form wahrnimmt". Sie wird „eher als Leitbild", (als Sinneinheit) „verstanden und nicht als ein reales Gebilde"; wir finden in ihr „etablierte Formen von Verhaltensweisen und Normen, die durch gesellschaftliche Gruppen entstanden sind. Diese entlasten den Menschen, damit er sich nicht immer wieder neu in ähnlichen Situationen entscheiden muss." (Hornung, Lächler 1999, S. 257)

Organisation:
„Soziales Gebilde, das als Netz von Rollen und Beziehungen verschiedenster Art zwischen Rollenträgern erscheint. Die Personen bauen ihre Beziehungen auf und entwickeln sie, um ein gemeinsames Ziel zu erreichen". (Hornung, Lächler 1999, S. 310)

3.9 Führungsstile und Aufbauprinzipien sozialer Gruppen und Organisationen

Beziehungsgeflechte in von Sympathie / Antipathie, vielfältigen Emotionen und positionssuchenden Verhaltensweisen geprägten Gruppenstrukturen können besonders gut mit den schon erwähnten Verfahren der **Soziometrie** analysiert werden. Dabei finden Tests zur Erfassung der Beziehungscharakteristik in Gruppenstrukturen statt und wir erhalten auch Aussagen über Führungsstile und deren Auswirkungen in sozialen Gruppen.

Zur Darstellung der **Ergebnisse soziometrischer Analysen** eignen sich sehr gut sog. **Soziogramme** (Darstellung der Formen menschlichen Zusammenlebens) – s. Abb. 7. Gruppendynamische Grundsätze kommen dabei zur Geltung; das Wirksamwerden von Individuen mit unterschiedlichen Profilen und Fähigkeiten oder Charaktereigenschaften spiegelt sich darin wider.

Die ordnende Strukturierung von Gruppen und Organisationen lässt sich schematisch mit sog. „**Organigrammen**" wiedergeben.

Verschiedenartige zum Teil vorgegebene Führungsstile prägen das Zusammenleben oder die Zusammenarbeit ganz wesentlich. Wir wollen diese **Führungsstile und Aufbauprinzipien**, die **in ähnlicher Weise für Gruppen wie für Organisationen** gelten, nun analysieren.

Organigramme als Darstellungsform von Struktur und Funktion einer Organisation

Dabei werden v.a. zwei Kriterien in der Differenzierung gelten:

- der **strukturierende Aufbau** und
- der **funktionelle Arbeitsablauf**

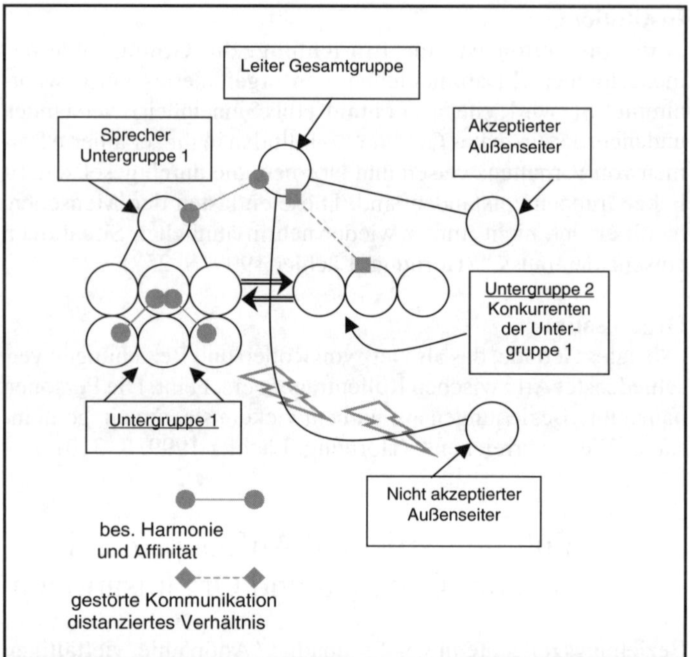

Abb. 7 Soziogramm einer Arbeitsgruppe

Soziale Gebilde wie v.a. Organisationen sind meist nach einem bestimmten Schema aufgebaut. Ein besonderer Wert einer Gemeinschaft führt zur Formulierung eines zu verwirklichenden Ziels; dementsprechend werden strukturelle Mechanismen zur Umsetzung dieser Vorgabe entwickelt und gemäß festgelegten Arbeitsabläufen wird ein funktionales Ziel erreicht.
Der gesellschaftliche Wert Gesundheit wird z.B. mit der Institutionalisierung des Gesundheitswesens zum Ausdruck gebracht. Verschiedenste Organisationen wie z.B. das Krankenhaus oder Praxen von Medizinalfachberufen sollen nun dieses Ziel der Gesunderhaltung der Bevölkerung umsetzen. Diese benötigen dazu eine ziel- und zweckgebundene Struktur, mit der soziale Positionen oder Rollen einen ordnenden Rahmen finden und eine funktionale Leistung dauerhaft erbringen können.

Im Alltag erleben wir dabei unterschiedliche Modelle der Umsetzung, die sich abstrakt in **zwei grundsätzlichen Formationen** beschreiben lassen. Wir treffen auf eine

- **vertikale** und eine
- **horizontale** Struktur,

bzw. eine

- **teambetonte** oder
- **bürokratische** Art,

eine Organisation zu gestalten.

Beziehen wir uns wieder auf das Beispiel Krankenhaus. Dort erleben wir verschiedene Funktionsbereiche: den ärztlichen Bereich, die Pflege und die Verwaltung (mit Technik etc.). In idealtypischer **horizontaler Denkart** sind diese Funktionsbereiche gleichberechtigt nebeneinander gestellt; alle drei Ebenen arbeiten rollenspezifisch an der Erreichung des Ziels „Gesundheit für die Patienten" mit. Diese Rollen- und Aufgabenorientierung ist das Kriterium zur Umsetzung des Aufbauprinzips.
Betrachten wir die einzelnen Funktionsbereiche für sich, so gilt hier **eine vertikale Strukturierung**. Nun werden ganz andere Aspekte als Einteilungskriterium relevant: Hierarchische Über- und Unterordnung [teils im Sinne der (fachlichen) Autorität mit Weisungsberechtigung] ist das tragende Prinzip.

Horizontale und vertikale Strukturierung kommen also durchaus in kombinierter Form vor. In vereinfachender Weise mag dies für das Krankenhaus die Abb. 8 veranschaulichen. Feinstrukturen sind dabei vernachlässigt. Im Alltag ist dies sicher differenzierter und auch das kollegiale Nebeneinander auf horizontaler Ebene ist wohl nicht immer in voller Gleichberechtigung existent. Eine strikt horizontale Gliederung wird derzeit an den Kliniken vermehrt zugunsten der betriebswirtschaftlichen Führung stark in Frage gestellt; an der Spitze vieler Häuser steht ein Krankenhausmanager. Ganz neue Kriterien und Ideale einer Führungscharakteristik halten Einzug.

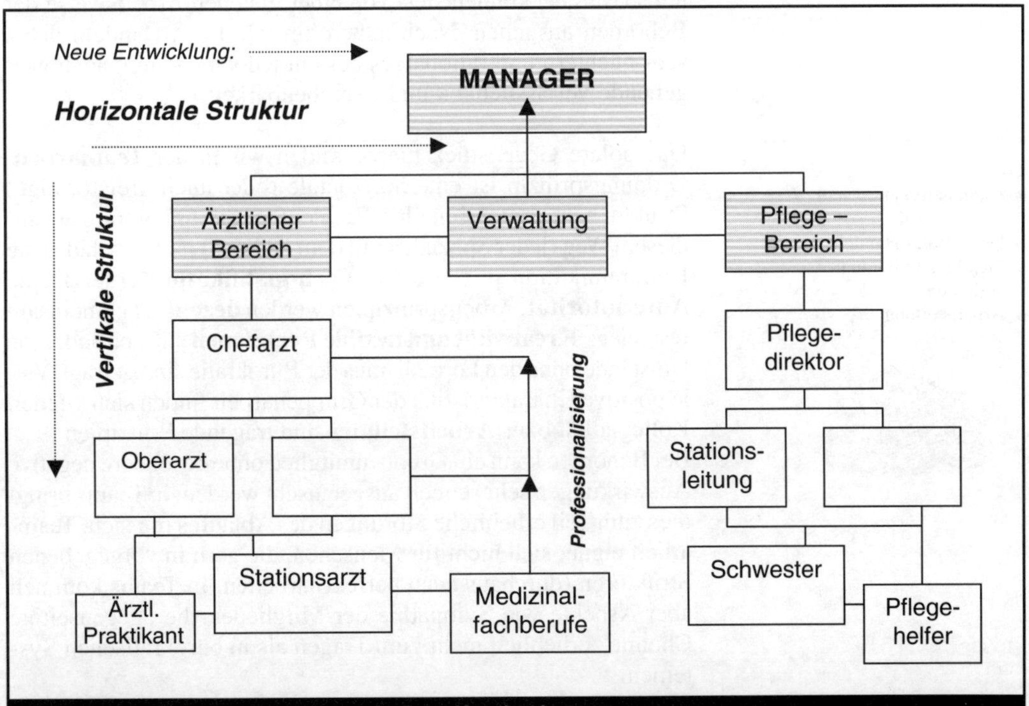

Abb. 8 Idealisiertes Organigramm eines Krankenhauses

Wenn wir den funktionalen Arbeitsablauf noch intensiver in unsere Überlegungen einbeziehen, so müssen wir noch die grundsätzlichen Unterschiede zwischen dem **Modell bürokratischen Arbeitens** und der **teambetonten Arbeitsweise** anfügen.

„Bürokratische Form der Organisation“
- Vertikale Gliederung
- Vorgesetzte
- Instanzenweg
- Feste Zuständigkeiten
- Dienstweg
- Amtsautorität

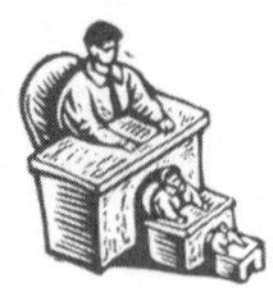

Ämter und Behörden arbeiten streng nach **bürokratischem Modell**. In **zentralistischer** Weise und in eindeutig **vertikaler** Gliederung eines strangförmigen Aufbaus *(oder in ähnlicher hierarchischer Ordnung wie z.B. der Sternfigur mit Strahlen und einem dominanten, steuernden Mittelpunkt)* wird nach fest vorgegebenen formalen Regeln und dem Prinzip von Vorgesetzten und Nachgeordneten gehandelt. Der „Instanzenweg“ ist einzuhalten. Für einzelne Rolleninhaber sind genaue Zuständigkeitsbereiche festgelegt, die ausnahmslos eingehalten werden. Weisungen werden streng von oben nach unten erteilt. Von den unteren Ebenen wird „auf dem Dienstweg“ nach oben „berichtet“. Formale Disziplin ist einzuhalten (Amtsautorität) und die erwartungsgemäße Funktionserfüllung ist ein wesentliches Kriterium für einen sog. „Laufbahnaufstieg“ des Funktionsträgers.

Nachteil dieses Systems ist eine manchmal rigide Starrheit des Handelns ohne besondere Flexibilität. Der einzelne Rolleninhaber muss sich der vorgegebenen Handlungscharakteristik völlig anpassen, kann aber dadurch auch individuell auf festem und sicherem Boden agieren. Die Partner eines bürokratischen Systems (Bürger) können stets von einer gleichen Arbeitsweise der Behörden ausgehen. Nach außen hin wirkt das Handeln dabei sehr nüchtern und rational, es besteht jedoch dadurch auch weit gehende Verlässlichkeit und Berechenbarkeit.

„Team“
- Fachqualifikation statt Amtsautorität
- Dezentrales Handeln
- Flexibles Individualverhalten
- Arbeitsteilung

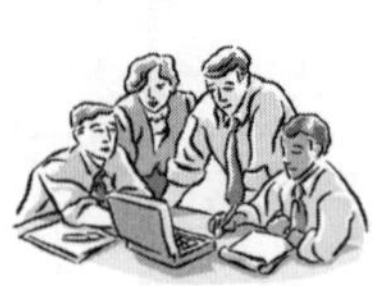

Das polare Gegenstück hierzu finden wir in der **Teamarbeit**. Ordnungsprinzip ist eine horizontale (oder auch kreisförmige) Struktur von professionellen Fachleuten, die unkompliziert auf diesem Weg (jeder Spezialist mit dem anderen) partnerschaftliche Kommunikation pflegen. Die **Fachqualifikation ersetzt** eine **Amtsautorität**. Arbeitsprinzipien werden **dezentral** gemeinsam festgelegt, **Kreativität und flexible Reaktionen** auf sich ändernde Umstände ohne den Formalismus der Bürokratie sind gefragt. Viele positive Charakteristika der Gruppenarbeit finden sich wieder. Kollegialität bzw. **Arbeitsteilung** sind tragende Prinzipien.
Bei Behörden kann ein Gruppenmitglied ohne besondere negative Auswirkungen sehr schnell ausgetauscht werden, in Teams bringt dies zum Teil erhebliche Störungen des Ablaufes mit sich. Teamarbeit eignet sich nicht für Menschen, die gern in vorgegebenen Strukturen (durchaus auch perfekt) arbeiten. In Teams kommen aber Aspekte wie Sympathie der Mitglieder, die „gegenseitige Chemie“ erheblich mehr zum Tragen als in bürokratischen Systemen.

Führungsstile
- autoritär
- autokratisch
- „laisser-faire“
- demokratisch-partizipativ

In allen genannten Formen des gegliederten Aufbaus erleben wir **individuelle**, persönlichkeitsgefärbte **Führungsstile**. Diese modifizieren das Geschehen mehr oder weniger stark. So kann sich die Führungscharakteristik v.a. im bürokratischen Modell sehr **autoritär** erweisen, also absolute Regeleinhaltung verlangen. **Autokratische** Arbeitsstile lassen ***eine*** Person in den absoluten Mittelpunkt treten. Manche Individuen neigen auch dazu, einen **„laisser-faire-Stil“** zu entwickeln und den Dingen freieren Lauf zu lassen, die akzeptable Funktion der Organisation oder Gruppe jedoch voraussetzend. In Teams wird eher der sog. **demokratisch-partizipative** Stil der gleichberechtigten Mitbestimmung gelten.

Mitglieder von Medizinalfachberufen werden in therapeutischen Arbeitsbereichen häufig auf Organisationsformen treffen, die Anteile aus allen dargestellten Führungsstilen und Aufbaumöglichkeiten aufweisen.
Es ist durchaus auch zum Verständnis von Patienten und Klienten wichtig, sich mit diesen Prinzipien auseinander zu setzen. Manches Krankheitsbild mag aus vielleicht unbewussten Problemkonstellationen der individuellen Arbeitsplatzcharakteristik beeinflusst sein.

3.10 Menschliche Entwicklung im Verständnis der Medizin- / Soziologie

3.10.1 Grundbegriffe, Einflussgrößen und Prozessfaktoren

Menschliche Entwicklung und menschliches Handeln stehen in enger Vernetzung mit der Gesundheit. **Entwicklung** beinhaltet dabei kontinuierliche **Veränderungsprozesse** von physischen und psychischen Merkmalen, aber auch des Verhaltens [Verhalten ist nicht nur im Sinne der Interaktion gemeint, sondern beinhaltet auch die Fähigkeit, bestimmte Entwicklungsprozesse und Lebensstil bewusst und in freier Entscheidung initiativ zu gestalten]. Wir beobachten diese Änderungen während des gesamten Lebens. In bestimmten Altersabschnitten erfolgt dies betont im Sinne von Wachstum, Reifung und Lernen.

Die **Charakteristika eines Individuums** (seien dies nun unveränderliche Merkmale oder variable Eigenschaften wie z.B. Kompetenzen oder Meinungen) sind **durch verschiedene Komponenten geprägt**:
- einmal seine **genetische Anlage** mit Festlegung einer charakteristischen **Konstitution**

und

- zum anderen durch **Einflüsse aus der Umwelt**.

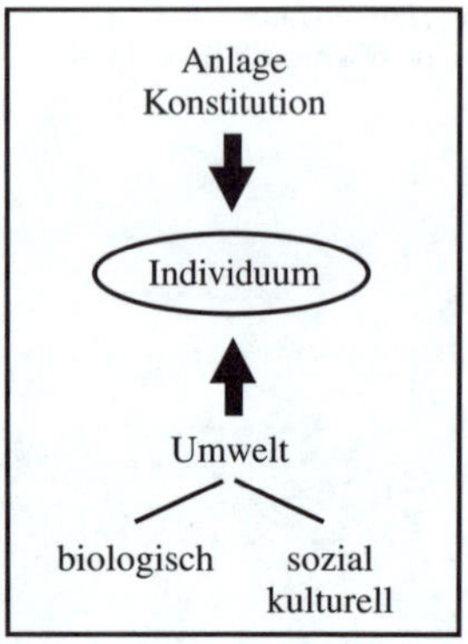

Diese **individuelle Umwelt** wiederum setzt sich zusammen aus der

- **biologischen Umwelt** – wir erleben die Wirksamkeit ökologischer Faktoren

und der

- **sozialen oder kulturellen Umwelt** – diese beinhaltet komplexe Elemente wie personale Einflüsse von Eltern und Lehrern oder Bekannten wie auch Faktoren im Sinne der Schichtzugehörigkeit und der materiellen Ausstattung bzw. der intellektuell-kulturellen Prägung.

Deshalb ist ein besonderes Ziel der Ausbildung, den **Menschen** auch **in seiner sozialen und kulturellen Lage** zu erfassen. Wir haben bisher eine umfangreiche Beschreibung soziologischer Grundbegriffe und gesellschaftlicher Zusammenhänge im Handeln des Individuums vorgenommen. Grund hierzu war und ist, jungen Therapeuten den **Zugang zu lebensweltlichen Bedingungen** von Patienten systematisch zu erschließen und die **Grundlagen für ein von Lebensstil und sozialökologischen Umständen bedingtes Verständnis von Gesundheit und Krankheit** zu erarbeiten. Wenn wir einen sozialwissenschaftlichen (hier medizin-soziologischen) Zugang zu menschlichem Erleben und Handeln nachvollziehen, so wollen wir nun abschließend das **Hineinwachsen des Menschen in den sozialen Alltag** und dessen Anforderungen an die individuelle Existenz näher beleuchten. Wir nennen dieses Hineinwachsen oder *„die Vergesellschaftung der menschlichen Natur"* auch **Sozialisation**.

3.10.2 Sozialisation

Definition der Sozialisation

Was verstehen wir unter ***Sozialisation in klassisch soziologischer Form***? Es ist ein „**Prozess**, durch den ein **Individuum in** eine soziale **Gruppe eingegliedert** wird, indem es die in dieser Gruppe geltenden **sozialen Normen**, insbesondere die **an das Individuum** als Inhaber bestimmter Positionen **gerichteten Rollenerwartungen**, die **zur Erfüllung** dieser Normen und Erwartungen **erforderlichen Fähigkeiten und Fertigkeiten** sowie die zur Kultur der Gruppe gehörenden **Werte, Überzeugungen erlernt und in sich aufnimmt**." (Fuchs, Klima 1973; zitiert in Biermann FH-Münster 2002, S. 12)

Im Prozess der Sozialisation wird das Individuum Teil der Gesellschaft und hat dabei verschiedenste Aufgaben zu vollbringen. Dieser Prozess ist jedoch ein lebenslanger Vorgang. In vielen Phasen des Lebens sind wir wieder vor die Aufgabe gestellt, einen

Sozialisation
Entwicklungsaufgabe, Veränderungen innerer und auch äußerer Umstände zu erkennen und in adäquater Form das eigene Agieren darauf einzurichten

erneuten Anpassungsvorgang zu vollziehen und die geltenden Umgebungsbedingungen neu in unsere individuelle Existenz zu übernehmen.
Pointiert könnte man formulieren: Die Sozialisation soll dazu führen und befähigen, in einer Gemeinschaft (der Gesellschaft) akzeptiert zu sein, sich entsprechend den Regelwerken (Werten, Normen) verhalten zu können, sich zu integrieren und zugleich in befriedigender Weise individuelle Lebensziele (Handlungsfähigkeit) zu erreichen (siehe Abb. 9).

Greifen wir definitionsbezogen einige Fachbegriffe aus dem Anforderungsprofil an das Individuum im Rahmen seiner Sozialisation auf. Zunächst nennen wir den Menschen, der der Sozialisation unterworfen ist, den **Sozialisanden**. Er begegnet auf seinem Weg einer Reihe von Einfluss nehmenden Menschen, Gruppen, Organisationen oder Institutionen. Diese bezeichnen wir als **Sozialisatoren**, sie bekommen die Funktion einer **Sozialisationsinstanz** (siehe Abb. 9). Sozialisationsinstanzen steuern die Art und Weise der Aneignung / Verarbeitung realer Verhältnisse durch das Individuum. Sie sind richtungsweisend, geben Leitlinien vor und fördern (informell oder formell) individuelle Kompetenzen.

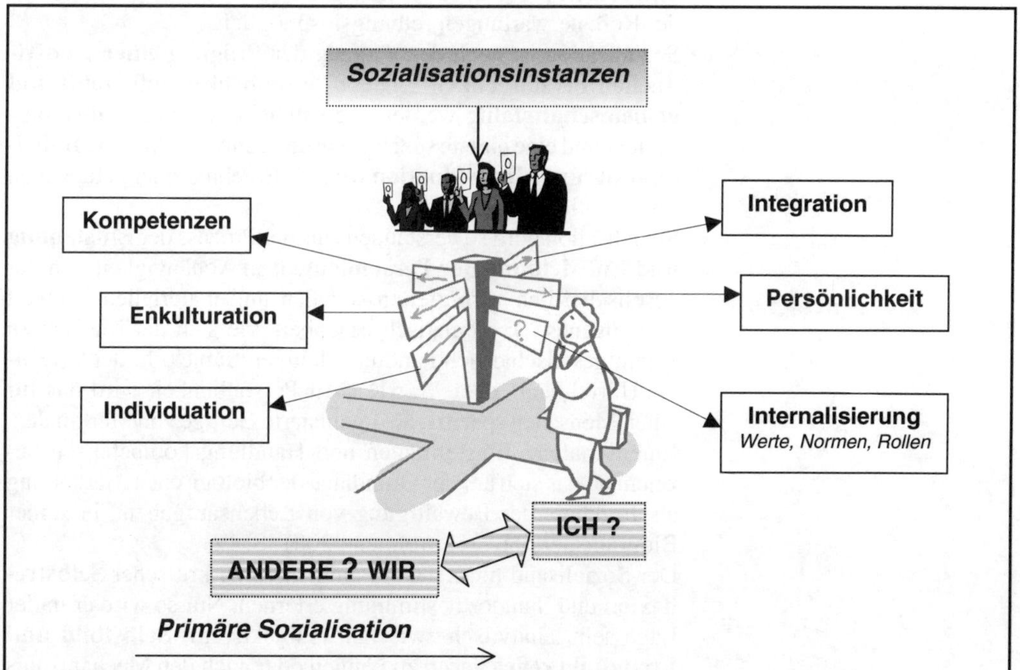

Abb. 9 Sozialisation des Menschen

Gleichzeitig stellen sie aber ein Spiegelbild gesellschaftlicher Rahmenbedingungen dar, durch die Sozialisationsinstanzen selbst in ihrem Spielraum gefördert oder eingeschränkt werden.

Ziele der Sozialisation
- Gesellschaftliche Integration
- Enkulturation
- Handlungsfähigkeit
- Entstehen einer individuellen Persönlichkeit
- Erreichen von Selbstwertgefühl und Toleranz
- Wachsen vielfältiger Lebenskompetenzen („life-skills“)

Der einzelne Mensch soll in die Gesellschaft eingegliedert werden, seine **Integration** soll sich vollziehen. Er sieht sich vor die Aufgabe gestellt, das umfassende Regelwerk des erwarteten Verhaltens in sich aufzunehmen, es zu einem Teil seiner eigenen Person zu machen und es damit zu **internalisieren** (verinnerlichen). Dazu gehört auch die Übernahme aller Werte, Normen, Moralvorstellungen und der gesellschaftlich hervorgebrachten Werke – der kulturellen Inhalte; wir nennen dies den Vorgang der **Enkulturation** (siehe Abb. 9).

Das Individuum tritt dabei in einen ständigen Austausch und Interaktionsprozess mit einer prägenden Umgebung. Die Symbolhaftigkeit dieser Ablaufmechanismen haben wir an anderer Stelle bereits besprochen (siehe **symbolischer Interaktionismus** Kap. 3.3). Sozialisation erfordert also das Erlernen aller Techniken und Regeln der sozialen Interaktion, eine umfassende **Handlungsfähigkeit**. Nur so ist die **Übernahme der** erforderlichen **Positionen und Rollen** (mit den dazugehörigen Regelwerken) zur Erfüllung der Rollenerwartungen reibungslos möglich.
Sozialisation ist auch der Vorgang der **Prägung einer „individuellen Persönlichkeit“**. Diese Persönlichkeit soll **stabil und gemeinschaftsfähig** werden; sie soll aber zugleich **Selbstständigkeit** und eine **eigene soziale Identität** entwickeln. Eine **Individualisierung / Individuation** wird als Ergebnis einer gelungenen Sozialisation erwartet.
Sozialisation wird so verstanden „als der Prozess der **Entstehung und Entwicklung der Persönlichkeit** in Abhängigkeit von der gesellschaftlich vermittelten sozialen und materiellen Umwelt („Ontogenese“); thematisch ist dabei, wie sich der Mensch zu einem gesellschaftlich handlungsfähigen Subjekt bildet“. (Geulen/Hurrelmann 1991, S. 51) „Mit Persönlichkeit wird das für einen Menschen spezifische organisierte Gefüge von Merkmalen, Eigenschaften, Einstellungen und Handlungskompetenzen bezeichnet, das sich auf der Grundlage der biologischen Ausstattung als Ergebnis der Bewältigung von Lebensaufgaben“ in seiner Biografie „ergibt“. (Hurrelmann 2001, S. 12)
Der Sozialisand muss dabei Fähigkeiten zu kritischer **Selbstreflexion** und Standortbestimmung erlernen. Nur so wird er in der Lage sein, analytisch zwischen (subjektivem) **Selbstbild und Fremdbild reflektieren** zu können oder auch den Mechanismus einer Rollendistanz zu beherrschen. Ein selbstkritischer Blick auf die eigene Person erleichtert das Zurechtkommen mit äußeren Anforderungsprofilen und die Integration in Gemeinschaften. Die gelungene Kombination der Eigenschaften Toleranz und Selbst-

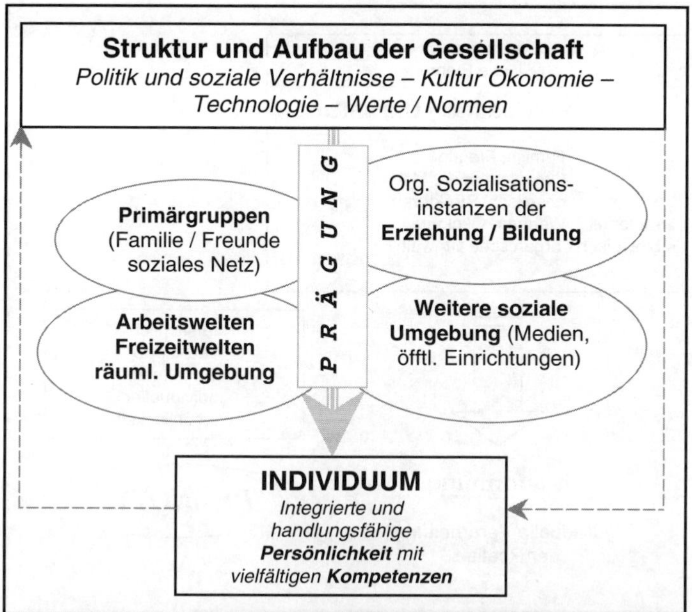

Abb. 10 Wirkfaktoren der Sozialisation

bewusstsein (**Selbstwertgefühl**) wird damit die Voraussetzungen zu konfliktfreiem sozialen Handeln schaffen.
Aber auch **Konfliktbewältigung** wird damit erleichtert. Auf die Notwendigkeit solcher Fähigkeiten hatten wir im Rahmen der Besprechung von Rollenbildern bereits hingewiesen (Kap. 3.7).

Im Rahmen der Sozialisation gilt es also, weit reichende **Kompetenzen** zu erwerben, die das **eigenständige Agieren und die Einbringung individueller Vorstellungen** im Sinne einer **kreativen Lebensgestaltung** erlauben; gleichzeitig soll jedoch auch auf wahrgenommene Fakten der sozialen Umwelt eine adäquate Reaktion gelingen. Handeln, Agieren und Reagieren sowie Kommunikation sollen auf dem Boden einer harmonisch integrierten Persönlichkeit konfliktarm möglich sein. Damit wird der Weg zu Lebensfreude, Erfüllung und Ausgeglichenheit geebnet. Dies betrachten wir auch als den Ausgangspunkt zu einer als Lebensqualität interpretierten Gesundheit, als gutes gelingendes Leben.
Ein Mensch ist mit einer Fülle von genetisch bedingten Optionen, einer inneren Realität körperlich psychischer Elemente ausgestattet. Die äußere Realität der sozialen, materiellen und ökologischen Umwelt formt interaktiv aus einem Genotyp den Phänotyp der tatsächlich realisierten Entfaltung einer Persönlichkeit mittels individueller Verarbeitung der Realität. Wachsende individuelle Kompetenzmuster führen zu immer neuen biografischen Stadien der Persönlichkeitsentwicklung. In idealer Weise findet eine

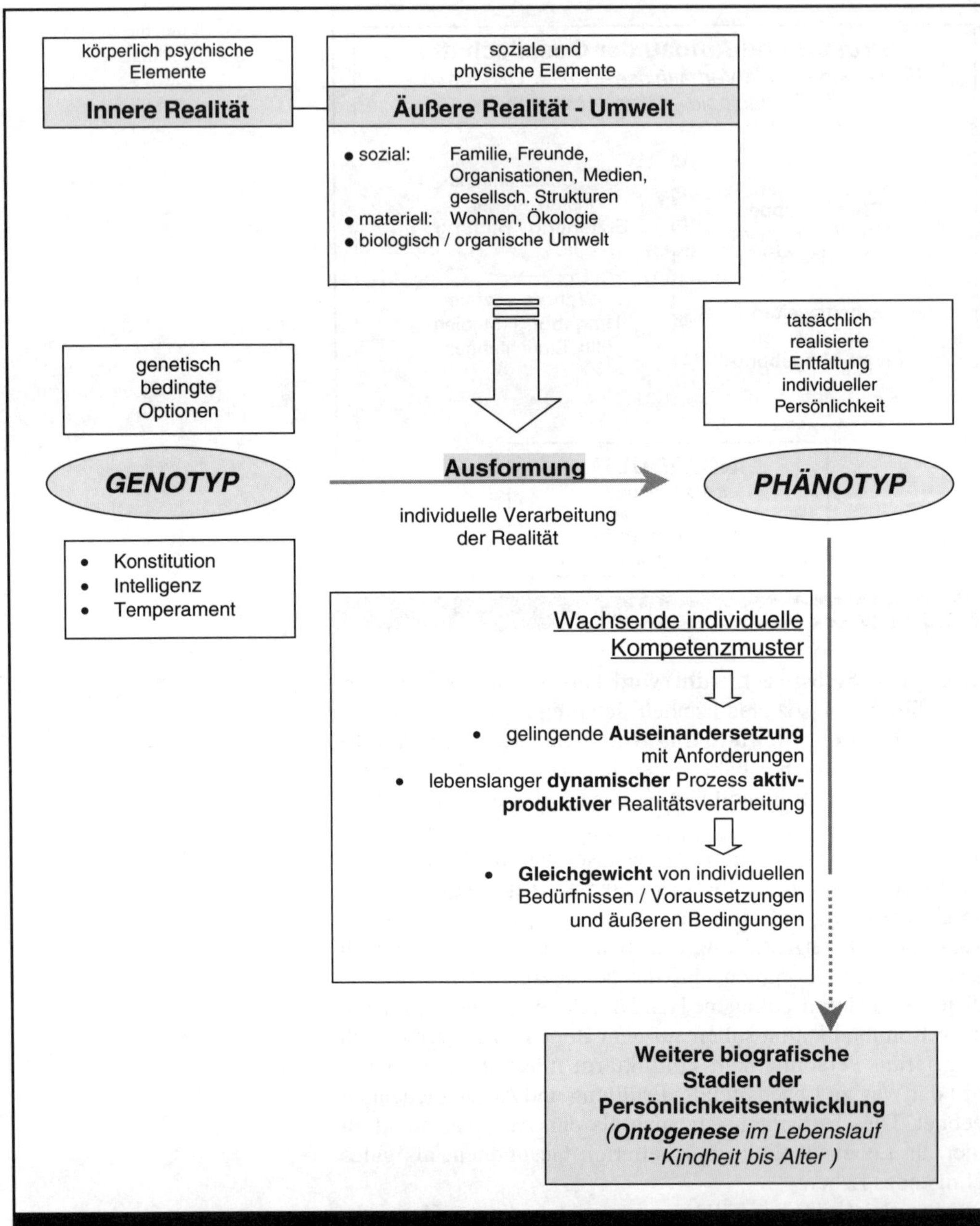

Abb. 11 Sozialisation als dynamischer Entwicklungsprozess im Fluss des Lebens

gelingende Auseinandersetzung mit Anforderungen statt, wobei das Ziel ein Gleichgewicht von individuellen Bedürfnissen oder Voraussetzungen und äußeren Bedingungen darstellt – siehe auch Abb.11. (Hurrelmann 2001, S. 11-15)

Life-Skills
Fähigkeiten, die einen angemessenen Umgang mit den Mitmenschen sowie Probleme / Stress im Alltag ermöglichen und die psychosoziale Kompetenz stärken

Die im Rahmen der Sozialisation zu erwerbenden Fähigkeiten bewegen sich auf einer breiten Basis. Wir sprechen auch von „**Lebenskompetenzen**" oder „**Life-Skills**" (siehe auch Kap. 7.2.3): Für berufliche Arbeitsbereiche sind **kognitive Kompetenzen** erforderlich, wozu auch Entscheidungskraft oder **Problemlösungskompetenz** gehören. Nur mit diesbezüglichen Fähigkeiten gelingt die **zielgerichtete** Steuerung des eigenen Verhaltens. Gemeint ist damit auch die Kompetenz, **Probleme identifizieren** und geeignete **Lösungen finden** zu können bzw. **Fehlschläge** rational-analytisch **aufzuarbeiten**. Am Ende wird sich das Gefühl einstellen, **Schwierigkeiten im Leben gewachsen zu sein** und ihnen nicht hilflos gegenüberzustehen.
In allen Lebensbereichen benötigen wir **soziale Kompetenzen** wie Team- / Kontaktfähigkeit, Partnerschaftsfähigkeit. Nötig ist die Fähigkeit zur Übernahme von Verantwortung und zur Kommunikation, um sich in der Gemeinschaft positionieren zu können.
Bei **psychischer oder emotionaler Kompetenz** sind relevante Eigenschaften wie Ausdauerfähigkeit und Belastbarkeit oder Frustrationstoleranz *(aktuelle Bedürfnisse können zurückgestellt werden)* gefragt. Ein wesentlicher Aspekt ist die Fähigkeit, mit negativen Empfindungen konstruktiv umgehen zu können, deren Wirkung nicht „durchschlagen zu lassen" *(Freude am Leben und Glücksmomente gewinnen können, ohne Fluchten zu brauchen).*

Auf die Wichtigkeit, flexibel oder widerstandsfähig zu sein, hatten wir schon einmal im Rahmen der Bedeutung von sog. „**peer groups und Gruppendruck**" bzw. der Umstände in der Entstehung von Suchterkrankungen hingewiesen (Kap. 3.6.2). Lassen Sie uns nun die Konfliktfähigkeit oder Belastbarkeit in Zusammenhang mit komplexen **Modellvorstellungen ganzheitlicher Krankheitsanalyse** sehen. Wenn wir an psychosomatisch beeinflusste Krankheitsbilder (siehe Kap. 5.6.3) oder die Entstehung psychiatrischer Krankheiten im Rahmen des Vulnerabilitäts-Stress-Modells denken (siehe Abb. 12), so sind hier die Kernkompetenzen einer gelungenen Sozialisation in ihrer Bedeutung exemplarisch nachvollziehbar.

Im Rahmen der Überlegungen zur Entstehung von Psychosen wie der Schizophrenie wird folgende Hypothese aufgestellt: Individuen besitzen eine genetische Grundausstattung, die evtl. familiäres Erbe des Auftretens von Schizophrenien beinhaltet. In Kombination mit der sozialen Umgebung treffen wir auf eine individuelle Verletzlichkeit / Sensibilität des Menschen. Die Biografie bringt nun evtl. „life-events" als extremere Belastungssituationen mit sich. Vorhandene – ***und auch in der Sozialisation erworbene*** – Fähigkeitsprofile der Bewältigung schützen vor dem „Ausbruch" der genetisch präformierten Neigung, eine Psychose zu erleben. Produktive Realitätsverarbeitung mit einem Gleichgewicht zwischen äußeren Anforderungen und inneren personalen Ressourcen

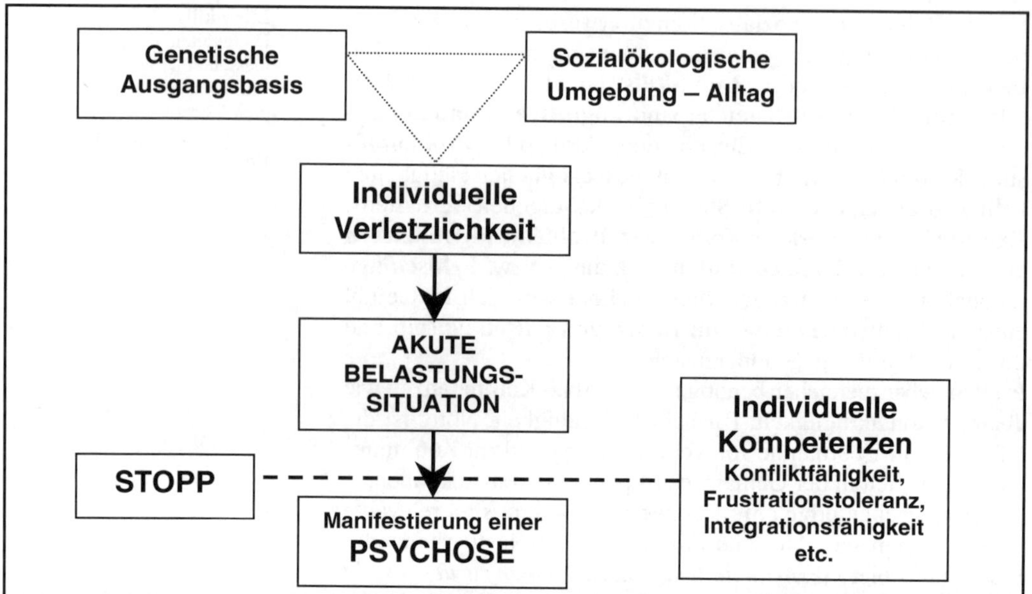

Abb. 12 Vulnerabilitäts-Stress-Modell der Entstehung psychischer Erkrankungen (modifiziert nach Ciompi 1984 bzw. Jungnitsch 2000, S. 148; siehe auch Häfner 2000)

des Coping entwickelt sich zu einem protektiven Element im Sinne des bio-psychosozialen Modells von Gesundheit.

So wird auf dem Boden einer gelungenen Sozialisation ein prägender individueller **Lebensstil** „erarbeitet". Dieser wiederum hat entscheidenden Einfluss auf die eigenen **Überzeugungen vom Umgang mit sich und seinem Organismus oder auf Initiativen zum Erhalt von Gesundheit bzw. zur Bewältigung von Krankheit.**

Sozialisation als lebenslanger Prozess

Wir wollen **Sozialisation** noch **in** einen **chronologischen und biografischen Zusammenhang** stellen (siehe auch Abb. 9 und 11). Im zeitlichen Verlauf begegnet uns zunächst der Vorgang der **primären Sozialisation**. Diese frühkindliche Phase menschlicher Entwicklung ist entscheidend und legt den Grundstock für zukünftige Optionen. In den ersten vier bis sechs Lebensjahren hat dabei die **Primärgruppe Familie** als wesentliche Sozialisationsinstanz den größten Einfluss auf die Internalisierung prägender Elemente menschlicher Existenz. Stabilität und verlässliche Zuwendung begründen einen Boden für selbstsichere Persönlichkeiten. Grundmuster der Identität bilden sich aus.
In der nachfolgenden Phase der **sekundären Sozialisation** wird der Blick auf neue lebensweltliche Phänomene gerichtet. Zunächst stehen v.a. die Übernahme von Norm- und Wertsystemen sowie die Rollenorientierung im Vordergrund. Neben den Eltern sind anfangs „peer groups" und Kindergarten oder Schule tragende

Instanzen. Allmählich setzt der Prozess der Selbstständigkeit ein und weitere soziale Kompetenzen werden vermittelt. In einem gesicherten Rahmen kommt es zur Übernahme und Testung von Erwachsenenrollen, bevor Menschen in die **Leistungsphase des Lebens** eintreten und **neue Sozialisatoren** wirksam **werden**.

Natürlich darf bei der Bewertung des Prozesses der Sozialisation kein idealisierter Ansatz gewählt werden. **Sozialisation kann in falsche Bahnen gelenkt werden**, z.B. durch

- ungünstige soziale Lage (sozioökonomische / materielle Defizite) evtl. verbunden mit mangelhafter emotionaler Unterstützung
- negative schichtspezifische Einflüsse v.a. in der familiären Konstellation (z.B. Gewalt in der Familie; mangelnde Sprachkompetenzen / Kommunikationscharakteristik; schädliche Erziehungsstile; ungünstige Einflüsse aus der Arbeitsumgebung der Eltern)
- falsch interpretierte Normen und Werte
- negative infrastrukturelle Bedingungen komplexer Art und vieles mehr

Familie als zentraler Faktor der Sozialisation

Die **Familie** wurde als besondere Sozialisationsinstanz herausgestellt. Dabei erleben wir jedoch wesentliche gesellschaftliche Veränderungen mit Auswirkungen auf den Prozess der Sozialisation. Aktuelle Familienkonstellationen entsprechen vielfach nicht den sozialisationstheoretisch unterstellten Idealbedingungen. Entscheidenden Einfluss auf eine günstige Entwicklung von Kindern haben die soziale Lebenslage der Eltern und ihr Bildungsgrad. Diese „entscheiden über die Vielfalt und Angemessenheit der Entwicklungsimpulse und der Erziehungsstile, die Eltern auf ihre Kinder ausüben. Je günstiger die ökonomische Lage der Familie und je höher deren Bildungsgrad, desto reichhaltiger kann der Sozialisationsprozess gestaltet werden“. (Hurrelmann 2001, S. 16) In heutigen Tagen erleben wir einen **familiären Pluralismus**: Wir treffen auf allein erziehende Eltern, also unvollständige Familien, Scheidungsfälle nehmen zu; vermehrt leben Partner mit Kindern unverheiratet zusammen; die Kleinfamilie mit einem, maximal zwei Kindern wird zum „Normalfall“ (die emotionale Beziehungscharakteristik erfährt dabei vielerlei Beeinflussungen – siehe Fachgruppe Psychologie!); Frauen sind oft berufstätig und wie die Männer in den Arbeitsprozess integriert. Dies hat Auswirkungen auf die Strukturierung des Tagesablaufes oder die Zeit der Zuwendung für die Kinder. Wesentliche **Elemente der Sozialisation** werden nach außen verlagert („**externalisiert**“). Schulen werden zu einer bedeutsamen Sozialisationsinstanz der Vermittlung von Kompetenzen und Prägung des Individuums. Auf die Vermischung oder Vernetzung von familiärer Sozialisation und schulischer Erziehung soll hier jedoch nicht näher eingegangen werden.

Primäre Sozialisation ist in der aktuellen Sozialstruktur unseres Landes problembeladen. Ein Zitat aus der „Zeit" Nr. 35 vom 22.08.02 soll dies deutlich machen. Priddat schreibt unter dem Titel „**Mama macht Überstunden – überlastete Eltern, verwirrte Kinder**": „Die aktuelle Kleinfamilie ist ein Grenzbereich: sozial zu klein, zu wenig variationsreich – ein sozialer Verarmungsraum. Die Zukunft der Familie wird in ihrer Extension liegen: in sozial wie kognitiv reicheren Netzen und Beziehungen ... Simulieren wir professionell die reichen Beziehungslandschaften früherer Großfamilien durch Netzorganisation."

Sozialisation kann schwierig sein. Die „Zeit" Nr. 33 vom 08.08.2002 betitelt ein Dossier über das Heranwachsen von Kindern so: „Ritzen, Sex und Meerschweinchen – Pubertät im Jahr 2002: Mädchen, die sich mit Glasscherben die Haut aufschneiden, Jungen, deren Selbstfindung in die Psychiatrie führt – Kinder denen Vorbilder, Perspektiven und Grenzen fehlen. Nie war das Erwachsenwerden komplizierter als heute".

In dem Dossier beschreibt Roland Kirbach die konfliktgeladene Phase der Sozialisation Jugendlicher heutiger Tage in einigen relevanten Aspekten:

- Eltern sind in stetem sozialenWandel selbst dem Problem der mangelnden Orientierung ausgesetzt, sollen aber den Kindern Halt geben und Wegweiser sein („Die Eltern sind heute keine Bergführer mehr"). „Es gibt keine verbindlichen Vorgaben für die Lebensgestaltung mehr." Enttraditionalisierung vollzieht sich, gesellschaftliche Normen werden mannigfach in Frage gestellt, Jugendliche „müssen sich ihre eigenen Normen schaffen".
- Ein weiteres Phänomen stellt sich ein: „Der geistig seelische Reifeprozess hält mit dem physisch-beschleunigten nicht Schritt." Sexualität wird unabhängig von einem stabilen Beziehungsgefüge erlebt und ausgeübt.
- Jugendliche suchen Leitbilder und emotionalen Rückhalt um ein (noch) labiles Selbstwertgefühl zu stützen und zu stabilisieren ... Sozialisatoren sollen Vorbilder darstellen, die klar und konsequent handeln und dementsprechende Grenzen setzen. Joviales, kumpelhaftes Verhalten, das die eigene möglichst anhaltende Jugendlichkeit betont und keine Entwicklungsstufen mehr erkennen lässt, ist fehl am Platz. „Jugendliche wollen Eltern mit Erfahrungs- und Wissensvorsprung".
- „Die Herausbildung der eigenen ganzheitlichen Identität verlangsamt sich" in unseren Tagen.
- Ökonomische Schwierigkeiten, die den Eltern eigene Grenzen setzen und die Kinder an der Zukunftsorientierung zweifeln lassen, machen die Umstände zudem noch ungünstig.

Eine umfassende Analyse der Grunderfahrungen Heranwachsender finden wir in der 13. Shell Jugendstudie (Jugendwerk der Deutschen Shell 2000, S. 155/156). „... Autoritäten schwinden, auf vieles ist kein Verlass mehr. So wird man sich zunehmend (nur) in Reaktion auf die aktuellen Gegebenheiten orientieren und einen eigenen Wertecocktail zusammenbasteln. Das kompetente Managen der eigenen Biografie rückt an die Stelle von Langstrecken-Zugfahrten auf vorgegebenen Lebenslauf-Gleisen. Jugendliche wachsen hinein in eine Erwachsenenwelt, in der biografisch improvisiert werden muss (und kann) wie nie zuvor. Sie können sich Starrheit nicht leisten.“ Es vollzieht sich ein „Patchwork an der eigenen Identität“. Wir erleben einen „Abschied von der Sicherheitsgesellschaft mit der gleichzeitigen Notwendigkeit und auch Freiheit der Selbstgestaltung“. Jugendliche sind nach Heiner Keupp (2001, S. 28/29) „Kinder der Freiheit; aber in diese Freiheiten gehen sie mit deutlich unterschiedlichen Ressourcen. Und Freiheiten ohne Ressourcen können Biografien zerstören ... Erwachsenwerden ist ein Projekt, das in eine Welt hineinführt, die zunehmend unlesbar geworden ist, für die unsere Erfahrungen und unsere Begriffe nicht ausreichen, um eine stimmige Interpretation oder eine verlässliche Prognose zu erreichen. Für diese Welt existiert kein Atlas mehr, auf den Erwachsene zurückgreifen können, um den Heranwachsenden ihren Ort und den Weg dorthin erklären zu können. Insofern sind sie zunehmend auch selbst überfordert, Jugendlichen überzeugend zu vermitteln, worauf es bei einem gelingenden Leben ankommt.“

In der Konsequenz dieser Defizite der Sozialisation sehen wir Krankheitsbilder oder auch Persönlichkeitsfehlentwicklungen wie Magersucht und Bulimie oder „Ritzen“ v.a. bei Mädchen; bei Jungen erleben wir Neigung zu Risikoverhalten oder auch aggressiven Lebensstil. Auch Drogen- oder Alkoholkonsum werden problematisch.

Sozialisation kann auch im Lauf des Lebens misslingen („Sozialisation als lebenslanger Prozess“) – denken wir an Suchtmittelmissbrauch oder an Straffälligkeit, wo dann Maßnahmen der **Resozialisation** einsetzen, um eine Reintegration in die Gesellschaft zu erreichen.

In dieses komplexe Geschehen sind Medizinalfachberufe v.a. hinsichtlich therapeutischer Konsequenzen dieser ungünstigen Sozialisation eingebunden.

Berufsspezifische Sozialisation

Parallel dazu vollzieht sich ihre eigene neue und berufsspezifische Sozialisation – zunächst erfolgt in der **Ausbildung zu Medizinalfachberufen** ein neuer Schritt der gesellschaftlichen Integration, des Hineinwachsens in eine neue Lebensphase. Die Sozialisatoren Medizin- / Sozialsystem, Schule und Kollegen oder auch Patienten halten die Schüler an, sich einem neuen Milieu anzupassen und neue Charakteristika zu internalisieren. In einem Antizipationsprozess wird auf die neue Berufsrolle vorgegriffen, ein Planspiel Schule / Beruf läuft ab. Sozialisation zeigt sich auch im Sinne von Übertragung und Kontrolle durch Wissensvermittlung und Prüfung der Normerfüllung. Der Weg der lebenslangen Prägung durch die neue Arbeit im Sozial- / Gesundheitswesen wird eingeleitet.

Eine **eigene kritische Reflexion der gesellschaftlichen und sozialen Umstände der therapeutischen Umgebung** ist kontinuierlich nötig, denn: **Therapeutische Berufe** sind darauf angewiesen, sich mit den Optionen gelungener Sozialisation von Klienten intensiv zu beschäftigen und Analysen über den altersspezifischen tatsächlichen Stand und Effekt vorzunehmen. Auf dem Boden einer ganzheitlichen Sicht von Gesundheit und Krankheit können die gewonnenen Erkenntnisse und Überzeugungen dann auch in das therapeutische Methodeninventar Einzug halten (z.B. psychosoziale therapeutische Verfahren der Ergotherapie).

Fragen zur Lernzielkontrolle Kap. 3

1. Definieren Sie „Soziologie“ – allgemein und nach Max Weber (3; 3.1)
2. Definieren Sie die Begriffe „sozial“, „soziales Handeln“, gehen Sie dabei auf die Handlungstypen sozialen Handelns im Arbeitsfeld Helfen nach Max Weber ein (3.1)
3. Was bedeutet soziale Interaktion im therapeutischen Alltag? (3.2; 3.3; 3.4)
4. Warum ist die Theorie des symbolischen Interaktionismus so wichtig? (3.3; 3.10)
5. Beschreiben Sie den Aufbau einer Gesellschaft unter Einbeziehung von „Phänomenen sozialer Realität“ (3.5)
6. Welche definitorischen Kriterien einer „sozialen Gruppe“ kennen Sie? (3.6)
7. Beschreiben Sie die Begriffe Primär-, Sekundärgruppe und peer group (3.6)
   Welche praktische Bedeutung besitzen diese Gruppenformen? Reflektieren Sie dabei auch auf den therapeutischen Alltag oder die Relevanz für individuelle Gesundheit
8. Was ist eine soziale Rolle? (3.7)
9. Definieren Sie die Begriffe Rollenfremdbild, Rollenselbstbild, Rollenkonflikt (3.7)
   Stellen Sie einen Bezug zu Berufsrollen von Medizinalfachberufen her
10. Warum brauchen wir Institutionen und Organisationen? (3.8)
    Nennen Sie definitorische Strukturelemente von Organisationen
11. Schildern Sie Vor- und Nachteile von teambetonter und bürokratischer Führungsstruktur (3.9)
12. Definieren Sie „Sozialisation“ (3.10)
13. Nennen Sie die Ziele der Sozialisation; welche Kriterien für eine gelungene Sozialisation des jungen Erwachsenen könnten Sie nennen? Stellen Sie jeweils einen Zusammenhang zur Gesundheit her (3.10)
14. Welche Probleme im Prozess der Sozialisation kennen Sie? (3.10)

Literaturhinweise zu Kap. 3

- *Biermann et al. 2000:* Differenziertere Einführung in den soziologischen Gesamtzusammenhang, allerdings in erster Linie für Sozialpädagogen
- *Cyprian et al. 1996:* Verständliche Einführung in soziologische Grundbegriffe; jedoch ohne Bezug zu therapeutischer Arbeit
- *Korte / Schäfers 2002:* Hier findet sich ähnlich wie in Cyprian 1996 / s.o. eine Einführung in die Grundbegriffe der Soziologie – wissenschaftlichere Herangehensweise
- *Siegrist 1995:* Gute Analyse des „symbolischen Interaktionismus“ und der Bezüge soziologischer Grundbegriffe zum Arbeitsfeld Gesundheitswesen
- *Wilker et al. 1994:* Gute Darstellung der Entwicklung / Sozialisation des Menschen und von sozialem Handeln / sozialer Interaktion. Vernetzung soziologischen Grundwissens mit therapeutischer Arbeit (Zielgruppe des Buches sind jedoch v.a. Ärzte)

4 SOZIOLOGIE UND MEDIZIN

Vollziehen wir nun einen Transfer erarbeiteten Wissens in den medizinischen Kontext. Schlagen wir dazu zunächst den Bogen zu einer engen Verbindung zwischen zwei Disziplinen, die beide den **Humanwissenschaften** angehören, aber **menschliche Existenz unterschiedlich interpretieren und deuten**. Mit der Darstellung von **ausgewählten Themen aus** der **Medizinischen Soziologie und Sozialmedizin** soll genau diese unterschiedliche Sichtweise, die Schnittstellencharakteristik von Natur- und Sozialwissenschaften, verständlich werden.

Es sei an dieser Stelle nochmals darauf hingewiesen, dass die Inhalte dieses Buches natürlich in erster Linie den curricularen Linien folgen. Dort ist v.a. Medizinische Soziologie fester Bestandteil des Lehrplans. Es ist aufgrund von mangelnder Trennschärfe oder Überschneidungen sinnvoll erschienen, die Themen auch sozialmedizinisch geprägt zu präsentieren. Damit vollziehen wir zugleich eine „gesundheitswissenschaftliche Färbung" der Gesamtthematik, allerdings berufsspezifisch und mit einem begrenzten Umfangsrahmen.

Es ist sicher nicht möglich, hier eine umfassende Präsentation des aktuellen Wissensstandes aus diesem Bereich zu vollziehen. Der Fokus soll auf den für Medizinalfachberufe relevanten Aspekten bleiben. Ich möchte dazu zunächst klare begriffliche Definitionen treffen.

4.1 Medizinische Soziologie und Sozialmedizin

Wenn wir eine Definition von **Medizinischer Soziologie** bzw. **Sozialmedizin** geben sollen, so stoßen wir auf eine erste Schwierigkeit. Beide Wissenschaften erheben den Anspruch, auf Fragestellungen zum Verhältnis von Medizin und Gesellschaft Antworten zu geben; ebenso bieten uns die aufstrebenden interdisziplinären „**Gesundheitswissenschaften**" umfangreiche neue Erkenntnisse. So müssen wir eine nomenklatorische Differenzierung und Zuordnung treffen. Dies soll auch geschehen, um den Titel des Buches und seine Zielrichtungen klar zu positionieren und eine korrekte Interpretation zu ermöglichen.

Alle genannten Fachrichtungen tragen ein gemeinsames Ziel in sich: Sie analysieren den **Menschen und seine Gesundheit in seinem lebensweltlichen Umfeld**, der Gesellschaft. Sie tun dies jedoch **aus unterschiedlichen Perspektiven**.

Arbeitsfeld Gesundheit aus soziologischer Perspektive

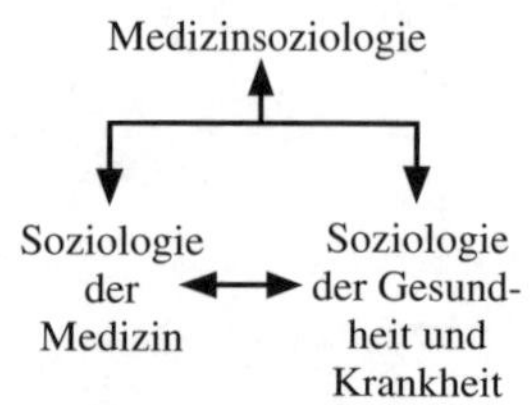

Wir hatten zu Beginn von Kap. 3 festgehalten, dass **Soziologie** die herrschenden Strukturmerkmale der zwischenmenschlichen Individualbeziehungen und die Gesetze eines sich entwickelnden gesellschaftlichen Zusammenlebens untersucht. ***Medizinische Soziologie*** analysiert dieses Sozial- / Verhalten von Menschen in Verbindung mit den Auswirkungen auf Gesundheit und Krankheit. Wir hatten Institutionen, Organisationen und Gruppen als Objekte soziologischer Forschung identifiziert; hier richtet die Medizinische Soziologie den Fokus auf die Strukturen des Gesundheitswesens **(Gesundheitssystem)**. Der **Schwerpunkt** liegt wiederum **auf (spezifisch gesundheitsbezogenen) sozialen Interaktionen** (Gesundheits- / Krankheitsverhalten); auch die Aktivitäten der Therapeuten im Gesundheitssystem (z.B. berufliche Sozialisation) und ihr Verhältnis zu den Patienten erleben eine soziologische Bewertung.
Gesellschaftliche Strukturmerkmale (z.B. Schichtzugehörigkeit / soziale Lage) werden in einen Zusammenhang mit Gesundheit und Krankheit gebracht – dies alles erfolgt **aus der Perspektive einer sozialwissenschaftlichen** Humanwissenschaft.

Kernbereiche der Medizinsoziologie sind also:

- Soziologie der Lebensstile oder Lebenswelten und ihr Bezug zur Gesundheit
- Soziologie der Krankenkarriere
- Soziologie der Therapeut-Patienten-Beziehung (Soziologie des Gesundheitswesens auf der Mikro-/Mesoebene)
- Soziologie des Gesundheitswesens als Systemanalyse (Makroebene)

Forschungsbereiche an der Schnittstelle von Medizin und Sozialwissenschaften

- Gesellschaftliche Einflussfaktoren auf das individuelle *Gesundheits- bzw. Krankheitsverhalten*
- Soziostrukturelle Modifizierung des *Krankheitsverlaufes*
- Analyse des Einflusses der Schichtzugehörigkeit und anderer sozialer Faktoren auf die *Krankheitsverteilung*
- Gesellschaftliche *Bedingungsfaktoren von Krankheit und Gesundheit*
- *Soziale Interaktionen innerhalb des Gesundheitssystems* (Patienten im System und ihr Beziehungsmuster zu den Profis, Verhältnischarakteristik der Profis untereinander)
- *Sozialisations- und Systemcharakteristik der professionellen Akteure / des Gesundheitswesens* aus gesamtgesellschaftlichem Blickwinkel
- *Qualitätsanalyse* des Gesundheitssystems (auch sozio-ökonomisch)
- *Nutzungscharakteristika* des Gesundheitssystems auf dem Boden soziostruktureller Bedingungen
- Analyse der beeinflussenden *Vernetzung des Gesundheitssystems mit anderen Sozialsystemen*
- *Prävention und Gesundheitsförderung* aus gesamtgesellschaftlicher Sicht

Tab. 4 Überlappende Forschungsfelder an der Schnittstelle von Medizin und Sozialwissenschaften

Sozialmedizin als Teilgebiet der Medizin

Sozialmedizin ist ein **Teilgebiet der Medizin**. Ihre Perspektive ist von paradigmatischen Sichtweisen und Denkarten der „**biomedizinischen** Humanwissenschaft“ beeinflusst; sie **grenzt sich** jedoch deutlich **von** den rein **kurativ und individualmedizinisch ausgerichteten therapeutischen Fächern ab**. Sozialmedizin möchte **aus ihrer Sicht** diesen Fächern wiederum hilfreiche Erkenntnisse über die gesellschaftsbezogenen ätiologischen Faktoren von Krankheit zielgerichtet und anwendungsbezogen zur Verfügung stellen.

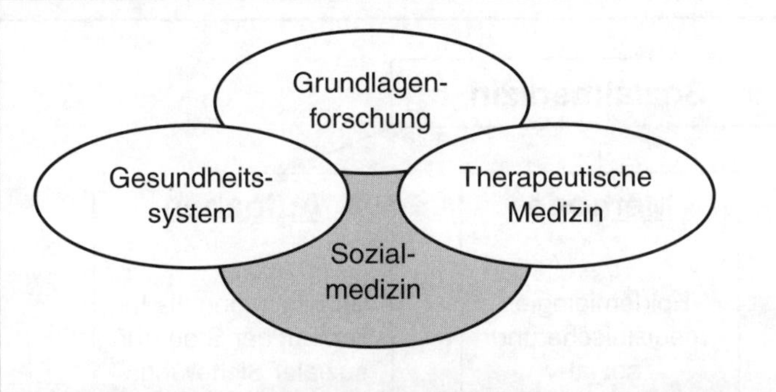

Abb. 13 Sozialmedizin innerhalb der Humanmedizin

Auch für die Sozialmedizin ist ein gesamtgesellschaftlicher, **systemischer Ansatz** charakteristisch; sie beschäftigt sich mit wirksamen **Vernetzungen von Gesellschaft und Medizin** und den wechselseitigen Abhängigkeiten von Gesundheit / Krankheit und sozialer Umwelt. Als Beurteilungskriterien und Methodik dienen dabei nicht ausschließlich naturwissenschaftlich, sondern auch sozialwissenschaftlich gefärbte Denkansätze. **Sozialmedizin schlägt eine Brücke zwischen beiden Wissenschaftsarten**.

Dabei herrscht in der Sozialmedizin die Überzeugung, dass gemäß dem ***bio-psycho-sozialen Modell*** (siehe Kap. 5.6) Krankheit oder Gesundheit zum einen von der ***genetischen Disposition***, also von „innen“, aber auch von „außen“ beeinflusst wird. Mit „außen“ sind die chemisch-physikalischen Einflüsse der ***Umwelt*** genauso gemeint wie die sozialen Bezüge der ***Mitwelt***.

Ausgangspunkt der Betrachtungen der Sozialmedizin sind Analysen über das gesellschaftliche Verteilungsmuster von Krankheiten / Krankheitsursachen („**Epidemiologie**“).

Sozialmedizin erweist sich in der Breite des Wirkspektrums dann tatsächlich als Teilgebiet der Medizin. So leisten Sozialmediziner auch tägliche **praktische Arbeit**: Vielfältige Begutachtungen werden durchgeführt (z.B. Rentenversicherungsfragen, Amtsärztliche Dienste der Arbeits-Gesundheitsämter, gutachterliche Stellungnahmen im Schwerbehindertenrecht, in Fragen der

Wehrdienstfähigkeit oder bei den Medizinischen Diensten der Krankenversicherungen zu Arbeitsunfähigkeiten oder Pflegebedürftigkeit); umfangreiche Arbeitsbereiche bei Reha-Trägern, der Fürsorgemedizin, Stellungnahmen zu juristisch-medizinischen Fragestellungen runden das praktische Bild ab.

Im hergebrachten Bewusstsein der Dreiteilung medizinischer Arbeitshaltung und Arbeitsweise können wir Sozialmedizin wie folgt identifizieren und charakterisieren:

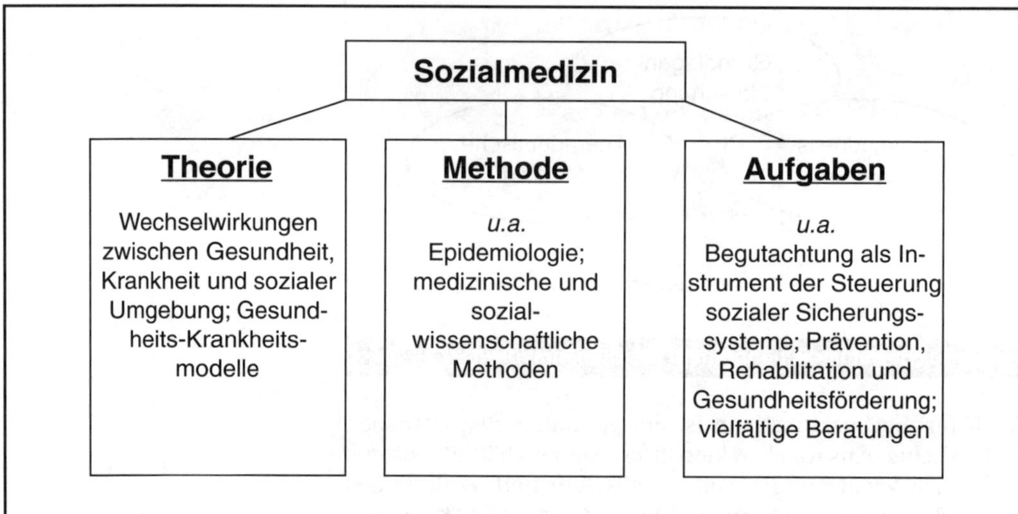

Abb. 14 Sozialmedizinische Handlungsebenen (siehe auch Gostomzyk 2000 / 2003, S. 10, 15)

Sozialmedizin tritt auch in Erscheinung, wenn es um Verwirklichung von Maßnahmen der **Prävention und Gesundheitsförderung** („***Schutzfaktoren***“) in den Lebenswelten der Menschen geht; analytische Vorarbeiten sind Bestandteil dieses Arbeitsfeldes. Sozialmedizin weiß um die vielfältigen ***pathogenetischen*** Mechanismen („***Risiken***“) der Krankheitsentstehung. Sie äußert sich auch zu den diesbezüglichen ***soziogenetischen*** Einflüssen des sozialen Alltags der Menschen.

Geschichtlicher Hintergrund einer „sozialen Medizin“

Dazu ein historischer Exkurs zum besseren Verständnis der aktuellen Problem-Situationen:
In der geschichtlichen Entwicklung war es letztendlich die Sozialmedizin mit Ärzten wie ***Rudolf Virchow*** *(1821-1902), die auf naturwissenschaftlicher Ausgangsbasis die Vernetzung sozialer Umstände mit Krankheiten erkannte und als* **„soziale Medizin“** *gesellschaftliche Reformprozesse einforderte. Virchow analysierte 1849 die Umstände einer schweren Cholera-Epidemie in Oberschlesien und erkannte den Zusammenhang mit den dortigen Lebensbedingungen der Menschen: „Denn daran läßt sich jetzt nicht mehr zweifeln, daß eine solche epidemische Verbreitung des*

Typhus nur unter solchen Lebensverhältnissen, wie sie Armut und Mangel an Kultur in Oberschlesien gesetzt hatten, möglich war. Man nehme diese Verhältnisse hinweg und ich bin überzeugt, daß der epidemische Typhus nicht wiederkehren würde". (Deppe, Regus 1975, S. 189)

*Auch die Identifizierung der Zusammenhänge von **sozialer Ungleichheit** und daraus folgenden Unterschieden gesundheitlicher Ist-Zustände ruht auf dieser geschichtlichen Tradition. Virchow erteilte schon damals die Aufforderung, dass die Medizin in das „politische und sociale Leben" eingreifen müsse: „Epidemien gleichen grossen Warnungstafeln, an denen der Staatsmann von grossem Styl lesen kann, dass in dem Entwicklungsgange seines Volkes eine Störung eingetreten ist, welche selbst eine sorglose Politik nicht länger übersehen darf". (Vasold 2003)*

Virchow bezeichnete so die „Medicin als eine sociale Wissenschaft", die Politik sei weiter nichts „als Medicin im Grossen" – und Ärzte seien die „natürlichen Anwälte der Armen und die sociale Frage fällt zum größten Teil in ihre Jurisdiktion".

In der Tradition dieser Ursprünge ähneln sich die Erkenntnisgewinne und Analysen von Medizinischer Soziologie und Sozialmedizin.

In der Folge waren so zwei Denkrichtungen einer Vorsorge gegenüber Krankheitsprozessen zu verzeichnen:

- *die revolutionären Entdeckungen der Bakteriologie (z.B. R. Koch: 1882 Identifizierung des Tuberkulose- oder 1883 des Cholera-Erregers) initiierten die Entwicklungslinie einer **naturwissenschaftlich-experimentell begründeten „Hygiene"** (1865 übernahm Max von Pettenkofer den ersten Lehrstuhl für Hygiene in Deutschland).*
- *Neben den Ergebnissen Virchow´scher Arbeit war man sich auch der schädlichen Einflüsse frühindustrieller Arbeitsbedingungen auf die Gesundheit bewusst geworden: So etablierte sich v.a. in den ersten Jahrzehnten des vergangenen Jahrhunderts neben der mikrobiologisch ausgerichteten Hygiene eine **„Sozial-Hygiene"** mit Initiativen zu gesellschaftlichen Protektivmaßnahmen für benachteiligte Bevölkerungsgruppen (Lebensumstände) und ersten rehabilitativen Antworten (Vorsorge und Fürsorge). „Ein neues Teilgebiet der Medizin erhielt die Aufgabe, den Einfluss des menschlichen Zusammenlebens auf Entstehung und Ablauf von Krankheiten zu untersuchen sowie durch soziale Maßnahmen Krankheiten zu verhüten und zu beseitigen". (Locher 2003) Ein erneutes Aufflammen einer Cholera-Epidemie wurde 1892 in Hamburg auch dadurch hervorgerufen, „weil die Obrigkeit die Armenviertel der Stadt völlig verkommen ließ". (Vasold 2003) Der Leiter des Kaiserlichen Gesundheitsamtes, Robert Koch: „Ich habe noch nie solche ungesunden Wohnungen, Pesthöhlen und Brutstätten für jeden Ansteckungsstoff angetroffen wie in den sogenannten Gängevierteln ...".*

Als Begründer der gerade beschriebenen Sozialhygiene gilt Alfred Grotjahn (1869-1931).

Um eine Beziehung grundlegender Zusammenhänge menschlicher Krankheiten und sozialer Umstände zu analysieren nennt er u.a. folgende Prinzipien:

- *„Die ätiologische Beziehung zwischen sozialen Lebensbedingungen und Krankheiten kann auf vier Arten ausgedrückt werden: Soziale Lebensbedingungen können*
  a. eine Prädisposition für eine Krankheit schaffen
  b. selbst die Krankheit unmittelbar verursachen
  c. die Krankheitsursachen übertragen
  d. den Verlauf einer Krankheit beeinflussen.
- *Ursprung und Ursachen von Krankheiten werden nicht nur von sozialen Faktoren bestimmt, sondern diese Krankheiten können ihrerseits auch Einfluß auf soziale Lebensbedingungen haben, besonders durch ihren Ausgang*
- *Das Verhüten von Krankheiten oder die Einflußnahme auf den Krankheitsverlauf durch soziale Maßnahmen erfordert Beachtung der sozialen und ökonomischen Umweltbedingungen des Patienten“. (Deppe, Regus 1975, S. 108-109)*

Wenn es um gesellschaftliche Randgruppen geht, gilt die einfache Herleitung der Gleichung des Prinzips sozialer (v.a. ökonomischer) Benachteiligung noch immer. **Soziale Ungleichheit** müssen wir aber **in heutigen Tagen anders und neu definieren** (z.B. eingeschränkte soziale Teilhabe, defizitäres individuelles Kompetenzmuster, Bildungsmängel und mehr) – neue Antworten im Sinne einer „sozialen Medizin“ wären nötig (siehe Kap. 7). Die **praktische Umsetzung** solcher Tatsachen spielt sich aktuell jedoch oftmals weit außerhalb ärztlicher Handlungsfelder ab. Ein klinisches Praxisfeld sozialtherapeutischer Maßnahmen fehlt, der Sozialmedizin ist der unmittelbare Bezug zur Patientenversorgung abhanden gekommen.

Definition der Deutschen Gesellschaft für Sozialmedizin und Prävention
(DGSMP 1992)

Sozialmedizin ist ein eigenständiges theoretisches und praktisches **Fachgebiet der Medizin.** Sie beschreibt und analysiert die Wechselwirkungen zwischen Gesundheit, Krankheit und Gesellschaft. Die Risiken, protektiven Faktoren und gesellschaftlichen Tatbestände (z.B. Gesundheitssystem, Einrichtungen der sozialen Sicherung) werden unter ätiologischer, präventiver, rehabilitativer, gutachterlicher, versorgungsrechtlicher und ökonomischer Perspektive beurteilt.

Die Sozialmedizin nutzt für ihre Aufgabe epidemiologische, klinische aber auch sozial- und verhaltenswissenschaftliche Methoden. Ihr Ziel ist es, eine effektive und effiziente Vermeidung oder Bewältigung gesundheitlicher Probleme und deren sozialer Folgen zu ermöglichen. Aus Sicht der Medizin wird die soziale Umwelt und deren Vernetzung mit Krankheit kausal, therapeutisch und präventiv analysiert.

Nicht zuletzt nimmt Sozialmedizin noch zum **Gesundheitssystem** (Versorgung, Organisationsstrukturen) selbst Stellung. Sozialmedizin beschäftigt sich mit den Rahmenbedingungen, den sozialen Phänomenen, in denen sich therapeutischer Alltag abspielt. Ratschläge an Sozialpolitiker erfolgen auf dem Boden von Evaluationsprüfungen der Systemelemente.

Wie umfassend sich das Tätigkeitsspektrum darstellt, mag eine Stellenanzeige aus dem Dt. Ärzteblatt Heft 40 vom 04.10.02 zeigen. Dort wurde „Der ***Leiter des Sachgebietes Sozialmedizin***: Gesundheitsberichterstattung, Gesundheitsförderung und Prävention“ gesucht. Die Beschreibung des Tätigkeitsfeldes beinhaltete: „***Gesundheitsberichterstattung / Epidemiologie***: epidemiologische Datenbearbeitung. ***Medizinische Grundsatzfragen Sozialmedizin, Pflege und Heimaufsicht***: Entwicklung gesundheitspolitischer Konzepte und Strategien. ***Prävention und Gesundheitsförderung***: Screening Methoden, Impfstrategien, Sucht- Aidsprävention, Fachkonzepte der Gesundheitsförderung.“

Medizinisches Wissen verlangt nach Anwendung; diese jedoch unterliegt dem Einfluss vielfacher politischer oder gesellschaftlicher Faktoren. Eine Bekräftigung hierfür stellt die Tatsache dar, dass von der Gesellschaft eine definitorische Macht zu den Begriffen Gesundheit und Krankheit ausgeht. Wir werden später (siehe Kap. 5 und 7) auch eine sozial orientierte Definition von Krankheit im Sinne einer Einschränkung der Erreichung von Lebenszielen und Lebensqualität einführen. Krankheit des einzelnen Menschen wird jedoch wiederum als rückwirkender Negativfaktor für die Gemeinschaft gedeutet (Belastung der Sozialsysteme und der Wirtschaft).

Traditionelle ärztliche Intention ist nun, einem individuellen Patienten Hilfe in gesundheitlichen Problemen zu geben. Über diese Individualperspektive hinaus muss jedoch auch ein gesundheitlicher Fokus auf größere Teilgruppen, Problemgruppen oder die gesamte Einwohnerschaft eines Staates, also das gesamtgesellschaftliche System möglich sein.
Diese Aufgabe übernimmt „**Public Health**“. Dabei definiert die WHO Public Health folgendermaßen: Die „Wissenschaft und Praxis der Krankheitsverhütung, Lebensverlängerung und der Förderung psychischen und physischen Wohlbefindens durch gemeindebezogene Maßnahmen“ oder Aktivitäten der Gesellschaft insgesamt. (http://mfv.web.med.uni-muenchen.de/studiengang/flyer.tml)
Wir erleben Entwicklungen, die u.a. im Sinne von Empowerment-Gedanken die betroffenen Menschen selbst eigenbestimmt zu Aktivitäten befähigen möchten (siehe Kap. 7.3).

Gesundheitswissenschaften – „Public Health“
„Medizin kümmert sich um den einzelnen Baum, Public Health um den Wald“
(Prof. Überla, 1994)

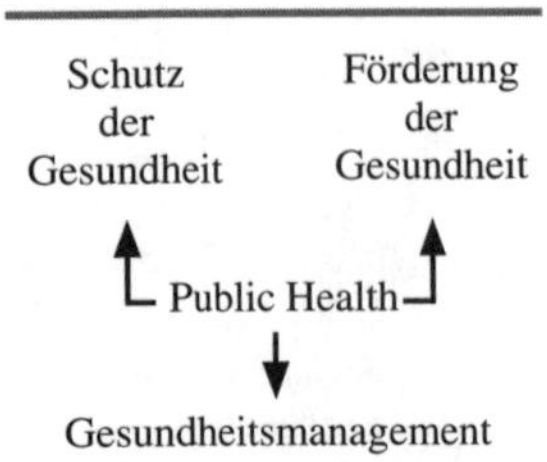

Public Health / Gesundheitswissenschaften beziehen in einer **Synthese** nun **interdisziplinär** nicht nur medizinisch-naturwissenschaftliches Wissen, sondern Sozial- und Verhaltenswissenschaften, aber auch Kenntnisse der ökonomischen Wissenschaftsrichtungen mit ein. Biologie, Ökologie, Demographie, juristische Erkenntnisse, Sachverhalte der Politologie stehen gleichberechtigt neben Bezugswissen aus Ethik, Pädagogik, der Pflege- und Versorgungsforschung wie dem Gesundheitsmanagement oder der Epidemiologie. Dabei sind die aufgeführten Disziplinen nicht nur mit ihren Wissensinhalten kooperativ verbunden, sondern ihre **differenzierten paradigmatischen Ansätze** erfahren eine Vernetzung; Kernarbeitsbereiche sind Prävention, Gesundheitsförderung und ihre Verbindung mit Kuration, Pflege und Rehabilitation sowie Gesundheitssystemanalyse. Im Vordergrund steht die Klärung der körperlichen, psychischen und sozialen Bedingungen von Gesundheit in allen Lebens- und Arbeitsbereichen. Dabei liegen Verständnisinhalte einer **ganzheitlichen Sichtweise von Gesundheit** (auch im Sinne der Lebensqualität) paradigmatisch zugrunde; ein **multiprofessioneller Ansatz** eröffnet breite Handlungsbereiche bis hinein in sozial-politische Entscheidungen. Alle genannten Wissenschaftsteilbereiche lassen sich unter dem Dach der **„Gesundheitswissenschaften“** zusammenfassen; erfolgt eine gezielte Anwendung der Erkenntnisse auf die Verbesserung der Gesundheit oder der Gesundheitsversorgung der Bevölkerung, so sprechen wir von **„Public Health“**.
Neue Studiengänge führen zu Abschlüssen wie dem **„MPH“** (Master of Public Health).

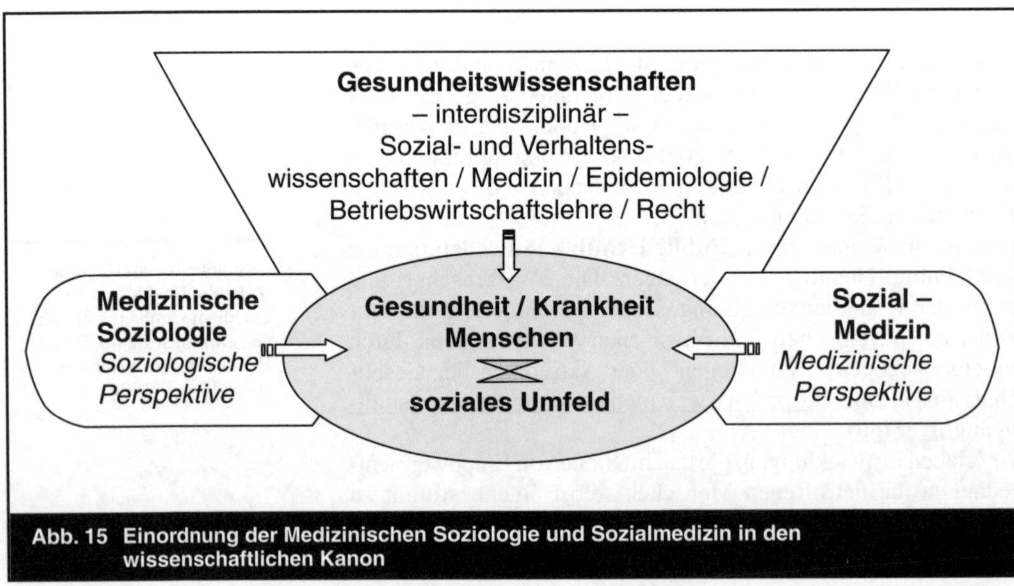

Abb. 15 Einordnung der Medizinischen Soziologie und Sozialmedizin in den wissenschaftlichen Kanon

4.2 Epidemiologie als methodische Grundlage

Epidemiologie: „Beschreibung, Analyse und Erforschung der Krankheitsverteilung – Untersuchung der Determinanten von Krankheiten und krank machenden Faktoren sowie Anwendung des erzielten Wissens zur Kontrolle von Gesundheitsproblemen"

In allen o.g. Wissenschaftsrichtungen spielt die Gewinnung von Datenmaterial und Zustandsaussagen eine wichtige Rolle. Die zugehörige Methodik nennen wir „Epidemiologie". Kenntnisse hierzu sind auch für die wissenschaftliche Qualifizierung von Medizinalfachberufen wichtig. Wir beschränken uns hier auf die Darstellung grundlegender Fakten.
Epidemiologie („Lehre über das Volk") beschäftigt sich *nach WHO* mit der **Beschreibung, Analyse und Erforschung der Krankheitsverteilung**. Früher waren v.a. übertragbare Erkrankungen im Fokus der Epidemiologie, heute wird ein breites Krankheitsspektrum ins Visier genommen. Dabei werden Aussagen zu **beeinflussenden Wirkgrößen** (auch Risikofaktoren) oder zu **gruppen- / bevölkerungsbezogenen Folgen** dieser Umstände getroffen. Die Ergebnisse sollen zur Steuerung des medizinischen Versorgungssystems genutzt werden. Dabei stellt **nicht** wie in der kurativen Medizin das **Individuum** die zu untersuchende Größe dar, **sondern große Gruppen** von Menschen.

Wir unterscheiden zwischen
- ***deskriptiver (beschreibender),***
- ***analytischer*** und
- ***experimenteller*** Epidemiologie.

Deskriptive Querschnittstudie

Deskriptive Epidemiologie liefert umfangreiche krankheitsbezogene Statistiken (z.B. Tumorregister). Aus diesen geht die reale Krankheitsverteilung und -häufigkeit auch im Verlauf der Jahre und im Vergleich verschiedener Bevölkerungsgruppen hervor; gesichertes Wissen (der „Ist-Zustand") wird dargestellt. Dabei können sich auch besonders gefährdete Risikogruppen abgrenzen lassen.

Beispiel: **Querschnittstudie** zur ***gesundheitlichen Situation zu einem bestimmten Zeitpunkt*** – z.B. Prävalenzanalyse. Krankheitseintritt und Risikofaktor werden zum aktuellen Zeitpunkt gleichzeitig erfasst – Risikofaktoren, die vorher wirksam waren, können nur retrospektiv zur Kenntnis genommen werden. Die Ursache-Wirkungsbeziehung ist nicht exakt zu analysieren. (Gostomzyk 2000)

Einige **epidemiologische Fachbegriffe** erscheinen regelmäßig als ***feste Größen*** der ***deskriptiven Epidemiologie***. Deshalb seien sie in Tab. 7 auf Seite 88 exemplarisch genannt.

Nachfolgend einige deskriptiv-epidemiologische Daten:

Todesursachen	**Anteile an den Todesfällen 2001 insgesamt (in %)**
Herz-Kreislaufkrankheiten	47,2
Maligne Tumorerkrankungen	25,1
Krankheiten der Atmungsorgane	5,9
Krankheiten der Verdauungsorgane	4,9
Unfälle	4,1
Suizide	1,3
Sonstige [Anteil der **Infektionskrankheiten** an der Mortalität ca. 1%]	11,5

Tab. 5 Mortalitätsursachen in Deutschland 2001 (Quelle: Statist. Bundesamt)

Diagnose	**Rang der Häufigkeit**	
	Männer	**Frauen**
Koronare Herzkrankheit	**1**	**2**
Psychische Störungen, Verhaltensstörungen, Alkoholkrankheit	**2**	27
Mamma-Karzinom	519	**1**
Herzinsuffizienz	9	5
Gallensteinleiden	26	**3**
Katarakt	25	**4**
Leistenhernie	**3**	80
Pneumonie	11	16
Bronchial-Karzinom	**4**	48

Tab. 6 Diagnosehäufigkeit in deutschen Krankenhäusern 2000 (Quelle: Statist. Bundesamt 2003)

Epidemiologische Daten stammen aus Erhebungen zum Gesundheitszustand – sog. Gesundheitssurveys, wie z.B. „Deutsche Herz-Kreislauf-Präventionsstudie", dem „Datenreport", dem amtl. dt. Mikrozensus (Haushaltsbefragungen in mehrjährigem Abstand), dem Krebsregister, der Todesursachenstatistik, der GBE (Gesundheitsberichterstattung z.B. des Bundes), dem sog.

„Sozio-Ökonomischen-Panel" (regelmäßige Befragung einer ausgewählten Personengruppe), Daten von Krankenkassen u.Ä.

Analytische Studien: Methodische Prüfung von Hypothesen über Krankheiten
- Prospektive Kohortenstudien im Längsschnitt
- Retrospektive Fall-Kontroll-Studien
- Korrelationsstudien

Auf der Basis der deskriptiven Daten ergeben sich nun zu erörternde reale Gegebenheiten. So zielt bei einem nachfolgenden **analytischen Vorgehen *(Studien)*** das Interesse auf fassbare Ursachen *(auch soziale Bedingungen)* der Krankheitskonstellationen. ***Hypothesen und evtl. Schlussfolgerungen aus deskriptiven Daten werden methodisch nachvollzogen***. In verschiedenartigen **beobachtenden Studien** werden z.B. Ursachenfaktoren, denen Menschen ausgesetzt (exponiert) sind, auf ihre möglichen krankheitsauslösenden Effekte hin überprüft.

Beispiele für ***beobachtende analytische Studien***:

- **Prospektive** (also in die Zukunft gerichtete) **Kohortenstudien:**
  (in einer Gruppe von Menschen, die alle unter vergleichbaren sonstigen Rahmenbedingungen einem Risikofaktor ausgesetzt sind): Dabei wird geprüft, ob ein schädigender Faktor **im Längsschnitt** einen vermuteten Effekt zeigt; zugleich wird eine sog. Kontrollgruppe ***nicht*** exponierter Teilnehmer in die Studie einbezogen. Zu Beginn der Studie sind die Teilnehmer nicht erkrankt. ***Auswahlkriterium ist also die Exposition (ja oder nein) mit der Vergleichsgröße Erkrankungshäufigkeit.*** Die Expositionsfaktoren sind vielfältig.
- **Retrospektive Fall-Kontroll-Studien**:
  Dabei werden schon erkrankte Probanden und eine nicht erkrankte Kontrollgruppe untersucht. Im Rückblick wird für beide Gruppen die Häufigkeit der Exposition verglichen. ***Auswahlkriterium ist hier die Erkrankung (ja oder nein) mit der Vergleichsgröße Expositionsausmaß.***

Eine ***Maßzahl zur Einschätzung der Auswirkung eines Expositionsfaktors*** ist z.B. das sog. **Relative Risiko RR** = Inzidenz der Exponierten / Inzidenz der Nichtexponierten – (Wert, um den sich das Risiko, unter Exposition zu erkranken, erhöht).

Daneben werden sog. **Korrelationsstudien** durchgeführt: Hier unterliegt der **funktionelle (nicht direkt kausale)** Zusammenhang zwischen zwei Variablen der Prüfung (z.B.: Frage der Korrelation zwischen der *Menge* an gerauchten Zigaretten und der Mortalitätsrate an Bronchialkarzinom). Ergebnis ist ein Streuungsdiagramm bzw. ein Korrelationskoeffizient.

Experimentelle Studien zur Analyse medizinischer Interventionen

In **Experimenten** (z.B. **sog. Interventionsstudien**) wird der Erfolg von therapeutischen, präventiven oder gesundheitsförderlichen Maßnahmen überprüft.
Beispiel: Eine Gruppe von erkrankten Personen wird mit einem

Morbidität oder Erkrankungsrate	Zahl der Erkrankten / Zahl der Bezugsgruppe oder Gesamtzahl der Bevölkerung im Zeitraum
Mortalität oder Sterblichkeit	Zahl der Todesfälle / Zahl der Bezugsgruppe oder Gesamtzahl der Bevölkerung im Zeitraum
Letalität oder Tödlichkeit	Zahl der Todesfälle / Zahl der an einem konkreten Leiden Erkrankten im Zeitraum
Inzidenz oder Neuerkrankungsrate	Zahl der Neuerkrankungen / Zahl der Bezugsgruppe (Risikogruppe) im Zeitraum
(Punkt)-Prävalenz oder Vorkommenshäufigkeit	Zahl der Erkrankten an einem bestimmten Zeitpunkt / Zahl der Bezugsgruppe (Risikogruppe)
(Perioden)-Prävalenz	Zahl der Erkrankten in bestimmtem Zeitraum / Zahl der Bezugsgruppe (Risikogruppe)
Endemie	Vorkommen eines Erregers in begrenztem Gebiet; nicht verschwindend (dauerhaft)
Epidemie	Starkes Vorkommen eines Erregers in begrenztem Gebiet; nur vorübergehend
Pandemie	Seuchenartige Verbreitung eines Erregers über ganze Kontinente/Länder
Risikofaktor	Negativer Umstand, der die Wahrscheinlichkeit, eine Krankheit zu bekommen statistisch erhöht; eine Krankheit tritt jedoch nicht zwangsläufig bei Anwesenheit des Risikofaktors ein.

Tab. 7 Grundbegriffe deskriptiver Epidemiologie

bestimmten Medikament behandelt; eine zweite (vom Erkrankungsstatus nicht unterschiedliche) Gruppe wird mit einer anderen Methode oder mit einem Placebo behandelt. Die Gruppenzuteilung erfolgt **zufällig („randomisiert“)**. Am Ende erfolgt eine Ergebnisanalyse und kritische Bewertung von Therapiemaßnah-

- Darstellung der Häufigkeit und Verteilung von Krankheiten in der Bevölkerung *(„Trends“)*
- Beschreibung von krankheitsrelevanten Rahmendaten (z.B. Lebens- und Umgebungsbedingungen)
- Aufdeckung von krankheitsauslösenden (Risiko-)Faktoren und Umständen von Krankheiten *(Ätiologie)*
- Erarbeitung von Informationen und Daten zum methodischen Vorgehen gegen Erkrankungen (Prävention oder Therapie) sowie
- Prüfung und Entwicklung neuer Wege der Gesundheitsversorgung *(Grundlagenarbeit für sozialpolitische Entscheidungen)* und
- Datenerhebung über die Rangrelevanz von Therapiemaßnahmen und deren Evaluation

Tab. 8 Zusammenfassung der Aufgaben der Epidemiologie

men. Wenn weder der Teilnehmer noch der behandelnde Arzt (sondern z.B. nur ein Studienleiter) weiß, welcher Gruppe der Patient zugehört, sprechen wir von einer **Doppel-Blind-Studie**. Dies erhöht unter Umständen die Aussagekraft der Studie.

Die (kommunale oder Landes-) **Gesundheitsberichterstattung** (GBE) als Dokumentationsform bezieht epidemiologische Erkenntnisse grundlegend ein; nachfolgende sozial- und gesundheitspolitische Entscheidungen beruhen auf diesen Vorgaben.

Sozialepidemiologie als Verbindungsmethodik von Soziologie und Medizin

Sozialepidemiologie liefert in Anwendung epidemiologischer Methoden Daten zu „Zusammenhängen zwischen Gesellschaft, Krankheit und Gesundheit. Sie untersucht vorrangig die Abhängigkeiten von sozialem Status (Schichtzugehörigkeit, andere soziale Faktoren) und Gesundheit". (BZgA 1999, S. 18)

Folgende Zusammenhänge von sozialen Faktoren und Krankheit sind z.B. Gegenstand des Interesses:

- Soziale Ungleichheit und Krankheit
- Arbeitswelt (Charakteristik der Arbeitsform / Einkommen) und Krankheit (auch Berufskrankheiten)
- Geschlecht, familiäre Lebensformen und Krankheit
- Umwelt und Krankheit
- Arbeitslosigkeit und Krankheit
- Wohnformen und Krankheit
- Schichtspezifisches Individualverhalten und Krankheit (Einfluss der Bildung)

4.3 Strukturen des Gesundheitswesens in Deutschland

Die infrastrukturellen Elemente, der Aufbau eines Gesundheitsversorgungssystems und die individuellen Nutzungsbedingungen, sind *ein* bestimmender Faktor für den Gesundheitszustand der Menschen. Die materiellen wie auch soziostrukturellen Gegebenheiten oder das Selbstverständnis einer Gesellschaft sind dabei eng mit der Charakteristik des Gesundheitswesens vernetzt. Gesundheitssystembedingungen sind aus unterschiedlicher Perspektive Betrachtungsziel der Medizinsoziologie wie auch der Sozialmedizin. Wir wollen nun die Grundstrukturen des deutschen Gesundheitswesens kennen lernen. Dies vermittelt Basiswissen zum Verständnis des nachfolgenden Themenbereiches „Gesundheit und Krankheit", nutzt Medizinalfachberufen aber auch, um die eigene Position im Sozialsystem Gesundheit besser zu verstehen.

Krankenversorgung ist *eine* der Säulen sozialer Sicherung. Die Grundsteine zu einem umfangreichen sozialstaatlichen Sys-

„Sozialgesetzbuch“
- Unfallversicherung
- Rentenversicherung
- Arbeitslosenversicherung
- Krankenversicherung
- Pflegeversicherung

tem wurden 1881 von Kaiser Wilhelm I. mit seiner „Kaiserlichen Botschaft“ und dem Beginn der Arbeit an Sozialgesetzen gelegt. Damit übernahm der Staat die soziale Sicherung der Bürger als Aufgabe – der Beginn der Entwicklungen zu einem „Sozialstaat“ Deutschland wurde eingeleitet. Dieses Selbstverständnis des Staates brachte differenzierte Versicherungssysteme wie die Unfall-, Renten-, Arbeitslosen- oder zuletzt die Pflegeversicherung hervor. Schon 1883 wurde die Krankenversicherung für Arbeiter eingeführt. Die Regelungen zu den verschiedenen Sicherungssystemen sind im **Sozialgesetzbuch** mit seinen einzelnen Bänden niedergelegt.
Grundprinzip aller Absicherung ist der Gedanke der **Solidarität**. Nach diesem Solidarprinzip erbringen auch diejenigen (gesetzlich **verpflichtend**) einen **einkommensabhängigen finanziellen Beitrag** an das System, die aktuell keine Leistungsnehmer sind. Im Fall der Erkrankung / Arbeitsunfähigkeit etc. sind sie jedoch in der Solidargemeinschaft aufgefangen. Ein soziales Netz auf Gegenseitigkeit ist geknüpft. Dieser Grundgedanke bringt den Willen einer Gesellschaft zum Ausdruck, sozial Schwächere und Kranke ohne Rücksicht auf ihre eigene Stärke oder konstitutionelle Leistungsfähigkeit in den Grundbedürfnissen abzusichern. Alle Bürger ohne Ausnahme haben Zugangsrecht.

Modelle der Krankenversicherung *(Hurrelmann 2000)*
- Korporatistisches Modell
- Wirtschaftsliberales Modell
- Staatliches Modell

„Subsidiarität“
Übergeordnete Einheit handelt nur, wenn sich daraus ein zusätzlicher Nutzen an Stelle der Tätigkeit untergeordneter Einheiten ergibt

Wir nennen das zugrunde liegende Modell auch das „**korporatistische Modell**“ der Krankenversicherung (siehe auch Hurrelmann 2000, S. 37). Konstituierende Elemente dieses Systems sind also das
- **Solidarprinzip**, *daneben aber auch*
- das Prinzip der **Subsidiarität**.

Der Staat überlässt die Krankenversicherung nicht völlig dem freien Spiel der Kräfte, sondern gibt gewisse Rahmenbedingungen vor. Subsidiarität bedeutet: Ablehnung eines rigiden Zentralismus; der Staat hat die Aufgabe der helfenden Ergänzung der Selbstverantwortung (Vorgabe der gesetzlichen Grundordnungen) und übernimmt beschränkte Kontrollfunktionen. Die Beteiligten des Systems (Ärzte, Medizinalfachberufe, gesetzliche Krankenversicherungen) agieren in freier Verantwortung und als selbstständige Organisationen und Gruppierungen oder Individuen; sie schaffen sich **Organe der Selbstverwaltung** *(Allgemeine Ortskrankenkassen und Ersatzkassen / Kassenärztliche Vereinigungen)* und müssen aber einen gesetzlichen **Sicherstellungsauftrag** erfüllen.

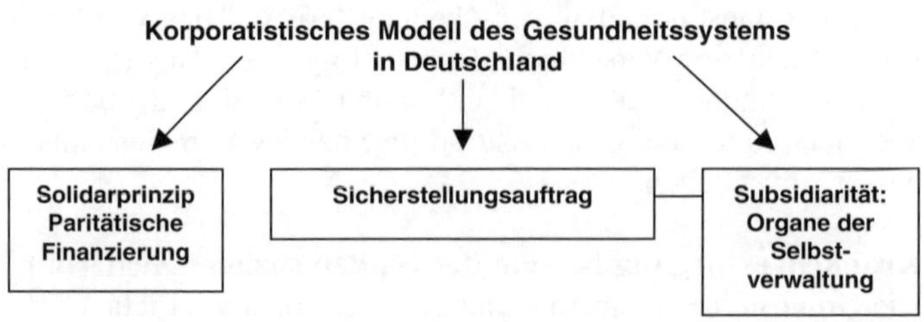

Zu den Organen der Selbstverwaltung zählen nicht nur Organe des versicherungsrechtlichen Versorgungsauftrages, sondern auch **Organe des berufsständischen Aufbaues** wie die **Ärztekammern**; diese übernehmen die *Aufsicht über professionsspezifische Fragestellungen* (Einhaltung der allgemeinen Standards der Berufsausübung, Weiter- und Fortbildungen, Facharztanerkennungen, sonstige berufsständische Fragen). Teilweise wird dabei mit staatlichen Stellen kooperiert (Approbationserteilung / Berufserlaubnis durch den Staat).
Wir kennen andere Modelle wie in den USA, wo sich der Staat sehr weit aus der Regulierung und Verantwortung gesundheitlicher Systeme zurückzieht. Jeder Bürger schließt eigenverantwortlich, individuell und freiwillig einen Vertrag für punktuelle Absicherung gesundheitlicher Risiken. Der Automatismus einer „Rundumversorgung" fehlt; individuelle finanzielle Leistungskraft und Stärke sind bestimmende Kriterien in einem **Modell völliger marktwirtschaftlicher Liberalität**.

Das polare Gegenstück hierzu finden wir in England und in skandinavischen Ländern. Dort übernimmt der Staat die völlige Kontrolle über das wichtige Gut Gesundheit bzw. die Versorgungssysteme (**staatliches Gesundheitswesen**). Auch die Finanzierung erfolgt nahezu vollständig aus Steuermitteln; die Leistungserbringer sind Beschäftigte des Staates. Damit wird prinzipiell ein unterschiedsloser Zugang zu allen optionalen Leistungsangeboten für Jedermann ohne Einfluss von Faktoren wie finanzielle Stärke oder Status ***angestrebt***. Wir finden jedoch Erscheinungen einer sog. „Zwei-Klassen-Medizin", da mangelhafte materielle Ressourcen zu Rationierungserscheinungen in der Versorgung führen. Zwangsläufig behelfen sich finanziell besser gestellte Menschen aus eigenen Mitteln, andere leiden unter den Defiziten.

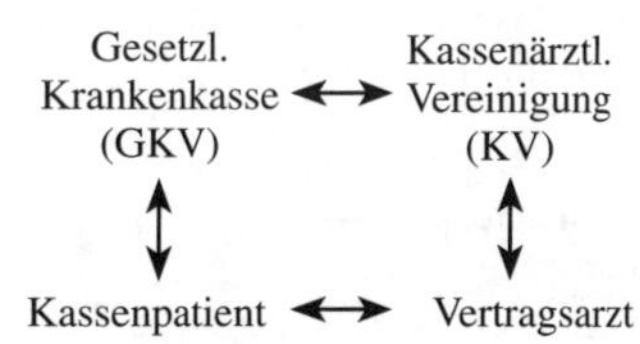

In **Deutschland** finden wir ein **Gesundheitswesen** vor, das **Elemente aus beiden Extrempolen** beinhaltet. Für den größten Teil der Bevölkerung (knapp 90%) existiert die sog. **gesetzliche Krankenversicherung (GKV)** mit **Pflichtmitgliedschaft**. Die **Pflichtbeiträge** werden in *paritätischer Weise* zu gleichen Teilen von Arbeitnehmern und Arbeitgebern in der Höhe eines schwankenden Prozentanteils aus dem erzielten Einkommen geleistet. **Ausnahmen bestehen für sehr gut verdienende Menschen, Selbstständige oder einzelne Gruppierungen** wie Beamte. Diese haben die Möglichkeit einer **freiwilligen Mitgliedschaft** in den gesetzlichen Kassen oder zum Abschluss einer **privaten Krankenversicherung**. In den **gesetzlichen Kassen** gilt das Prinzip der Gewährung einer **Sachleistung** ohne direkte Rechnungserstellung durch den (noch) frei gewählten Leistungserbringer (Arzt). **Privatpatienten** erhalten gemäß der Gebührenordnung für Ärzte (GOÄ) direkt eine **Rechnung** und bekommen ihre Auslagen durch die Versicherung erstattet. Die privaten Versicherungen erheben bei besonderen gesundheitlichen Risiken oftmals einen höheren Beitrag. Dies steht im Gegensatz zum Solidarprinzip der gesetzlichen Krankenversicherung. Eine Beitragsbemessung nach Krankheitscharakteristik entspricht dem so genannten **Äquivalenzprinzip**.

Die Ärzte haben sich wie erwähnt ein Organ der Selbstverwaltung geschaffen, die Kassenärztlichen Vereinigungen (KV), und treten in eine öffentlich-rechtliche Beziehung zu ihr. Der einzelne Arzt benötigt eine sog. Kassenzulassung, um in diesem System arbeiten zu dürfen. **Kassenärzte erhalten** nach Behandlung der pflichtversicherten Patienten **von der KV ihr Honorar**. Die gesetzliche Krankenversicherung leistet ihre Zahlungen als Gesamtvergütung für alle Ärzte an die Kassenärztliche Vereinigung (**KV**). Diese Gesamtsumme wird quartalsmäßig nach einem teils kontrovers diskutierten Verteilungsmaßstab ausgeschüttet. Hierin liegt erheblicher sozialpolitischer Sprengstoff; die vorausgesetzte Gleichbehandlung von Privat- und Kassenpatienten ist oft auch dadurch in Frage gestellt.

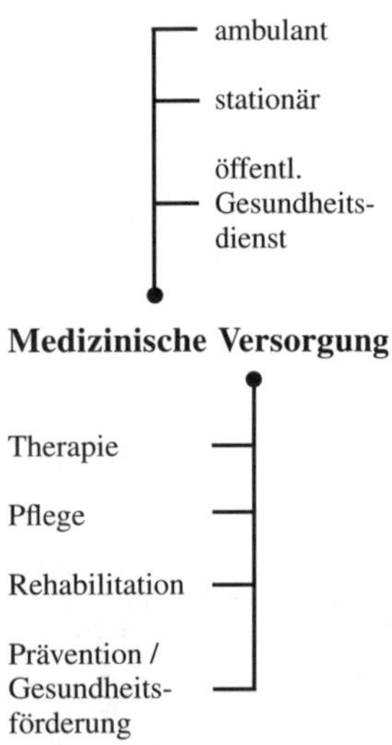

Das **System der medizinischen Versorgung** [mit ***Therapie, Pflege, Rehabilitation und Prävention / Gesundheitsförderung(?)***] gliedert sich in Deutschland in die Bereiche von **ambulanter und stationärer Versorgung** auf.

Daneben existiert der **öffentliche Gesundheitsdienst**: Dieser überwacht z.B. die öffentliche Hygiene in Bädern und Gewässern; er ist zuständig für staatliche Pflichten im Rahmen der Durchführung des Infektionsschutzgesetzes bezüglich Tuberkulose und anderen übertragbaren Erkrankungen oder übernimmt Beratungsfunktionen (Drogenberatung) sowie Vorsorgeaufgaben für Kinder

Gesetzliche Krankenversicherung	Private Krankenversicherung
• 90% der Bevölkerung	• 10% der Bevölkerung
• Solidarprinzip	• Äquivalenzprinzip
• Bedarfsprinzip	• Anspruchsprinzip
• Sachleistung	• Kostenerstattung
• Leistungserbringung von „wirtschaftlichen" und „notwendigen" Leistungen	• Auch Komfort- und Wahlleistungen
• Mitversicherung von Familienangehörigen mit Hauptversicherten ohne Zuschläge	• Prämie pro versicherter Person

Tab. 9 Krankenversicherungssysteme im Vergleich

und Jugendliche; gutachterliche Fragen und vieles mehr gehören zum Spektrum der Arbeit.

Zukünftig soll sich der Wirkungskreis des öffentlichen Gesundheitsdienstes erweitern. Umfangreiche Tätigkeitsfelder eröffnen sich z.B. bei:

- gesundheitsbezogenem Umweltschutz
- Gesundheitsförderung
- umfassender Gesundheitsberichterstattung (GBE)
- kommunaler Gesundheitsplanung und Gesundheitsfürsorge
- Moderation und Förderung von Gesundheitsangeboten („Servicezentren") und Selbsthilfe

In neuerer Zeit bekommen **Selbsthilfegruppen** („Experten der eigenen Erkrankung") einen eigenen Bedeutungscharakter der lebensweltlichen Unterstützung von Patienten.

Die **ambulante Versorgung** wird von sog. **„niedergelassenen"** (Fach-)Ärzten in freier Praxis gesichert; dabei kennen wir die Form der **Einzelpraxis** oder der **Gemeinschaftspraxis**, wo mehrere Ärzte gleichberechtigt miteinander eine Praxis betreiben. Teilweise überschneidet sich das Nebeneinander von stationärer und ambulanter Versorgung durch Arbeitsformen, wo niedergelassene Ärzte Patienten in Krankenhäusern betreuen („**Belegärzte**").
Der **Hausarzt** (Arzt für Allgemeinmedizin) soll in Zukunft wieder vermehrt Anlaufzentrale für die Mehrheit der Patienten werden, bevor der Weg zu spezialisierten **Fachärzten** gewählt wird. Dazu sehen neueste Planungen in einem „modernisierenden Gesetz des Gesundheitssystems" ***(GMG)*** die Einrichtung von „Gesundheitszentren" bzw. „Medizinischen Versorgungszentren" vor, in denen konzentriert Fachärzte arbeiten. Die Zahl von Facharzteinzelpraxen würde dadurch reduziert und die Vertragsgestaltung mit den Kassen sowie die Funktion der Kassenärztlichen Vereinigungen modifiziert.

In Deutschland arbeiteten Ende 2001 rund vier Millionen Menschen (Rieser 2003) im Gesundheitswesen (10,3% aller Beschäftigten). Davon waren im Jahr 2000 u.a. :

- 765000 Angehörige der Pflegeberufe
- 508000 Helferinnen in Arzt- oder sonstigen Praxen
- 295000 Ärzte
- 63000 Zahnärzte
- 53000 Apotheker
- 120000 Masseure, Krankengymnasten
- 101000 MTAs
- 52000 sonstige therapeutische Berufe (u.a. Ergotherapeuten oder Logopäden)

(Quelle: Statistisches Bundesamt)

In diesem System der Versorgung werden jährlich in der Bundesrepublik Deutschland ca. 220 Milliarden € (ohne Krankengeld oder Erwerbsunfähigkeitsrenten) für die Gesundheit ausgegeben. Die gesetzlichen Krankenkassen (ca. 530) haben etwa 72 Millionen Versicherte, die Privaten Kassen (ca. 140) versichern 7,5 Millionen Menschen. In freier Praxis sind etwa 120.000-130.000 Ärzte niedergelassen und „verursachen" Kosten von etwa 30 Milliarden €; größter Kostenfaktor sind die 2240 Kliniken mit ca. 140.000 Ärzten und einem Kostenvolumen von 61 Milliarden €. Die pharmazeutische Industrie macht einen Jahresumsatz von knapp 20 Milliarden €, in den ca. 22000 Apotheken werden Pharmaka in Höhe von knapp 30 Milliarden € ausgegeben. (Quelle: Statistisches Bundesamt)

Nachfolgend eine **Teil**differenzierung obiger Ausgaben (ohne vollständige 100%-Summen):

- Die Gesundheitsausgaben wandern zu 28% in Krankenhäuser, zu 13,7% in Arztpraxen, 13% der Summe gehen in das Gesundheitshandwerk und Sanitätshäuser, (teil-) stationäre Pflege beansprucht 7,1%; Zahnarztpraxen erhalten 6,4% und sonstige medizinische Berufe in Praxen (darunter Medizinalfachberufe wie Ergotherapie oder Logopädie) bekommen 2,3%.
- Die Gesamtsumme wird zu 57% von den gesetzlichen Kassen getragen, 8,2% übernehmen die privaten Versicherungen, die Pflegeversicherung muss 7,2% der Summe leisten. 12,2% werden von den Privathaushalten oder privaten Organisationen direkt bezahlt.

(Quelle: Statistisches Bundesamt)

Ein existenzielles Problem in der Sicherung des Solidarprinzips ist die demographische Fehlentwicklung. Der Anteil der Gesamtausgaben für die Altersgruppe der Menschen über 60 Jahre wird von aktuell 48% auf über 60% im Jahr 2030 ansteigen. Die Zahl der Einzahler (15- bis 60-Jährige) hält in der Proportion mit der Zahl der Leistungsnehmer jedoch nicht stand. Die Überalterung der Bevölkerung raubt neben den Verteuerungen des medizinischen Fortschritts und einem veränderten Krankheitspanorama dem Prinzip der Solidarität die Basis; Änderungen im Finanzierungssystem des deutschen Gesundheitswesens oder sogar in dessen grundsätzlicher Gestaltung werden schon jetzt diskutiert.

	1991	2001	Veränderung gegenüber 1991
Krankenhäuser	2411	2239	- 7%
Betten	666.000	553.000	- 17%
Patienten	13,9 Mio	16,5 Mio	+ 19%
Verweildauer Ø	14,6 Tage	9,8 Tage	- 4,8 Tage
ärztl. Personal	116.400	132.100	+ 13%
nicht-ärztl. Personal	913.400	899.300	- 2%

Tab. 10: Krankenhäuser – damals und heute (Quelle: Statist. Bundesamt)

Ergotherapie oder Logopädie sind ärztlich zu verordnende **Heilmittel**. Die Einbindung der Medizinalfachberufe in das Gesamtsystem unterliegt also noch mannigfachen Abhängigkeiten. Diese werden mit zunehmender Professionalisierung geringer.

Fragen zur Lernzielkontrolle Kap. 4

1. Beschreiben Sie das Arbeitsfeld von Medizinischer Soziologie und Sozialmedizin (4.1)
2. Wie unterscheidet sich „Public Health“ von Medizinischer Soziologie oder Sozialmedizin? (4.1)
3. Was ist eine „soziale Medizin“ im Sinne von Rudolf Virchow? (4.1; Einführung 7)
4. Was ist die Aufgabe der Epidemiologie bzw. der Sozialepidemiologie?
   Nennen Sie Beispiele für epidemiologische Studien (4.2)
5. Definieren Sie die Begriffe „Morbidität, Mortalität, Letalität, Inzidenz, Prävalenz, Risikofaktor“ (4.2)
6. Beschreiben Sie das „korporatistische Modell“ eines Gesundheitssystems (4.3)
7. Welche anderen Formen von Gesundheitssystemen kennen Sie? Schildern Sie Vor- und Nachteile (4.3)
8. Schildern Sie optionale Arbeitsfelder des öffentlichen Gesundheitsdienstes (4.3)

Literaturhinweise zu Kap. 4

- *Kolip (Hrsg.) 2002:* Hier werden auch die Grundlagen der Medizinischen Soziologie und Sozialmedizin im Sinne der Interdisziplinarität von Public Health dargestellt. Breite Analyse aller Grundlagenfächer der Gesundheitswissenschaften. U.a. finden Epidemiologie, Gesundheitsberichterstattung, Qualitätsmanagement und ökonomische Aspekte im Sinne von Gesundheitsmanagement umfassende Berücksichtigung
- *Kunze 2002:* Breite Darstellung epidemiologischer Grundlagen. Wer sich alleine mit Epidemiologie und klinischen Beispielen befassen möchte, findet hier umfangreiche Ausführungen
- *Waller 2002 (*Sozialmedizin) *oder auch Hurrelmann 2000:* Eingehende Darstellung der Strukturen des Gesundheitswesens in Deutschland und im internationalen Vergleich

5 GESUNDHEIT UND KRANKHEIT

ganzheitliche Definition von Gesundheit als Aufgabe von Kap. 5

Die Vorgabe, bisher erarbeitetes Wissen aus Medizinischer Soziologie und auch Sozialmedizin für den beruflichen Alltag verwertbar zu machen, gelingt nur dann, wenn wir unser therapeutisches Ziel identifiziert haben: die Gesundheit des Menschen. So wollen wir uns nun umfassend mit der **Analyse der Begriffe Gesundheit und Krankheit** auseinander setzen. Dies auch deshalb, weil Medizinalfachberufe aufgrund ihres paradigmatischen Selbstverständnisses und ihres breiten therapeutischen Methodeninventars sowohl natur- wie sozialwissenschaftlichen Ansprüchen an die Gesundheit des Menschen gerecht werden wollen.

„Gesund ist, wer in den Grenzen seiner Existenz leben kann"

So wird unser Weg zu einem umfassenden Verständnis von Gesundheit und Krankheit auch zwischen zwei weit voneinander entfernten Sichtweisen liegen. Wir umschreiben den einen Pol mit der Überzeugung, dass Gesundheit immer dann vorliegt, wenn wir keine Abweichungen von den physiologischen, mess- und darstellbaren Normen des „Organismus Mensch" finden. Den extremen Gegenpol formuliert Dörner: ***„Gesundheit ist der Zustand, in dem der Mensch vergisst, dass er gesund ist. Nach Hans-Georg Gadamer ist dies der Zustand des selbstvergessenen Weggebenseins an den Anderen oder das Andere der privaten, beruflichen und gesellschaftlichen Lebensvollzüge."*** (Dörner 2002) Als Voraussetzung brauchen wir hierzu vielleicht tatsächlich die so oft gescholtene, **idealisierende Gesundheitssicht der WHO**: ***„Gesundheit ist ein Zustand des völligen körperlichen, seelisch-geistigen und sozialen Wohlbefindens und nicht nur das Freisein von Krankheit und Gebrechen"***.

5.1 Ausgangspunkt

Um das weitere Vorgehen programmatisch zu begründen, möchte ich zunächst ***acht Thesen über Gesundheit*** und ihre integrative Analyse an den Anfang stellen:

1. *Gesundheit* ist ein *lebenslanger, aktiver Prozess* und nicht ein statisches Produkt oder Faktum
2. Gesundheit interpretieren und verstehen wir im Sinne von umfassender *Lebensqualität*
3. Die *Sorge um die Gesundheit* des Menschen kann *nicht mehr einer Profession* monopolartig *überlassen* bleiben, *denn*
4. Gesundheit betrifft den *ganzen Menschen* mit Körper, Seele und Geist *in seiner Lebenswelt*
5. *Aber:* Gesundheit lässt sich nicht einfach in Einzelbereiche aufteilen – *das Ganze ist mehr als die Summe seiner Einzelteile*

6. Dem Verständnis des *Mosaikes Gesundheit* nähern wir uns am besten, wenn wir die einzelnen Facetten modellhaft zu einem Stück zusammenfügen (gesundheitswissenschaftliche *Modelle* zum Konstrukt Gesundheit)
7. Die eingebrachten Mosaiksteine *„Gesundheitsmodelle"* haben einen *engen Bezug zu Verständniskonstrukten der Medizinalfachberufe* wie der Ergotherapie über menschliches Leben und Handeln („konzeptionelle Praxismodelle")
8. *Gesundheit* wird so *integrativ* aufgeschlüsselt, verstanden und für therapeutische Methoden zugänglich.

Dies bedeutet, dass wir uns dem Begriff Gesundheit **ganzheitlich** nähern wollen; unser Ziel ist daneben ein **multiprofessionell** geprägtes Verständnis für die Situation und Bedürfnisse des Patienten.

Eine **naturwissenschaftliche, streng rational-sachliche Sichtweise** (Physiologie, Ökologie) wird durch eine **geisteswissenschaftliche Sinnbetonung** (Psychologie, Soziologie) ergänzt.

Wie in einem Puzzle wollen wir die verschiedenen **Ebenen der Sichtweise** nun vorgeben, wobei das zentrale Ergebnis die Gesundheit des Menschen darstellt.

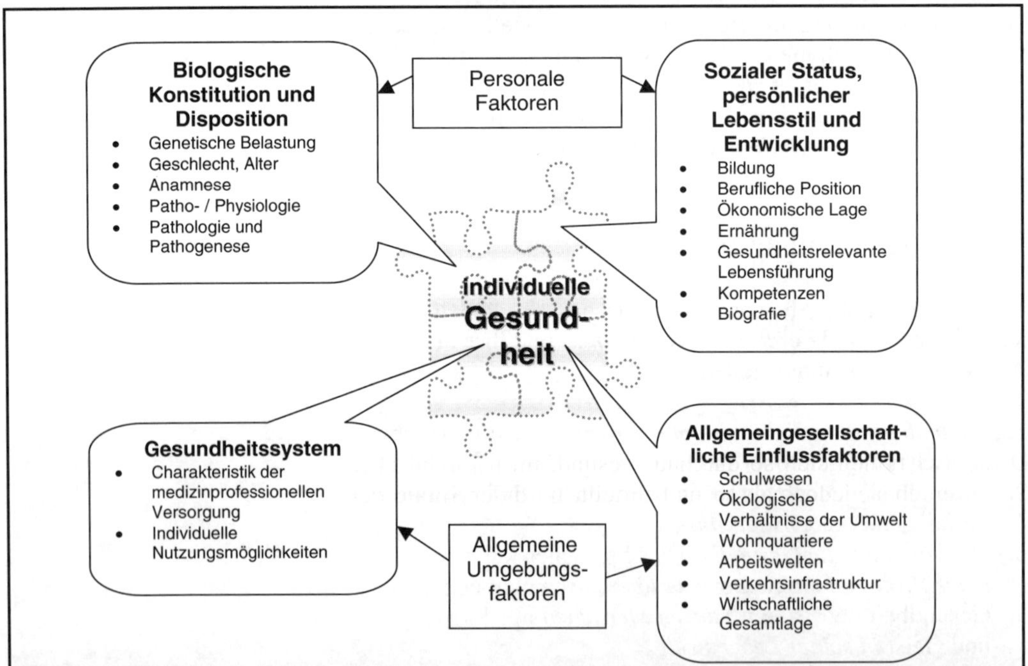

Abb. 16 Wirkgrößen der Beeinflussung individueller Gesundheit (Stark modifiziert nach: Sachverständigenrat für die Konzertierte Aktion im Gesundheitswesen: Bedarfsgerechtigkeit und Wirtschaftlichkeit – Gutachten 2000/2001, S. 24)

Wir begreifen das Phänomen Gesundheit, wenn wir im **Bereich personaler Einflussgrößen** neben den biomedizinischen Aspekten auch schichtspezifische Hintergründe und die Lebensweise eines Menschen näher beleuchten; auf **gesamtgesellschaftlicher Ebene** werden uns das Handeln des Gesundheitssystems sowie die Lebenswelten der Menschen als wichtige bestimmende Faktoren von Gesundheit beschäftigen. Zu den wirksamen Einzelfaktoren siehe Abb. 16.
Nachfolgend wird immer wieder das Bewusstsein vorausgesetzt, dass biomedizinische Einflussnahme nur einen begrenzten Anteil an der Verbesserung der Gesundheit bewirken kann. Dies gilt umso mehr, als selbst innerhalb des Medizinsystems der Blick auf den „ganzen Menschen" durch die Auftrennung in Organsysteme verloren geht. Neue Handlungsstrategien und -ebenen müssen Berücksichtigung finden, bis hin zum Public-Health-Konzept der am Individuum und den gesellschaftlichen Strukturen ansetzenden Methoden der Gesundheitsförderung.

5.2 Bezugssysteme, Normen und Wissenschaftsrichtungen

Erste Definitionsansätze

Wenn wir Gesundheit definieren wollen, so stehen uns zunächst verschiedene

- ***Bezugssysteme (Perspektiven)***
- ***Richtgrößen (Normen)*** und
- ***Ursprungsprofessionen*** *für angekündigte Modelle der Beschreibung von Gesundheit und Krankheit* zur Verfügung.

Bezugssystem
- Individuum
- Medizinsystem
- Gesellschaft

Ähnlich wie in Abb.16 treffen wir zunächst auf das ***Bezugssystem* Individuum**. Hier werden ganz persönliche Interpretationen von „gesund oder krank sein" und subjektive Gefühlsmomente eine Rolle spielen. Kriterien wie (Wohl-)Befinden, Freisein von Beschwerden oder Fitness tauchen auf. Individuen fühlen sich gesund, wenn soziale Aktivitäten wahrgenommen werden können. Kommt die Perspektive aus der Richtung der **professionellen Medizin**, so stehen in erster Linie objektive, harte Daten und Funktionsergebnisse als Kriterien im Raum. Gut eingestellte Diabetiker fühlen sich so durchaus gesund, im medizinischen Sinn werden sie jedoch als krank beurteilt. Wird der **Staat oder die Gesellschaft** die Blickrichtung vorgeben, so dienen als Beurteilungsgrößen Aspekte wie Arbeitsfähigkeit des Individuums oder Inanspruchnahme von Leistungen aus den sozialen Sicherungssystemen.

Bezugssystem	Deutungsinhalte
Individuum (subjektiv)	• „Schweigen der Organe“, Fehlen von Beschwerden • Lebensqualität, optimale Befindlichkeit • Gesundheit als Ressource • Fähigkeit zur Bewältigung von vielfältigen sozialen Rollen und zu Interaktion • Aktivitäten ausüben können, „fit sein“
Institution Gesundheitswesen (Sicht der „Profis“)	• Übereinstimmung mit festgelegten Normen ohne Einfluss von subjektiver, individuell situativer Deutung • Betonung von Symptomen und v.a. Befunden • Festlegung des „entweder gesund oder krank“ • Ursachen-Fixierung bei der Deutung von Abweichungen • aber auch Deutscher Ärztetag 1996: „Gesundheit ist die aus der Einheit von subjektivem Wohlbefinden und individueller Belastbarkeit erwachsende körperliche, seelische und soziale Leistungsfähigkeit des Menschen“ • Public health Paradigma von Gesundheit als Autonomie des Individuums zur Stärkung der Gesundheit und Bewältigung von Anforderungen
Gesellschaft	• gesund ist, wer keine ärztliche Behandlung benötigt • Gesundheit als Rechtsbegriff, der durch die Institution Gesundheitswesen erhalten oder wiederhergestellt wird • Soziale Sicherungssysteme begründen ein Grundrecht – finanzielle Leistungen der Gesellschaft (Sozialgesetzbücher)

Tab. 11 Bezugssysteme und ihre Sicht von Gesundheit

Richtgröße
- Idealnorm
- Statistische Norm
- Funktionale Norm

Eine ***normative Richtgröße*** kann ebenfalls als Kriterium für gesund oder krank herangezogen werden. Die anfangs zitierte WHO-Definition erhebt einen Exklusivanspruch, der sicher als **Idealnorm** nie zu erreichen sein wird; es ist jedoch hilfreich, aus dieser Definition zumindest den Gedanken der Ganzheitlichkeit aller Überlegungen herzuleiten. Es mag durchaus auch legitim sein, Gesundheit oder Krankheit durch einen Vergleich mit der

Häufigkeit bestimmter Merkmale des Menschen festzulegen. Die **statistische Norm** („der Wert der Allgemeinheit") dient z.B. zur Festlegung der Toleranzgrenzen von Laborwerten. Wenn wir uns mehr auf die lebensweltliche Ebene begeben und die Person nach ihren Fähigkeiten im Alltag (z.B. die Erfüllung von sozialen Rollen wie „Berufsrolle") beurteilen, so legen wir eine **funktionale Norm** als Maßstab an.

Eine letzte Größe in der Analyse von Gesundheit und Krankheit sind die ***verschiedenen Wissenschaftsrichtungen***, die sich begrifflich und modellhaft zu Wort melden. Dementsprechend werden wir uns mit **Erklärungsansätzen der Natur- Gesellschafts- oder Verhaltenswissenschaften** beschäftigen; biomedizinische, soziologische, psychoanalytische, verhaltenstheoretische oder psychosomatische Modellvorstellungen und Aspekte sollen einbezogen werden.

Profession
- Naturwissenschaften
- Gesellschafts- und Verhaltenswissenschaften

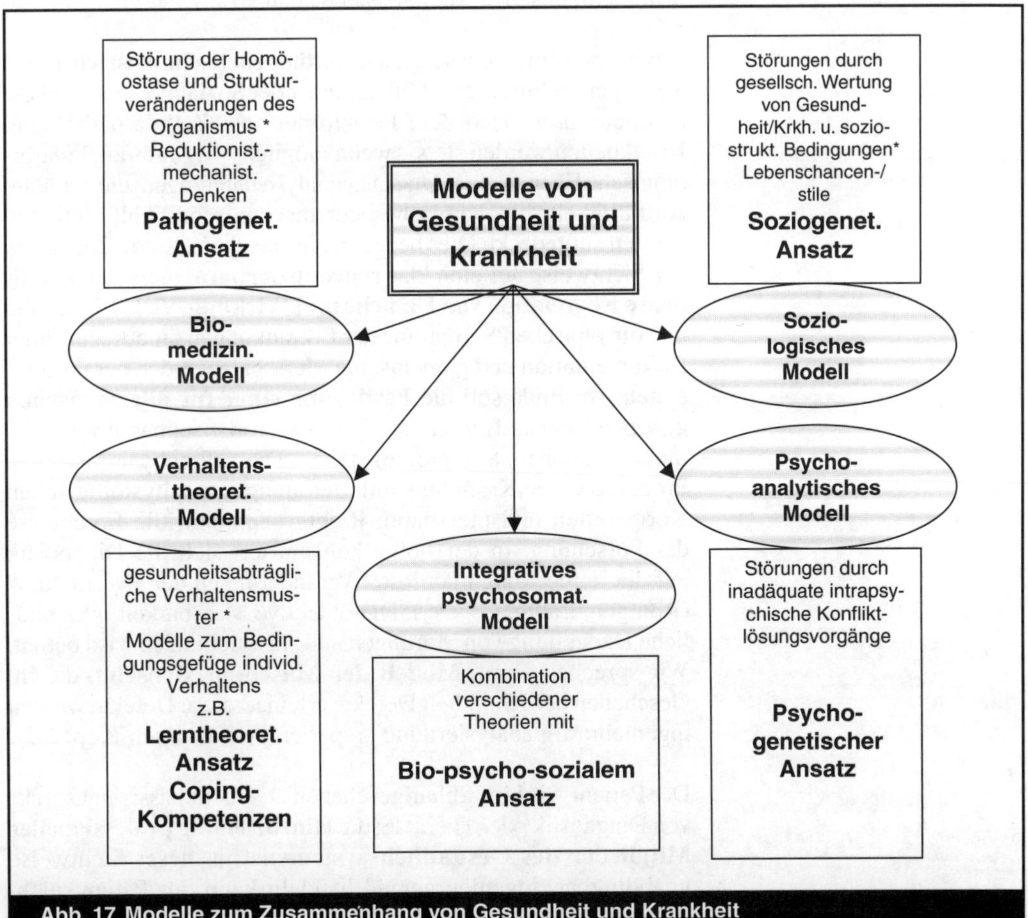

Abb. 17 Modelle zum Zusammenhang von Gesundheit und Krankheit

Wir wollen nun ein **integratives Bild von Gesundheit** zeichnen, **das über einzelne Bezugssysteme oder Normen hinausgeht**. Treten wir dazu den Weg an, die vielfältigen Elemente des vorhin eingeführten „Gesundheitspuzzles" zu beschreiben.

5.3 Das biomedizinische Modell

Biomedizinisches Modell
- Zwei Pole
- Kausalitätsbezug von Ursache und Wirkung
- Fixierung auf Risikofaktoren
- Pathogenese
- Regelhaftigkeit der Maschine Mensch
- Defizitorientierung
- Fixierung auf Normabweichungen

Grundlage der naturwissenschaftlichen Denkweise ist ein streng polarer Denkansatz. Wir sprechen auch von einer **dichotomen Sichtweise**: Ein Mensch ist entweder krank oder gesund; eine dazwischenliegende Kategorie gibt es nicht. Dazu liefert die Medizin aber konsequent entsprechende **Definitionen der „Normalität"**. Ein weiteres Prinzip dieser Denkart ist auch die **Betonung einer Suche nach fassbaren Störungen**. Das **Nachweisprinzip** bringt in der Arbeitsweise der Mediziner dann folgerichtig die **Ausrichtung der Interventionen auf die** (hoffentlich singuläre) **Ursache** mit sich: den **Kausalitätsbezug** („Ätiologie") [zum „Biomedizinischen Modell" siehe auch BZgA 1999].

Wir nennen ein solches Denken „**pathogenetische Ausrichtung**". Sogar der vorhin zitierte Mitbegründer der Sozialmedizin Virchow arbeitete ***auch*** nach dem Prinzip der sog. Zellularpathologie. Krankheiten werden stets – wenn möglich – bis auf molekularbiologische Ebenen einer Ursachenanalyse unterzogen, die zelluläre Auffälligkeit, biochemische oder mechanische Fehlfunktionen werden aufgedeckt. Dies bedeutet eine mechanistische Reduktion der Sichtweise auf eine klar **reproduzierbare**, messbare und **lineare Korrelation von Ursache und Wirkung**. Viele Einzelfälle und die typischen Symptome der Erkrankungen unterliegen einer Dokumentation und gemeinsame Merkmale werden herausgearbeitet. Am Ende soll die **Festlegung einer für alle Menschen gültigen Regelhaftigkeit** und eines klar vorhersehbaren Verlaufes (äußere Zeichen, Symptome) stehen. Die pathophysiologischen Prozesse einer Krankheit mit Betonung von physiologischen Normwerten und messbaren Richtgrößen sind die Ergebnisse der Forschung. In der Folge konzentriert sich die Diagnostik auf die Entdeckung manifester Veränderungen der „Normalität" (Röntgen, Labor, CT etc.). Die objektive Messbarkeit oder bildliche Darstellung von Störungen und Abweichungen wird betont. Wir sprechen vom **„Modell der Maschine Mensch"**, die im Geschehen der Krankheit Defekte erleidet; diese Defekte werden ingenieurartig analysiert und „repariert" **(siehe auch Kap. 2.2)**.

Der Patient wird im Ablaufgeschehen zu einem passiven **Objekt** von Diagnostik oder Therapie; die **Hinzuziehung professioneller Mitglieder des Gesundheitssystems** ist in dieser Sichtweise unabdingbar, ingenieurgemäß handeln kann der Patient nicht selbst.

Die **pathogenetische Vorgehensweise** führt konsequenterweise zu einer **Fixierung auf einzelne Risikofaktoren**, deren Entdeckung oder Bekämpfung. Diese Betonung geradlinigen Ursachendenkens findet dann auch Eingang in die Handlungsmethoden der Therapie oder der Präventionsarbeit. Ohne Zweifel **eignet sich** solches Vorgehen **ideal für konkretisierbare, weniger differenzierte Umstände**, also für Akutkrankheiten (Infektionen) oder Traumata und klare Ablaufprozesse von Krankheitsbildern (Ursache für eine Angina tonsillaris sind Streptokokken → Identifizierung → therapeutische Handlung: Antibiotikagabe; Risikofaktor für Polio ist das Poliovirus → präventive Reaktion: Impfung; Risikosituation für ein Darmkarzinom ist ein Polyp → sekundärpräventive Maßnahme: Coloskopie und Polypektomie). Die Medizin erlebt in diesen Bereichen beträchtliche Erfolge. Eine **vielschichtige psychosoziale Individualität** des einzelnen Patienten **und** die **Vernetzung mit** dem ganz **persönlichen Erleben, Fühlen und Handeln** ist jedoch **ausgeschlossen**. Krankheiten, denen ein komplexes Ursachenmuster im Sinne der Systemtheorie zugrunde liegt, also viele chronische Prozesse, sind dieser mechanistischen Art zu denken nur schwer zugänglich. Und so kommen wir auch an die Grenzen der Behandlungserfolge.

Im Alltag tauchen auf der Grundlage dieses Denkmusters auch Situationen auf, wo Patienten durchaus das Gefühl des Krankseins und auch Symptome verspüren. Noch so eingehende Diagnostik führt aber zu keinem fassbaren „pathologischen Befund". Die „Diagnose" einer **funktionellen Störung** wird gestellt. Ein für beide Seiten oftmals unbefriedigender Zustand stellt sich ein.

Hinterfragt man das biomedizinische Modell nun kritisch, so müsste sich hinsichtlich der gerade erwähnten klinischen Beispie-

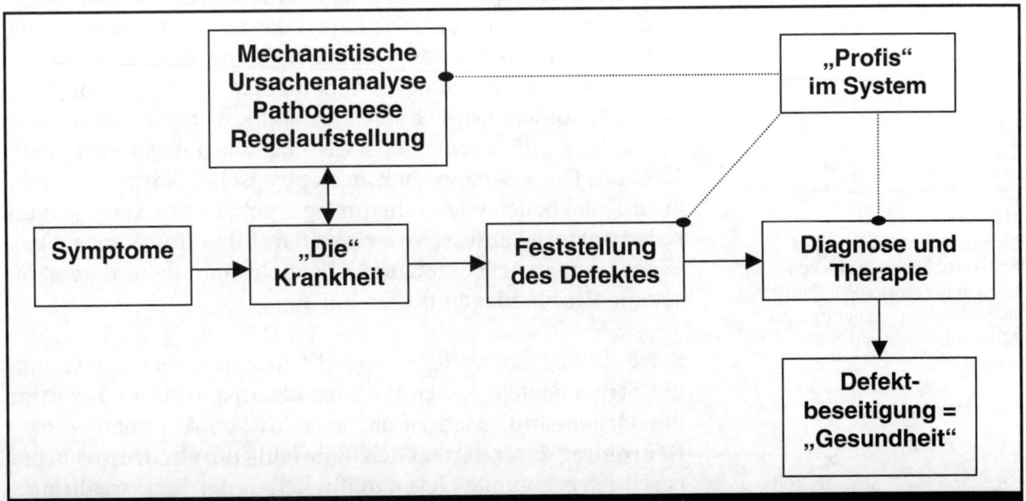

Abb. 18 Biomedizinisches Modell von Gesundheit und Krankheit

le streng pathogenetischer Vorgehensweise der Ansatz erweitern. Spielen für das genannte Darmkarzinom nicht auch Fragen der Ernährung eine Rolle? Und warum ernähren sich Menschen unterschiedlich? Wenn wir multifaktoriell verursachte Erkrankungen wie den Herzinfarkt oder gar das verhaltensabhängige Bronchialkarzinom mit bewusstem Zigarettenkonsum in die Überlegungen einbeziehen, so beginnen erst recht die Zweifel am konsequenten Erfolg einer wenig differenzierten Sicht des biomedizinischen Modells. Erläutern wir dies in den folgenden Kapiteln nun eingehender.

5.4 Stress als komplexes Geschehen

Pathogenetisches Denken ist – wie gerade beschrieben – **linear kausal** ausgerichtet. **Faktoren**, die den Organismus schädigen, sind in biomedizinischer Denkweise immer dann **unkompliziert zu eruieren und zu bekämpfen, wenn wenig modifizierende Einflüsse hinzukommen**. **Stress** als möglicher gesundheitsschädlicher Faktor (z.B. Herz-Kreislauf-Krankheiten) **hingegen** ist ein **komplexes Geschehen**. Er ist nur schwer messbar und ganz entgegen den naturwissenschaftlichen Prinzipien sogar individueller, subjektiver Bewertung unterworfen; seine Auswirkung ist zwar grundsätzlich bekannt, jedoch für das betroffene Individuum im Einzelfall nur schwer voraussagbar.
Bei ganzheitlicher Betrachtung von Gesundheit und Krankheit wird Stress immer wieder als bestimmender Analysefaktor in Erscheinung treten. Daher sollen einige grundsätzliche Aussagen zu diesem Phänomen getroffen werden.

Jeder Mensch unterliegt in seiner Biografie konstant unterschiedlichen Belastungssituationen, externen Reizen oder Begebenheiten (z.B. physikalische Reize wie Lärm oder aber Tod nahe stehender Personen, Arbeitslosigkeit, Heirat/Scheidung, vielerlei zwischenmenschliche Konflikte oder Mobbing, jedoch auch Situationen der Unterforderung); wir sprechen von kritischen Lebensereignissen bzw. „**life events**" oder dem täglichen Ärger, den „**daily hassles**". Diese **Stressoren** können **physischer Natur** sein, wozu auch Krankheiten oder Schlafmangel gehören, es kann sich um **selbstwertrelevante Schwierigkeiten** (Misserfolge, mangelnde Eigenkompetenzüberzeugung) handeln und auch allgemeine **soziale Problemlagen** fließen mit ein.

Dis-Stress
Negativ erlebte Folge eines Missverhältnisses zwischen belastender Anstrengung und individuell wahrgenommenen Möglichkeiten der Bewältigung

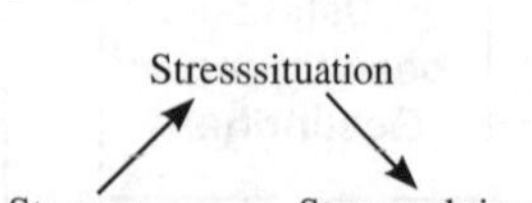

Selye als Wegbereiter der wissenschaftlichen Auseinandersetzung mit **Stress** deutete dessen Wirkung **als unspezifische Reaktion des Organismus** Mensch auf jede Art von Anforderung bzw. **Bedrohung des inneren Gleichgewichts durch Stressoren** und beschrieb bestimmte **Gesetzmäßigkeiten der Stressreaktion**.

PHYSIOLOGIE unschädliche Situation		PATHOPHYSIOLOGIE Stressor als Fehlbelastung mit schädlicher Wirkung	
(psychische) **Belastung**	(psychische) **Beanspruchung**	(psychische) **Fehlbelastung**	(psychische) **Fehlbeanspruchung**
Einwirkung von außen (evtl. Wirkung auf die Psyche)	unmittelbare Folge der Belastung beim Betroffenen (abhängig von z.B. individuellen Coping-Fähigkeiten)	Anforderungen, die zu gesundheitlichen Beeinträchtigungen führen	pathogenetische Stressreaktion durch Über- oder Unterforderung (Überforderung von außen oder durch innere personale Ansprüche)

Tab. 12 Generierung einer pathogenetischen Stresssituation nach DIN EN ISO 10075-1 („Ergonomic principles related to mental work load" – Part 1 General terms and definitions)

Stressreaktionen spielen sich auf **unterschiedlichen Ebenen** ab. Wenden wir uns zunächst der **physiologischen Ebene** zu. Selye beschreibt bekanntermaßen drei Stadien der Stressreaktion im Sinne eines Allgemeinen **Adaptations- (Anpassungs) Syndroms (AAS)** – siehe Abb. 19.

In einer ersten **Alarmphase** kommt es mittels **Stimulierung des sympathischen Anteils des vegetativen Nervensystems** zur Aktivierung von Kräften (Kampf-/Fluchtreaktion). Dabei wird aus dem Nebennierenmark (Nor-)Adrenalin freigesetzt; der Spannungszustand der Gefäße und die Herzfrequenz steigen.

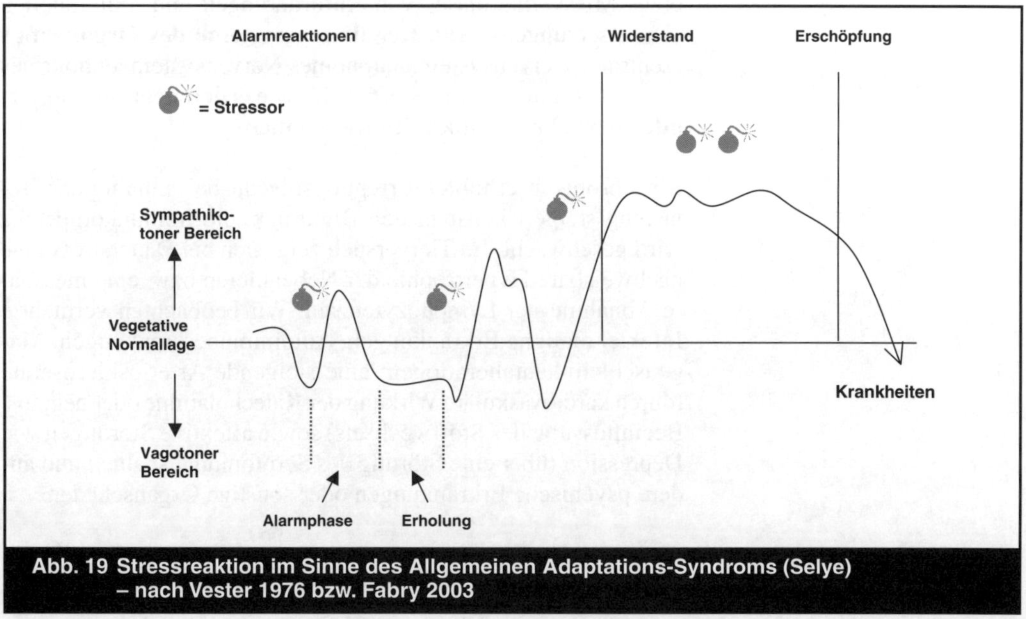

Abb. 19 Stressreaktion im Sinne des Allgemeinen Adaptations-Syndroms (Selye) – nach Vester 1976 bzw. Fabry 2003

Über die Aktivierung der Hypothalamus-Hypophysen-Nebennierenrinden-Achse tauchen vermehrt Glucocorticoide / Cortisol im Blut auf; andere endokrine Reaktionen setzen ein: Vermehrung von Insulin, Schilddrüsenhormonen sowie Endorphinen. So wird genug Energie für Stoffwechselprozesse freigesetzt, die Durchblutung gesteigert und der Körper an erhöhte Anforderungen angepasst. Belastungen können so bewältigt werden und auf dem Abwehrniveau erhöhter Aktivität wird ein neues inneres Gleichgewicht gesucht.

Kurzfristige Stresssituationen erlauben **darauf folgend eine Reaktionsumkehr in den vagotonen, parasympathischen Bereich des autonomen Nervensystems** mit Einsetzen der **Erholungsphase**. Unsere lebensweltliche Entwicklung hat uns jedoch entgegen der evolutionären Bedeutung der gerade beschriebenen Reaktionsmuster (im Sinne von Flucht- oder Angriffsreaktionen) neue Realitäten gebracht: Aufgrund **differenzierter und anhaltender Stressoren** kommt es zu einer Daueraktivierung, das Erholungsstadium wird übergangen. Dem Organismus wird also eine kontinuierliche Alarmreaktion aufgezwungen.
In einer sog. **Widerstandsphase im AAS** nach Selye steigt die Leistungsstärke für eine gewisse Zeit über das normale Niveau hinaus an. Bei **überlanger Belastung** mündet der Prozess jedoch später in ein **Erschöpfungsstadium**.

Dabei sinkt die allgemeine Widerstandskraft nun erheblich ab und ein **Krankheitspotenzial generiert sich**. Es kommt zur **Störung der psychophysischen Homöostase** und damit zur Verschiebung des inneren Gleichgewichtszustandes (im Sinne eines Missverhältnisses von Anforderungen und individuellen Voraussetzungen). **Alle Regulationssysteme des Organismus** (zentrales Nervensystem, autonomes Nervensystem, endokrines System, Immunsystem, Stoffwechsel) **werden negativ tangiert oder bewirken krankhafte Reaktionen**.

Ein chronisch erhöhtes Erregungsniveau bei anhaltender Belastung steigert konstant den Blutdruck, die Immunkompetenz wird geschwächt. Im Tierversuch zeigt sich bei Dauerstress eine nachweisbare Hypertrophie der Nebennieren bzw. eine messbare Abnahme der Lymphozytenzahl. Wir beobachten vermehrte Infekte, maligne Erkrankungen, Autoimmunerkrankungen, Magenschleimhautalterationen, eine steigende Arterioskleroserate (durch kardiovaskuläre Wirkung der Katecholamine oder negative Beeinflussung des Stoffwechsels) sowie affektive Störungen wie Depression (über eine Störung des Serotoninhaushaltes) und andere psychische Erkrankungen oder sonstige Organschäden.

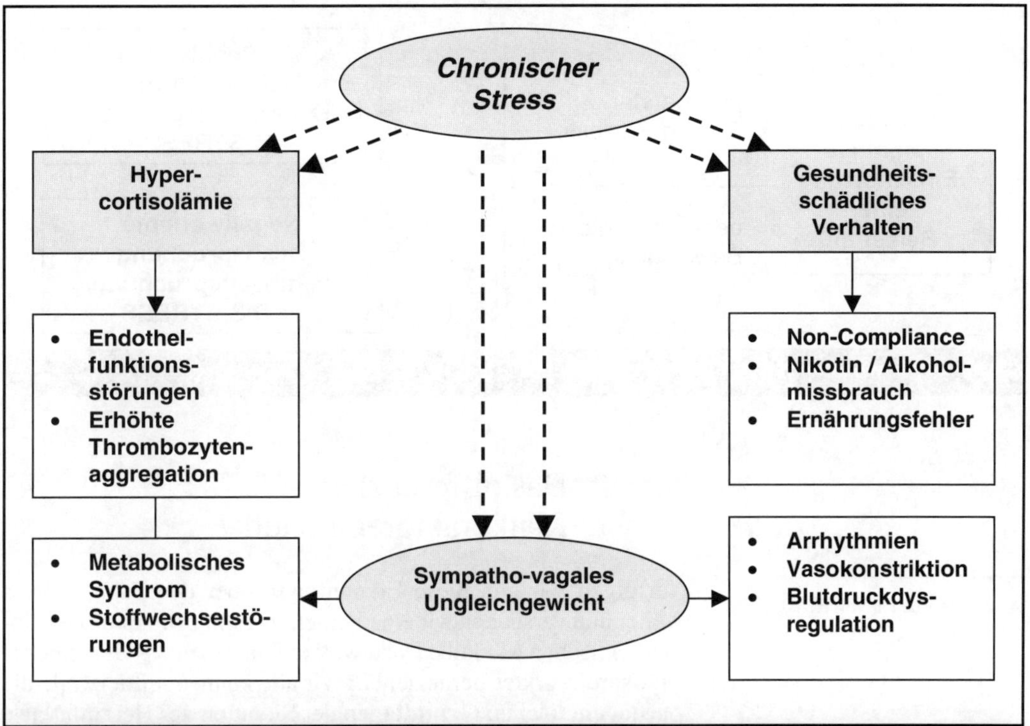

Abb. 20 Stresspathophysiologie als Ursache für erhöhtes kardiovaskuläres Risiko

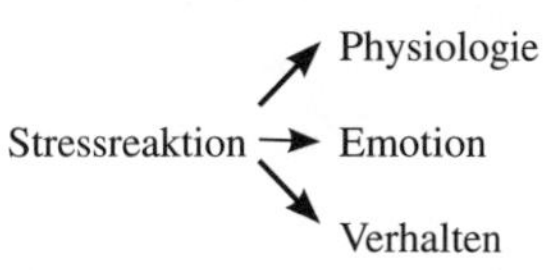

Neben der physiologischen Reaktion einer verlängerten Stressantwort stellt sich eine **emotionale Antwort** des Individuums ein: Anspannung, Reizbarkeit, psychische Ruhelosigkeit, Frustrationen oder Burnout-Syndrome bis hin zum generalisierten Zusammenbruch sind Ausdruck des Erschöpfungsstadiums. Oftmals bleibt die Antwort auf die Überreizung jedoch in einem Stadium, wo eine bewusste Artikulation durch die Betroffenen nicht stattfindet oder sich anfänglich auch nur vermehrt Konflikte innerhalb sozialer Interaktionen zeigen.

Zusätzlich werden sich so **negative individuelle Verhaltensweisen** einstellen und eine Neigung zu Risikoverhalten wird aufkommen (generelle Leistungsschwankungen, fehlerhafte Spontanreaktionen, Drogen- / Genussmittelabusus, Ernährungsfehler oder Bewegungsmangel).

Sowohl die **emotionale Stressreaktion wie auch** die gerade genannten **Verhaltensmuster bahnen** den **Weg in die Krankheit**. Ein direkter Automatismus dorthin muss jedoch nicht eintreten, wenn die **Förderung individueller Bewältigungsfähigkeiten** in präventive oder therapeutische Überlegungen mit einfließt (siehe Kap. 5.6.1 und nachfolgende Abb. 21).

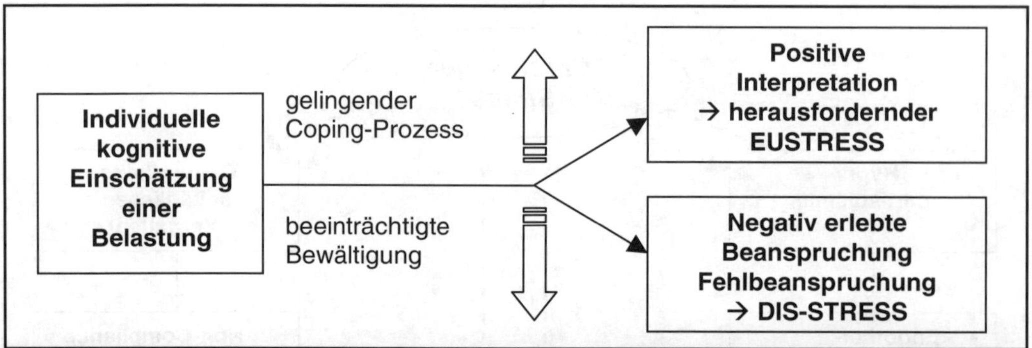

Abb. 21 Entwicklungsweg einer Stresssituation

5.5 Das differenzierte Risikofaktorenmodell

Abstrakte Ebenen von Risikofaktoren

Verfolgen wir nun diese Erkenntnisse über den Faktor Stress weiter und versuchen wir eine Vernetzung mit Prinzipien des biomedizinischen Modells. Dazu wollen wir erneut das Beispiel des Myokardinfarktes heranziehen. Wir alle kennen mittlerweile die **pathogenetischen Grundlagen** der Situation des Herzinfarktes. Arteriosklerose der Koronararterien bewirkt eine Verminderung des Blutzuflusses. Spasmen der Herzkranzgefäße und Thromben führen zum völligen Verschluss und in Konsequenz zum massiven Sauerstoffmangel der Muskulatur. Im Stufenschema sind uns auch die **Risikofaktoren der Arteriosklerose** bewusst (arterielle Hypertonie, Stoffwechselstörungen, Rauchen, Übergewicht, Bewegungsmangel etc.) [siehe dazu auch BZgA 1999].
Entscheidender Schritt zu mehrdimensionalem Denken ist die Erkenntnis, dass die gerade genannten Umstände Risikofaktoren erster Ordnung (**primäre Risikofaktoren** ①) sind: Sie bewegen sich auf der elementaren organisch-biologischen Ebene. Und doch lässt sich nicht nur eine einfache linear-kausale Folgenkette konstruieren, denn die Risikofaktoren sind nicht ungesteuert für sich wirksam. Wir kennen Einflüsse z.B. durch **Stressreaktionen**. Auf der Basis von reaktiv ausgeschütteten Hormonen führt **chronische Stressbelastung** zu Veränderungen der Stoffwechselsituation. Störungen des Gleichgewichts zwischen N. vagus und N. sympathicus beeinflussen dabei die Thrombozyteneigenschaften (erhöhte Aggregationsneigung), vielerlei kardiale Reaktionen stellen sich ein (vermehrt Arrhythmien, Blutdruckbeeinflussung, Tonusveränderungen der Gefäße). Stress wird zum modifizierenden Element der Risikofaktoren auf primärer Ebene, diese sind nicht mehr allein genetisch fixiert oder essentiell.
Zusätzlich kommen nun noch **disponierende Faktoren der individuellen Persönlichkeitscharakteristik und verhaltenspsychologische Momente** ins Spiel. Wir kennen den „workaho-

lic", den Perfektionisten, der sich keine Pause gönnen will und „ohne den nichts mehr geht" (Typ A-Persönlichkeit mit starken Kontrollambitionen, übersteigertem Ehrgeiz und Gehetztheit). Der Umgang mit Stress und die Einschätzung der Situation bzw. ihrer Bewältigung wird elementar. Wir haben somit die zweite hierarchische Ebene, die **sekundären Risikofaktoren** ② identifiziert.
Stress ist in seinem Auftreten und seiner Wirkung **auch** eine **Reaktion auf** Konstellationen wie die **Beschaffenheit der Lebenswelten**. Soziale Bedingungen wie Charakteristik des Arbeitsplatzes, Einbindung in soziale Netzwerke, Harmonie in der Familie oder akute Belastungssituationen („life events") werden wirksam. Damit haben wir die dritte Ebene der **tertiären Risikofaktoren** ③ erreicht.

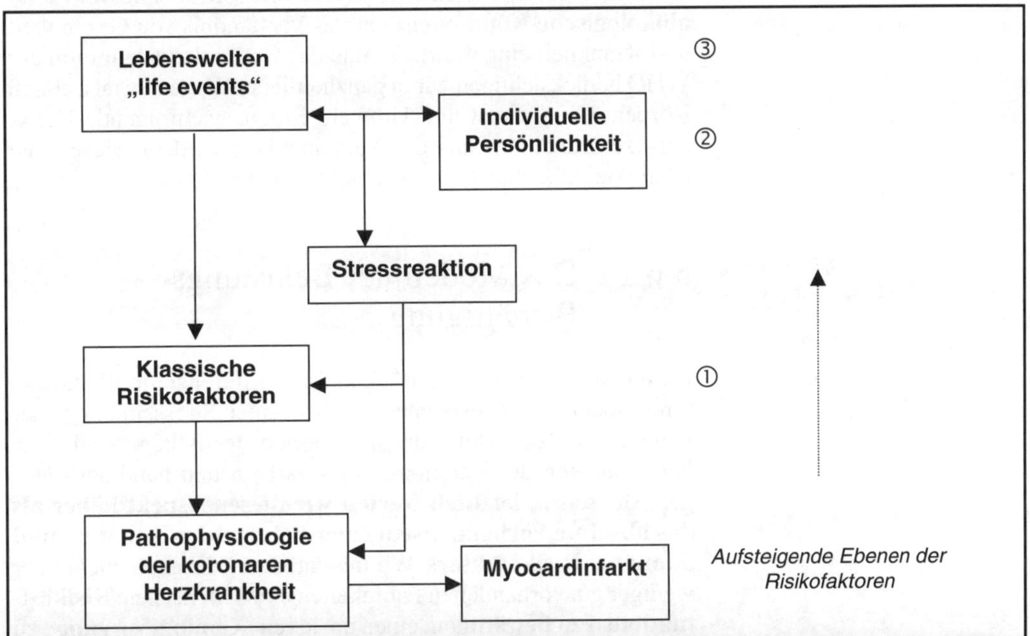

Abb. 22 Das differenzierte Risikofaktorenmodell (siehe auch Waller (Sozialmedizin) 2002, S. 35, 157)

Fassen wir zusammen: Natürlich wirken die Standardrisikofaktoren. Doch warum stellt sich Übergewicht ein, warum raucht ein Mensch – und das oft wider besseres Wissen? Warum bewegt sich der Patient zu wenig und ernährt sich falsch? Wieso kommt negativ wirksamer Dis-Stress auf? Die Konsequenz muss also lauten: Alleinige Identifizierung der primären Risikofaktoren und therapeutische Intervention auf dieser Ebene werden dem differenzierten Geschehen nicht gerecht. Das nächste Element unseres Puzzles muss konsequenterweise folgen!

Bio-psycho-soziales Modell
- Bewältigung von Belastung und Risiken
- Adaptation
- Wirkung sozialer Netzwerke
- Individuelles Verhalten

5.6 Das bio-psycho-soziale Modell

Das biomedizinische Modell drängt uns eine negative und defizitorientierte Sichtweise von Gesundheit und Krankheit auf. Wir wollen und können natürlich auf die Erfolge der klassischen Schulmedizin nicht verzichten und doch spüren wir Mängel. Der Mensch wird zu großen Teilen als passives Objekt gesehen. Die Alternative liegt in der **Betonung eines ressourcen- und fähigkeitsorientierten Denkens und Handelns** als **komplementäre**, ergänzende Herangehensweise.

Dies bedeutet, dass der von Krankheit bedrohte Mensch auf der Suche nach Lebensqualität neu als **aktives Subjekt** verstanden wird. Damit eröffnen sich breite Einflussebenen in der unterstützenden Sorge um den Patienten bzw. Klienten. Und so wird **neben der biologischen eine psychische und soziale bzw. sozialökologische Komponente** in das Verständnis von Gesundheit und Krankheit eingeführt. Gemäß der Gesundheitsdefinition der WHO berücksichtigen wir in ganzheitlicher Weise nun tatsächlich Körper, Seele, Geist und Umwelt. Einige nachfolgende Denkansätze erleichtern uns das Verständnis, was denn diese neue Charakteristik „bio-psycho-sozial" bedeuten kann.

5.6.1 Das Modell der Belastungs-Bewältigung

Kommen wir nochmals zurück auf das differenzierte Risikofaktorenmodell. Psychosoziales Erleben einer Stresssituation, der Umgang mit den Belastungsproblemen des Alltags sind erste Komponenten der Betonung eines aktiven und handlungsfähigen Menschen; **letztlich werten wir diesen Aspekt höher als das absolute Vorhandensein einer belastenden Situation und damit des Risikofaktors**. Wir thematisieren dabei die mehr oder weniger gut vorhandenen Fähigkeiten eines Menschen, **Risikosituationen zu bewältigen**, einen positiven **„Coping-Vorgang"** zu vollziehen [siehe Waller 2002]; der handlungsfähige Mensch muss potenziell schädigenden Faktoren nicht schutzlos oder schicksalhaft ausgeliefert sein *(„Coping" – to cope: meistern, hier: fertig werden mit einer belastenden Situation; siehe hierzu auch das Thema transaktionales Stressmodell und Krankheitsbewältigung im Sinne der ICF– Kap. 8).*

Bestimmte Ereignisse sind eben nicht automatisch belastend; die Wirkung ist vielmehr abhängig von persönlichen Kompetenzen, der Haltung zum Handeln allgemein und zur spezifischen Situation im Besonderen, der Motivation zum Tätigwerden und von einzelnen Merkmalen der individuellen Konstitution.

Jeder von uns ist mit Schwierigkeiten des täglichen Lebens in seiner sozialen Umwelt konfrontiert; seien dies nun die Realität

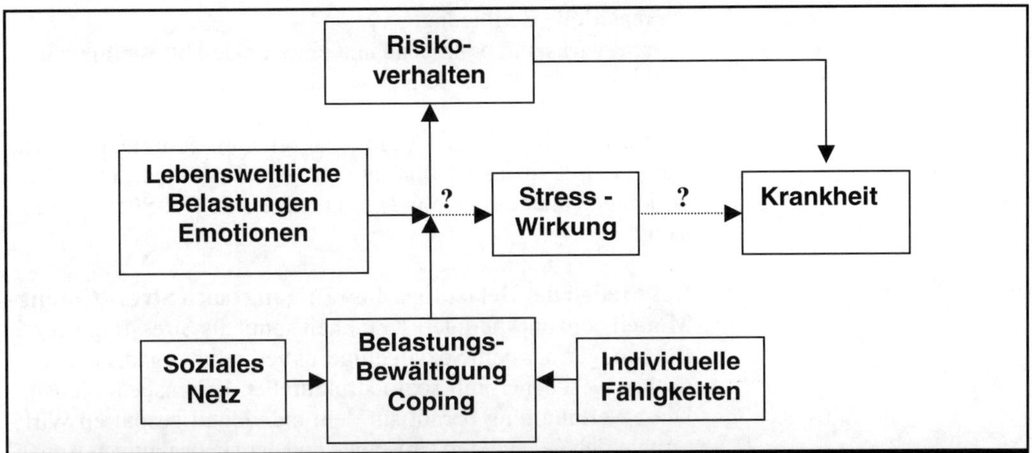

Abb. 23 Belastungs-Bewältigung und Gesundheit oder Krankheit

der Familie, der Arbeit oder gar elementare Einzelereignisse (Ebene der Sozialstruktur und der sozioökologischen Verhältnisse). *Denken wir dazu zurück an die Erörterungen über die vielfältigen sozialen Rollen des Menschen mit evtl. Rollenüberlastung oder Rollenkonflikten.*

Im Umgang mit diesen Situationen entscheidet sich nun, **ob die Hindernisse selbstbewusst und aktiv aus dem Weg geräumt werden oder ob aus der Stresssituation tatsächlich ein schädigendes Potenzial erwachsen kann**, ja eine Erkrankung entsteht:

- durch direkte stressphysiologische Mechanismen
- durch reaktives Fehlverhalten

Fähigkeiten zur Belastungsbewältigung rekrutieren sich auf der **Ebene des Individuums**:
z.B.:

- **personale Kompetenzen** wie Kontrollüberzeugungen über das eigene Handeln oder zur Selbstwirksamkeit, Optimismus, Selbstwertgefühl, Selbstachtsamkeit, Problemlösefähigkeit, emotionale Stabilität, Kenntnis von Spannungsreduktionsverfahren wie autogenes Training, Muskelentspannung, Meditation und
- **soziale Kompetenzen** wie z.B. zu interaktivem Handeln oder zum aktiven Aufbau sozialer Netzwerke, interpersonales Vertrauen.

Zur Entstehung all dieser Fähigkeiten sei nochmals auf die Ausführungen zur Sozialisation des Menschen hingewiesen.

Die Bewältigungs-Fähigkeiten sind jedoch **auch** auf kollektiver Ebene umfassender **Unterstützung aus dem sozialen Umfeld** unterworfen:

- materielle Bedingungen
- real wirksame praktische und emotionale Hilfestellungen
- Integration in soziale Netzwerke

Defizite individueller Coping-Fähigkeiten führen im (evtl.) Verbund mit sozialer Isolierung zu negativen organischen Auswirkungen (siehe Kap. 5.6.2). Das schädliche Dis-Stress-Niveau steigt.

Das **Modell der Belastungs-Bewältigung** (auch **Stress-Coping-Modell** genannt) definiert Krankheit somit als Stressfolge durch Belastungen aus dem Sozialgefüge; es verknüpft organisch-somatisches Geschehen mit sozio-strukturellen Lebensbedingungen. Diese Verknüpfung beruht auf dem individuell gespürten Wirksamwerden der äußeren Umstände und dem konsekutiven Anpassungsvorgang des betroffenen Menschen an diese Situation.

Verwandte Gedankenmuster finden sich in Verständnismodellen der Medizinalfachberufe. In den **konzeptionellen Grundlagenmodellen der Ergotherapie** entdecken wir das **„Model of Personal Adaptation through Occupation" nach Reed / Sanderson** (siehe Abb. 24).

In diesem Konzept (Mathe 2001) wird der Mensch als Subjekt in einem Dreigestirn von folgenden **situativen Komponenten** gesehen:

- nicht-organische, räumliche Umwelt
- psychobiologische Umwelt
- soziokulturelle, gemeinschaftliche Umwelt.

Um sich in dieser Konstellation behaupten zu können, setzt er

- sensomotorische
- kognitiv-perzeptionelle und
- psychosoziale

Fertigkeiten ein, **unterliegt** dabei aber **dem ständigen Zwang, sich an veränderte Gegebenheiten im Sinn einer Interaktion anpassen zu müssen**. Dies gelingt **durch Betätigung**. Die Unterstützung bzw. Wiedergewinnung von Fertigkeiten des Patienten / Klienten **eröffnet neue therapeutische Instrumentarien fernab der quantitativ fassbaren Kausalkette konkreter Risikofaktoren**. Ergotherapie versucht, erfolgreiche Betätigungsperformanz zu erreichen, um nach Reed Bedürfnisse des Einzelnen und Forderungen der Umwelt in Zufriedenheit und funktioneller Unabhängigkeit erfüllen zu können.

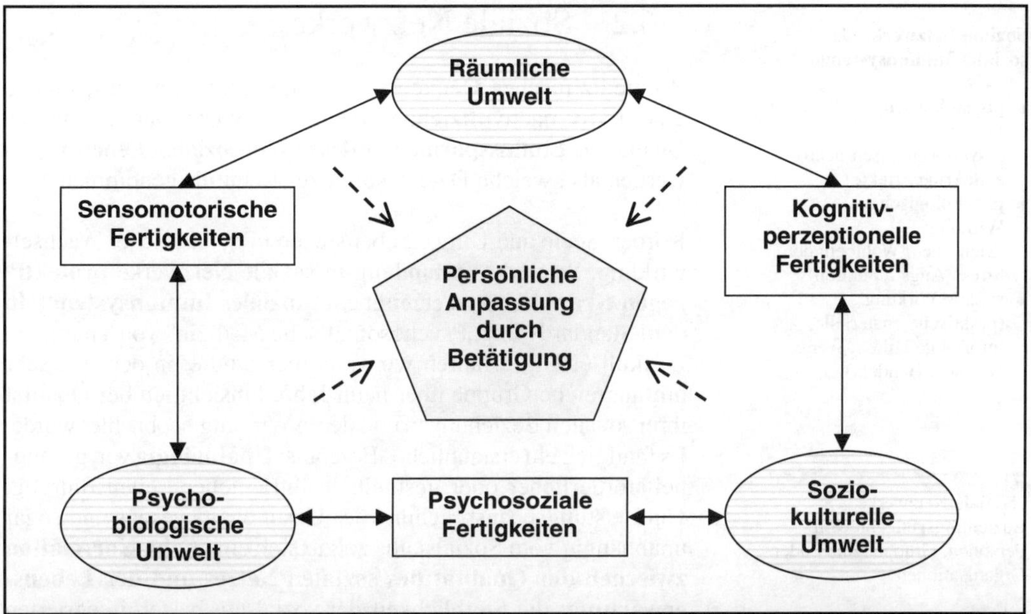

Abb. 24 „Model of Personal Adaptation through Occupation" (modifiziert nach Kathleen L. Reed in Jerosch-Herold et al. 1999 bzw. Mathe 2001)

Der Gesundheitssoziologe Hurrelmann (Hurrelmann 2000) beschreibt in seinem **sozialisationstheoretischen Modell der Belastungs-Bewältigungs-Prozesse** in ähnlicher Weise eine produktive Realitätsverarbeitung von körperlichen, psychischen und sozialökologischen Belastungen durch personale und soziale Ressourcen, um zu einer **„Gesundheitsbalance"** zu gelangen.

Gesundheitsrisiken stehen Gesundheitspotenzialen gegenüber. Defizite in der Problem- und Anforderungsbewältigung führen zu körperlichen Funktionsstörungen und konsekutiv zu Krankheiten – siehe auch Ausführungen zur Sozialisation / Abb. 11. Gesundheit ist auch ein Ergebnis der Sozialisation und Entwicklungsaufgabe eines Menschen; er wird dabei vor die Aufgabe gestellt, sich Fähigkeitsprofile anzueignen – denn: „Nur bei einer erfolgreichen Bewältigung von inneren und äußeren Anforderungen kann das prekäre Gleichgewicht hergestellt werden, das wir „Gesundheit" nennen". (Hurrelmann 2001, S. 15)

Soziale Netzwerke als **soziales Immunsystem**:

- **physiologische** Wirkung (psychosomatisch-neuro-endokrine Effekte)
- **psychologische** Wirkung (Sicherheit, Wohlbefinden, Stress-Angstreduktion)
- **soziale** Wirkung (praktische, materielle, informelle Hilfe ~ Werte, Normen, Handeln)

„Soziale Netzwerke“ Beziehungsgeflechte von Personen, Gruppen und / oder Organisationen

5.6.2 Soziale Netzwerke

Biomedizinisches Denken ist auf die Kausalzusammenhänge quantitativ nachvollziehbarer Fakten („harte Daten“) fixiert. Qualitative **Einflussparameter des psychosozialen Lebensfeldes** werden als „weiche Daten“ kaum zur Kenntnis genommen.

Körper, Seele und Umwelt aber stehen in dynamischer Wechselwirkung. So wirkt Einbindung in soziale Netzwerke **protektiv gegen Krankheit** und erzeugt ein **„soziales Immunsystem“**. In dem Standardwerk „Psychosomatische Medizin“ von Thure von Uexküll (1996) erfahren wir von einer Studie, in der eine sehr umfangreiche Gruppe über neun Jahre hinsichtlich der Qualität ihrer sozialen Beziehungen und deren Wirkung beobachtet wurde. Es fand sich ein erstaunliches Ergebnis: **Unabhängig** von gesundheitsförderlicher oder gesundheitsabträglicher Lebensführung, von Leistungsbeanspruchung des Gesundheitswesens und sogar unabhängig vom Sozialstatus zeigte sich eine **hohe Korrelation zwischen der Qualität des sozialen Netzes und der Lebenserwartung**; die Sterblichkeit der sozial am besten integrierten Probanden war deutlich niedriger. Die somatische, psychische und soziale Ebene zeigen intensiv wirksame Verflechtungen. E. Huber hat einmal von **„sozialem Bindegewebe“** gesprochen. **Dieses „Bindegewebe Sozialstruktur“ repräsentiert eine psychosoziale Wirkkomponente und beeinflusst somatische Prozesse**. Soziale Netze und Orte sozialer Wirksamkeit identifizieren wir dabei auf primärer (Familie) oder auf sekundärer Ebene (Wohnumfeld, Vereine, Arbeitsumfeld); diese können **sozio-kulturelle und psychosoziale Ressourcen** darstellen.

Halten wir das Puzzle-Teil in unserem Bild der Gesundheit nochmals fest: Wir haben Risikofaktoren klassischer Art und belastende Lebensereignisse zur Kenntnis genommen; ihre Wirkung ist jedoch nicht schicksalhaft – **körperliche**, aber auch **psychische und soziale** Faktoren bilden **Schutzschilde**. Dabei identifizieren wir die Wirkung von sozialen Netzwerken im Gegensatz zum Stress positiv auf der ***biologischen Ebene*** durch Effekte auf die Psycho-Neuro-Immunologie (die Zahl der Killerzellen und Hormone wie Endorphine steigen an). Soziale Integration beeinflusst auch ***psychologische Phänomene*** und fördert z.B. die persönliche Stimmungslage: Verspürte Akzeptanz, das Gefühl des „Nichtalleingelassenseins“ oder einer Gemeinschaft geben Sicherheit, sozioemotionalen Rückhalt und verleihen Stärke oder Identität (Selbsthilfegruppen). ***Intakte Kollektive*** verhindern Isolation und Einsamkeit; Lebensqualität, Selbstwertgefühl und Wohlbefinden steigen an. Körperliche Beschwerden werden z.B. durch den Hintergrund eines zufrieden stellenden Arbeitsplatzes günstig beeinflusst; dieser Schutzfaktor übertönt schädigende Einflüsse im Rahmen beruflicher körperlicher Belastung (z.B. bei Beschwerden des Bewegungsapparates).

	Deutschland	USA	Kuba	Costa Rica
Pro Kopf Ausgaben für Gesundheit (in US Dollar)	2713	4187	131	226
Lebenserwartung in Jahren: Männer	73,7	73,8	73,5	74,2
Lebenserwartung in Jahren: Frauen	80,1	79,7	77,4	78,9

Tab. 13 World Health Report 2000 (WHO – Mielck, Bloomfield 2001)

Das „soziale Bindegewebe" ist in heutigen Tagen jedoch einer degenerativen Entwicklung unterworfen, es findet sich zumindest nicht mehr selbstverständlich und muss in Eigenleistung aufgebaut werden. „Beziehungskrankheiten sind in unserer Gesellschaft an die Stelle der Infektionskrankheiten getreten". (E. Huber: Zeitschrift „Wechselwirkung" 11/12.2002) Die diskutierten Vorteile einer Individualisierung wie völlige Unabhängigkeit oder die Weite der persönlichen Freiräume werden beachtlich relativiert.

Die Komplexität der Zusammenhänge mag auch durch das folgende Phänomen deutlich werden: Trotz hoher ökonomischer Investitionen in das Gesundheitswesen liegt die Lebenserwartung der Deutschen im internationalen Vergleich nicht höher als in Ländern mit erheblich geringeren Aufwendungen. So vermittelt uns die WHO in ihrem „World Health Report 2000" Daten wie in Tab. 13 dargestellt. Mielck und Bloomfield werfen die Frage auf, ob das „soziale Kapital in den armen Staaten so groß ist, dass dadurch die ökonomischen Nachteile weitgehend kompensiert werden". Soziales Kapital wird dabei in erster Linie im Wirksamwerden gesundheitsförderlicher sozialer Strukturen und wechselseitiger Beziehungsnetze verstanden.

„Wilkinson-These"

Richard Wilkinson führt dazu aus: „Die entscheidenden Determinanten für die Bevölkerungsgesundheit und die Ungleichheiten in der Gesundheit im größten Teil der entwickelten Welt erweisen sich weniger als eine Angelegenheit der medizinischen Versorgung oder der direkten Exposition gegenüber schädigenden materiellen Gegebenheiten, sondern vielmehr als Effekt der sozialen Umwelt so wie diese von der sozialen Hierarchie strukturiert wird".
Wilkinson unterstreicht, dass nicht die Länder mit dem höchsten absoluten Einkommen die besten Gesundheitsdaten aufweisen, sondern diejenigen mit den geringsten Einkommensunterschieden. *Zwar gibt es Verbindungen zwischen dem Ausmaß der absoluten Einkommensungleichheit und den Mortalitätsraten* – es hat sich aber gezeigt, dass auch **Veränderungen in der Einkommensverteilung mit Veränderungen in den Sterberaten verbunden** sind.

„Der wichtigste Grund dafür, dass Gesellschaften mit einem höheren Maß an Gleichheit gesünder sind, scheint zu sein, dass sie über eine bessere Qualität sozialer Beziehungen verfügen. Gesellschaften, die ungewöhnlich egalitär und ungewöhnlich gesund sind, sind auch ungewöhnlich zusammenhaltend. ... Tatsächlich sind es nicht die reichsten der entwickelten Länder, sondern die egalitärsten, in denen die Gesundheit am besten ist". (Wilkinson 2003, S. 34)

5.6.3 Grundprinzipien der Psychosomatik

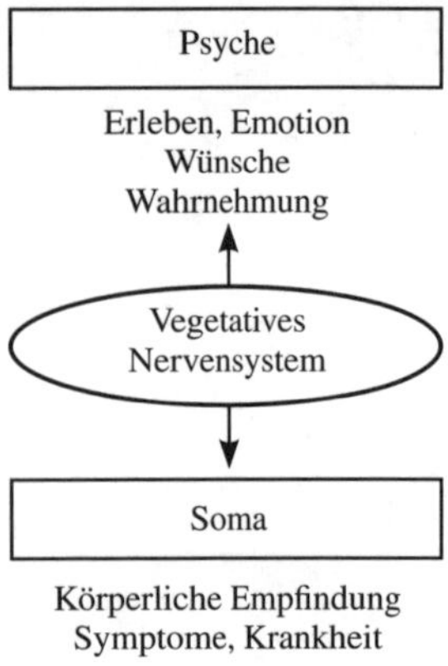

Das **bio-psycho-soziale Modell** von Krankheit und Gesundheit **entspricht paradigmatisch psychosomatischen Erklärungsansätzen** der Krankheitsentstehung; dabei ist das **Leib-Seele-Problem**, das andauernde Zusammenspiel von Körper und Psyche (Gefühle, Ängste, Emotionen) zentraler Gegenstand der Psychosomatik.
Die Frage diesbezüglicher Zusammenhänge gründet schon in den Vorstellungen der Antike, wo Körper und Seele noch als zwei getrennte, wesensverschiedene Welten unterschieden wurden. Auch das biomedizinische Grundverständnis von Gesundheit und Krankheit vollzieht noch eine segmentäre Trennung in Körper und Psyche. Nach und nach wurde jedoch diese strikte Trennung in Frage gestellt und ein **Ersatz der dualistischen Betrachtung durch einen systemischen Ansatz** eingefordert. Eine Unterteilung in psychisch und somatisch bedingte Krankheiten ist so nicht mehr grundsätzlich annehmbar.

Eine Vielzahl von **Krankheiten** werden nach dem **Verständnis der Psychosomatik** maßgeblich **durch psychosoziale Faktoren, deren subjektive Verarbeitung und/oder gestörte körperlich - seelische Wechselwirkung verursacht**.
Pflastersteine des Weges zum pathologischen organischen Zustandsbild sind dabei

- **physiologische**
- **psychologische**
- **und soziale Bedingungsgefüge**
- sowie **Verhaltensmuster** des Menschen.

In der ICD-10 finden wir nun zunächst den Begriff der sog. **„somatoformen Störungen"**; ein Zustandsbild, bei dem immer wieder körperliche Symptome beklagt werden und entsprechende apparatemedizinische Abklärung erwünscht wird, obwohl vorliegende Untersuchungsergebnisse eine körperliche Begründbarkeit der Beschwerden nicht zulassen.

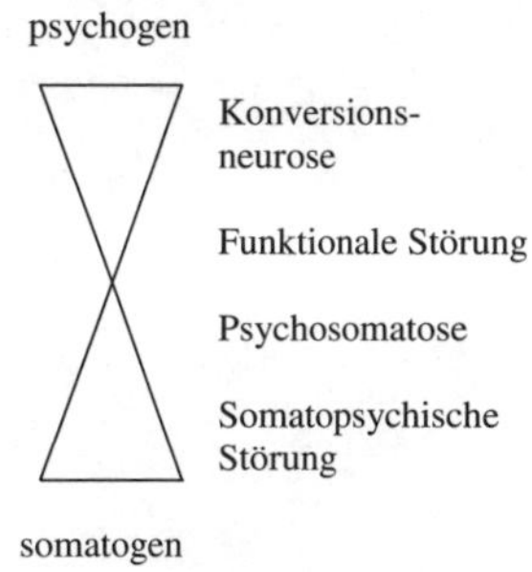

Weitergehende Erklärungen zu diesem Phänomen bzw. zu den Wirkmechanismen einer Vernetzung von Psyche, Körper und situativer Bewältigung von Lebensumständen, Anforderungen oder Bedürfnislagen liefern die **psychoanalytischen Modelle**.

Defiziten des „Ich" mit Konfliktsituationen umzugehen oder diese zu meistern wird mit der Abwehrantwort der **Verdrängung** begegnet. Dies entzieht sich der bewussten Steuerung. In weiterer Konsequenz sucht dieses negative Potenzial nicht verarbeiteter Konflikte jedoch ein neues Ventil: Der Vorgang der **Konversion** führt zunächst zu **Symptomen und Beschwerden funktioneller Art**. Dieses Konversionsmodell wurde zuerst von **Freud** eingeführt.
Er deutet Beschwerden, die nicht durch fassbare organpathologische Veränderungen erklärbar waren, als Ausdruck eines verdrängten sexuellen Triebwunsches. Nach den Überlegungen von Freud „klopft der Konflikt jedoch wieder an", die Verdrängung ist nicht dauerhaft wirksam; die weiter vorhandene seelische Energie verlagert sich auf die somatische Ebene. Ein Konversionssymptom entsteht und bringt den zugrunde liegenden Konflikt (oder nicht erfüllten Triebwunsch) im Sinne einer symbolischen Umleitung hervor. Freud benutzt diese Theorie zur Erklärung der Genese von Neurosen.

„Freud"
Neurotisches Verhalten
Hysterie

Alexander interpretiert in einer neuen **psychodynamischen** Weise diese „Energietheorien" und verknüpft dabei psychologische und physiologische Ablaufprozesse. Er nimmt z.B. Reaktionen des vegetativen Nervensystems auf emotionale Erregung im Rahmen von konfliktträchtigen Situationen zur Kenntnis:
- Tachykardie und arterieller Blutdruckanstieg
- Verbindung von emotionalen Ausdrucksformen wie Lachen oder Weinen mit energetischen Umleitungen.

Seine Interpretation des Zusammenhangs von Psyche, von Emotionen und somatischen Veränderungen beschreibt er wie folgt: „Immer dann, wenn Ausdrucksmöglichkeiten von Konkurrenz-, Aggressions- und Feindseligkeitshaltungen im Willkürverhalten gehemmt sind, gerät das sympathische, adrenerge System in einen Dauererregungszustand. Die vegetativen Symptome entspringen aus der festgehaltenen sympathischen Erregung ...". (Alexander 1977, S. 42)

„Alexander"
Vegetative Neurose
Organneurose

„Alexithymiekonzept"
Hilflosigkeit und Unfähigkeit, Gefühle oder Konflikte angemessen auszudrücken.
Fehlen kreativer Lebendigkeit.
Körper übernimmt Ausdruck der Emotionen.
Psychobiologisch pathogene Reaktion auf molekularer Ebene → Erkrankung

In letzter Konsequenz **postulieren wir** in einem weiteren Schritt **nach** dem Auftreten von **funktionellen Störungen** die **psychosomatische Genese** vieler, erst **später real werdender und dann nachweisbarer somatisierter Leiden**: z.B. chronisch entzündliche Darmerkrankungen (Colitis ulcerosa; M. Crohn), Neurodermitis, Asthma bronchiale oder Ulcera duodeni.
Alexander äußert sich dazu wie folgt: „Eine nach außen gerichtete" – eigentlich intendierte – „Handlung wird unterlassen und

die nicht abgeführte emotionale Spannung ruft chronische innere vegetative Veränderungen hervor". (Alexander 1977, S. 41) **Lang dauernde emotionale Spannungszustände und fehlgeleitete Energien führen über zunächst funktionelle Störungen zu fassbaren Gewebsveränderungen** vielerlei Art.

Auf diesem Weg lassen sich dann auch von der Biomedizin als „idiopathisch" eingestufte Krankheitsbilder wie die „essentielle arterielle Hypertonie" erklären.

In einer letzten Stufe binden wir nun die Komponente der sozialen **Umwelt als normativen oder beanspruchenden Faktor** mit ein. Zum besseren Verständnis hierzu mag das folgende **Denkmodell** dienen:

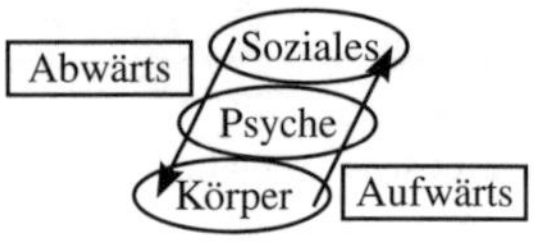

Wie erwähnt finden sich in der Psychosomatik enge Vernetzungen von psychischer und biologisch / physiologischer Ebene menschlicher Existenz, aber auch die gesellschaftliche Umgebung bedarf der Würdigung. Im Sinne eines **Abwärtseffektes** kommt es durch soziale Belastungssituationen zu einer evtl. problembeladenen psychischen Verarbeitung. Stressreaktionen und pathologische Bewältigungsmechanismen führen gemäß den Überzeugungen der Psychosomatik kausal zu pathophysiologischen Reaktionsmustern auf Organebene (siehe o.g. Krankheitsspektrum).
Im umgekehrten Sinne können sich als **Aufwärtseffekt** aus einer Organstörung negative psychische und soziale Konsequenzen ergeben (z.B. depressive Fehlentwicklungen und Handlungs-/ Aktivitäts- bzw. Partizipationsstörungen im Gefolge einer schweren Krankheit).

Fassen wir zusammen:

Die **Psychosomatik stützt sich in ihren Überlegungen zur Genese von Krankheiten**

- **auf psychoanalytische Erklärungsansätze:**
  → unbewusste *Konfliktkonstellationen mit pathogener Verarbeitung* oder *nicht bewältigte emotionale Belastungssituationen* führen zu negativer Energieverlagerung auf die körperlich, biologische Ebene

  und
- **auf stressphysiologische Wirkmechanismen:**
  → eine direkte Erhöhung der physiologischen Reagibilität zieht *psychobiologische Konsequenzen* nach sich (siehe Kap. 5.4).

- Mit eingebunden werden **Folgen konkreter psychosozialer lebensweltlicher Einflussfaktoren**. Im Sinne einer **Kopplung von momentanen Befindlichkeiten einer Person und ihrer Umwelt** konstruieren wir eine

→ ***interaktive Wechselwirkung*** von initial negativer psychischer Grund-Disposition einerseits und Belastungssituationen aus der sozialen Umwelt andererseits mit dem Ergebnis eines negativen Coping-Geschehens.

- In der Folge einer **Vernetzung von Körper und Seele** finden sich
  → ***direkte Wirkungen*** *psychischer Irritationen auf das Immunsystem* (Konsequenz: Immundefizite gemäß den Erkenntnissen der Psychoneuroimmunologie)
  oder
  → ***indirekte Wirkungen*** seelischer Fehlsteuerungen auf das ***Verhalten*** des Menschen (Konsequenz: gesundheitsschädliche Aktivitäten oder negative Compliance)
  – siehe nachfolgendes Kap. 5.6.4

5.6.4 Gesundheit und Verhalten

Gesundheit ist auch durch produktives individuelles Handeln zu erzielen. Unter Gesundheitsverhalten verstehen wir generell all jene Aktivitäten, die gesundheitsförderlich und präventiv wirksam sein sollen.
Unser **Verhalten** wird dabei durch das vorhandene soziale Gefüge geprägt. Denken wir zurück an die Ausführungen zur Sozialisation: Soziale Gruppen beeinflussen die Einstellungen und das **(Risiko-)Verhalten** der Menschen auch in Richtung Gesundheit. Sie steuern Aspekte wie **Ernährung, Genussmittelkonsum (Alkohol, Rauchen), körperliche Aktivität oder Reaktion in Konfliktsituationen, Fähigkeiten zur Entspannung und sonstige Gewohnheiten oder Haltungen**.
Erinnern wir uns an die Vorgänge innerhalb von „peer groups“: Dort üben Gruppenmitglieder evtl. schädliche Verhaltensmuster aus. Diese werden vom neuen Mitglied nachgeahmt, um das Selbstbild gruppenkonform zu gestalten und soziale Identität zu schaffen (siehe auch **symbolischer Interaktionismus** Kap. 3.3 oder Verhaltensmodell von Krankheit nach v. Troschke in Waller 2002). Die verspürte Rückmeldung des persönlichen Verhaltens stabilisiert das eigene Verhaltensmuster. Risiken dieses Handelns werden wider besseres Wissen verdrängt und bagatellisiert (sog. **„kognitive Dissonanz“** – Festinger 1957). Dies ist eine Erklärung, warum trotz des Bewusstseins der Schädlichkeit geraucht wird. Alleinige aufklärende Informationsvermittlung („Rauchen gefährdet ihre Gesundheit und fördert Krebs“) verliert den Konkurrenzkampf mit den verspürten positiven Wirkungseffekten.

„Verhaltenssteuerung“

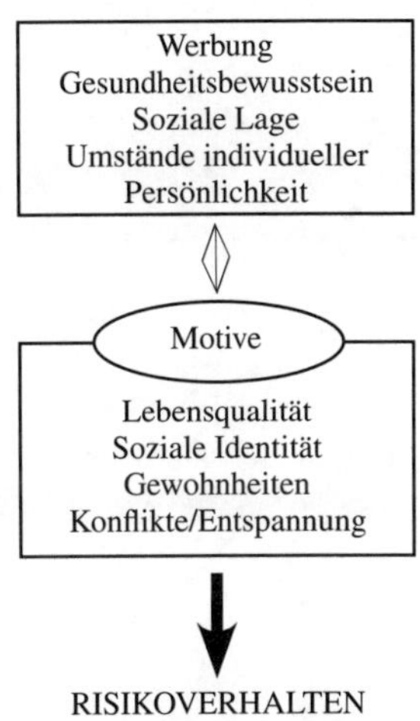

„Ein leidenschaftlicher Raucher, der immer wieder von den Gefahren der Schädlichkeit des Rauchens liest, hört in den meisten Fällen auf ... zu lesen“.
W. Churchill

Gesundheitsschädigendes Verhalten ist auch als biografisches Lernphänomen zu deuten. So bewirkt Alkohol Entspannung. Rauchen vermittelt Gefühle der Stimulation bzw. auch situativen

Spannungsausgleich oder stärkt, wie gerade beschrieben, soziale Integration. Risikoverhalten orientiert sich somit an Bedürfnissen und wird zur Gewohnheit.
Gesundheitsaufklärung muss daher gleichzeitig mit alternativen Mechanismen zur Deckung situativer Bedürfnisse verbunden sein (z.B. Entspannungstechniken); ein weiterer Ansatz wäre in der Stärkung der individuellen Frustrationstoleranz und der Fähigkeit, aktuellen Lustgewinn aufschieben zu können, zu suchen. Evtl. werden auch gruppentherapeutische Ansätze genutzt.

Wenn wir **Gesundheit und individuelles Verhalten** in therapeutischer Weise gezielt beeinflussen wollen, so sollten wir zum besseren Verständnis noch einige **sozialpsychologische Modelle der Steuerung des Verhaltens** kennen lernen. Schlüsseln wir dazu den **Prozess des Gesundheitsverhaltens als Weg zu aktivem Handeln** mit einem komplexen Modell auf – **dem *sozialkognitiven Prozessmodell nach Schwarzer*** (1997), das verschiedene ***Untermodelle*** in sich birgt und ***integriert***.

Siegrist (in Schwartz 2003) beschreibt dieses Modell, das sozusagen als **Strategiepapier zum Erhalt von Gesundheit oder zur Gesundheitsförderung** herangezogen werden kann – siehe auch Abb. 25.

Entsprechend dem sog. **health belief model** („**Modell der gesundheitlichen Überzeugungen**") führen Faktoren wie Intensität von Symptomen und gefühlte individuelle Verletzlichkeit (auch durch riskantes Verhalten) zu einer *Bewertung eines situativen persönlichen Bedrohungspotenzials* (z.B. durch Rauchen oder falsche Ernährung). Diese Bedrohung wird wahrgenommen und führt zu einer *Relativierung der Situation.* Das Produkt der Überlegungen ist eine abstrakte **Erfolgserwartung** / Effekteinschätzung eigenen zukünftigen Verhaltens *(Kann ich die Bedrohung kontrollieren? Kann ich gesundheitswirksam handeln?).*

Die **Einschätzung eigener Aktivitäten** prägt den Weg zur Handlung
- in Bezug auf die **Handlungs-Absichten** und
- hinsichtlich des **Willensbildungsprozesses**.

Selbstwirksamkeits-erwartung:
Vertrauen einer Person in die eigenen Fähigkeiten, ein Verhalten adäquat und kompetent ausführen zu können bzw. ein Ziel erreichen zu können.

Erfolgserwartungen sind das stärkste Mittel, um sog. Selbstwirksamkeitserwartung aufzubauen. So stellt das „***Modell der Selbstwirksamkeitserwartung***" („***self efficacy Theorie***") den Begriff der verspürten Eigenkompetenz in den Mittelpunkt der Überlegungen. **Verspürte Eigenkompetenzen** sind das eigene optimistische Vertrauen, mit den individuell zur Verfügung stehenden Verhaltens- und Fähigkeitsmustern ein gesetztes Ziel erreichen zu können und das Gefühl, Herr der Lage zu sein. Wir sprechen hier auch von **internen Kontrollüberzeugungen** (die

Ereignisse werden als vom eigenen Handeln abhängig gesehen – und **nicht** von **externen** Ereignissen / Schicksal oder durch Kontrolle anderer bestimmt). Ein wichtiger Aspekt ist die empfundene persönliche Autonomie („**health locus of control**").

Optimistisches Vertrauen in die eigene Kompetenz steuert neben dem Bewusstsein über das gesundheitliche Risiko auch die **Handlungsabsichten**; es **stärkt** eigene Anstrengung und Ausdauer, ja den zielbetonten **Willensbildungsprozess**, schädliches Verhalten wie Rauchen aufzugeben. Die schädigende Auswirkung des Genussmittelmissbrauchs wird erkannt, in Relation zur Gesundheit gesetzt und endgültig abgestellt.

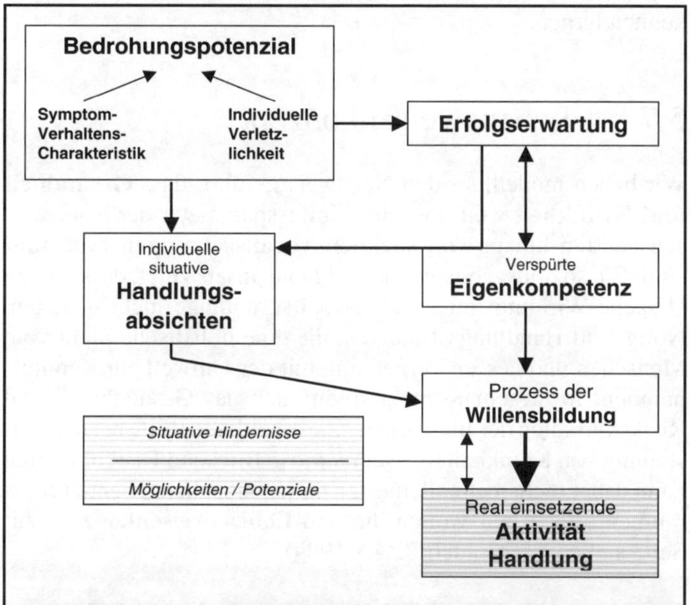

Abb. 25 Sozial-kognitives Prozessmodell nach Schwarzer (abgewandelt nach Siegrist – in Schwartz 2003)

Letztendliche zentrale Zielgröße ist also der **volitionale Prozess der Willensbildung zum Handeln**, zur Aktivität **gesundheitsförderlichen Verhaltens**. Dieser **Willensbildungsprozess** ist auch **abhängig von Umgebungsfaktoren** wie situativen Hindernissen oder Potenzialen (Ressourcen) im sozialen Rückhalt (Familie, Arbeitskollegen, Arbeitsmilieu etc.).

Negative Erfolgs- und Kompetenzerwartung mit ihren Auswirkungen auf den volitionalen Prozess, erlebter Kontrollverlust (**erlernte Hilflosigkeit**) und fehlende Überzeugung in die Selbstwirksamkeit sind hingegen oft reale Ausgangssituationen im medizinischen Alltag.

Motivationsfördernde Faktoren zu gesundheitsbewusstem Verhalten:

- Bedrohungsgefühl für die Gesundheit
- Gefühl hoher Wahrscheinlichkeit, für eine bestimmte Krankheit anfällig zu sein
- Bewusstsein, über individuelle protektive Handlungsmuster zu verfügen
- Überzeugung von der Wirksamkeit des eigenen Verhaltens

Sowohl in verhaltenstherapeutischen präventiven (gesundheitserzieherischen) als auch rehabilitativen Ansätzen muss eine differenzierte individuelle Handlungsfähigkeit gewonnen werden. Diese Aufgabe ist gleichberechtigt neben sonstigen therapeutischen Zielen zu positionieren (siehe Kap. 7.2).

Die Steuerung des Gesundheitsverhaltens hat daher heute weniger eine erregerbezogene Hygiene (oder rationale Informationsvermittlung) als vielmehr Fähigkeiten der Sozio- oder Psychohygiene oder die Lebensweise von Menschen zu berücksichtigen. **Verhalten lässt sich jedoch nur unter Einbeziehung der komplexen Umstände der gesamten Lebenssituation ändern**. Wir wollen daher ein „Lebensweisenkonzept" als neue Größe kennen lernen.

5.7 Lebensweisenkonzept

Lebensweisenkonzept
- Lebensstile
- Lebenschancen und Lebensumstände
- Lebensqualität

Wir haben modellhaft den Nachweis geführt, dass **Gesundheit und Krankheit** weit über die Einflussparameter der Naturwissenschaften hinaus **von sozialen Voraussetzungen bestimmt** sind. Ein soziopsychosomatischer Denkansatz zeigt, dass lineare Ursache-Wirkungsmuster als Arbeitsgrundlage nicht genügen. Nötig sind Handlungsstrategien, die eine holistische Sicht vom Menschen und dessen Vernetzung mit der Umwelt zur Kenntnis nehmen. In diesem Kontext spielt auch das Gesundheits- und Risikoverhalten der Individuen eine erhebliche Rolle bei der Entstehung von Krankheiten. Der *einfache* Blick auf Risikofaktoren kann daher nicht mehr alleine den therapeutischen Orientierungsrahmen bilden; wir wollen ihm ein **Lebensweisenkonzept** zur Seite stellen (siehe auch BZgA 1999).

Das **biomedizinische Modell** der spezifischen Ursachen und Wirkungen war unser Ausgangspunkt. Die Sozialmedizin bemüht sich, die Überlegungen **aus der Individualebene in einen gesellschaftlichen Rahmen** zu stellen. So wurde im nächsten Schritt ein **differenziertes Risikofaktorenmodell** eingeführt, wo sozialwissenschaftliche Aspekte wie Persönlichkeitsmerkmale und Lebensumstände mit naturwissenschaftlichen Überzeugungen kombiniert wurden. Die Verarbeitung von Stress *(individuelle Kompetenzen)* wird im **Belastungs-Bewältigungsmodell** und den Theorien der **Psychosomatik** bedeutsam. Gesundheit formt sich so durch individuelles Verhalten in einem kollektiven, gemeinschaftlichen Rahmen der **Lebensweise**.

Damit lassen sich folgende Einflussebenen auf Gesundheit konkretisieren:

- Genetische Präformierung (Physiologie, Anatomie, Immunsystem)
- Individuelle Bewältigungsressourcen und Kompetenzen
- Soziale Grundbedingungen (z.B. ökonomische Lage)
- Lebensweltliches Umfeld (Arbeit, Wohnen, Ökologie, Familie, soziales Netz, peer-Kulturen)
- Lebensweise (Lebensstil, gesundheitsrelevantes Verhalten)

„Gene liefern den Sprengstoff, der von Verhalten und Verhältnissen gezündet werden kann“
Eliot Joslin

Gesundheit kann also dann **entstehen**, wenn Menschen

- **konstitutionell** (körperlich wie seelisch) widerstandsfähig sind *(Einflüsse der Genetik)* oder
- ein **intaktes soziales Umfeld** *(z.B. Einflüsse der Sozialisation)* mit stabilen Beziehungsnetzen *(situative Unterstützung)* zumindest die psychische „Resistance“ (Resilienz) fördert und
- situationsgerechte **Anpassungsfähigkeiten** auf alltägliche Anforderungsprofile gegeben sind.

Aus der psychischen Stärke und den mannigfachen Kompetenzprofilen erwachsen dann positive Folgen auf organischer Ebene.

Das **Wohlbefinden** von Menschen, **die Lebensqualität, rekrutiert sich auch aus**:

- **Rahmenbedingungen im Wohnbereich** (Ruhe, günstige Umweltbedingungen, Infrastruktur)
- **Möglichkeiten der Lebensgestaltung** insgesamt (Erholung; soziale Beziehungen in der Freizeit; Zugang zu gesundheitsförderlichen oder therapeutischen Einrichtungen; Bildungsmöglichkeiten)
- **Charakteristika der Arbeitsstätten** (kreative selbstbestimmte Arbeit mit freien Entscheidungsspielräumen; Zufriedenheit mit der Arbeit; Harmonie am Arbeitsplatz; Vermeidung schädlicher Arbeitsstoffe oder von Nachtarbeit, Lärm und anderen körperlichen Belastungen)

Biografie und sozialer **Kontext** des Individuums prägen Haltungen, Handlungen, Kompetenzen und damit die Gesundheit. Dieser **Kontext** weist in unserer Gesellschaft aber **besondere Charakteristika** auf. Wir leben in Zeiten des unterstellten Wachstums, die Zeittakte der Entwicklungssprünge und Veränderungen werden immer kürzer. Dabei wird der perfekt funktionierende Mensch vorausgesetzt und so stehen wir unter dem Diktat von Qualitätsmanagement, Evaluation und Optimierung. Menschen müssen sich auf dem Hintergrund unsicherer Arbeitsplätze oder anderer Lebensfundamente oft bedingungslos an vorgegebene Strukturen anpassen; Positionierungskämpfe laufen ab. Der Einzelne wird meist ohne Schwierigkeiten ersetzbar. Wir beklagen dazu die zunehmende Anonymität unserer Beziehungen. Der Mensch sucht jedoch in seinen Lebenswelten individuelle Bedeutung, er möchte kreativ sein, freie Entscheidungsmöglichkeiten erleben und akzeptiert sein; Sicherheit und Verlässlichkeit gehören zu einem „physiologischen Fundament". Diese Lebensbedingungen zur Erfüllung humaner Grundbedürfnisse sind nicht mehr selbstverständlich und psychosoziale Stresssituationen entstehen. Wir finden in unseren Lebenswelten nicht die „Gesundheitswirkungen von irgendeinem einzelnen Faktor der sozialen Umgebung, sondern das Ergebnis einer generellen Verschiebung in der Natur der sozialen Beziehungen innerhalb einer Gesellschaft: nicht nur niedrigeres Niveau von Vertrauen und mehr Feindseligkeit und Gewalt, sondern auch niedrigeres Niveau von sozialer Unterstützung, schwächere soziale Netzwerke und ebenso fast sicher mehr häuslicher Konflikt. Es scheint etwas zu geben, was wir eine Kultur der Ungleichheit nennen sollten". (Wilkinson 2003) Die therapeutische Antwort auf die geschilderten negativen sozialen Umstände sind **gesundheitsförderliche Maßnahmen**.

Hurrelmann hat im Sinne des Lebensweisenkonzeptes eine treffende Definition von Gesundheit eingeführt: ***„Gesundheit ist dann gegeben, wenn eine Person konstruktiv Sozialbeziehungen aufbauen kann, sozial integriert ist, die eigene Lebensgestaltung an die wechselnden Belastungen des Lebensumfeldes anpassen kann, dabei individuelle Selbstbestimmung sichern und den Einklang mit den genetischen, physiologischen und körperlichen Möglichkeiten herstellen kann."*** (Hurrelmann, Ulich 1991 und Hurrelmann 2000) – siehe auch Ausführungen zur Sozialisation – Abb. 10.

Eine ähnliche Deutung finden Ergotherapeuten auch in einem ihrer Praxismodelle, dem **„Bieler Modell"**.
Dort werden ***personale*** *(Körper / Psyche)* und ***umweltbezogene*** *(materielle, soziale oder kulturelle)* ***Handlungsbedingungen*** als Voraussetzung für die ***Handlungsfähigkeit*** des Menschen interpretiert.

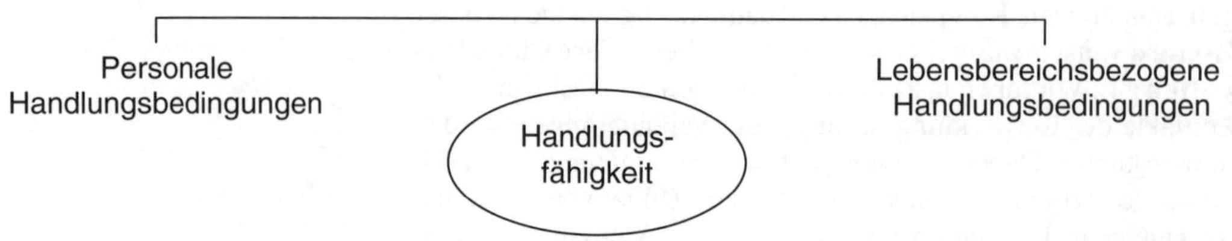

Daneben differenziert das Modell Potenziale der Handlungsfähigkeit in bestimmten Einzelebenen:

- ***Lebensbereiche*** *(Spiel / Freizeit, Aktivitäten des täglichen Lebens oder Beruf)*
- ***menschliche Grundfunktionen*** *(psycho-physisch oder intellektuell)* ***und***
- ***Verhaltensgrundformen*** *(z.B. soziale Interaktion).*

Diese Ebenen stehen in enger gegenseitiger Vernetzung. Handlungsfähigkeit wird so – wie Gesundheit – ganzheitlich und systemisch verstanden (siehe Fach „Grundlagen der Ergotherapie" und Marotzki 2002, S. 30).

Die Bedeutung von Gesundheit geht also weit über das Prinzip des „entweder gesund – oder krank" hinaus. Sie ist unser höchstes Gut und zugleich mit einer Aussage über die Funktion verbunden (Leistungs-, Arbeitsfähigkeit, soziale Rollenerfüllung). Die Deutung von Gesundheit zielt auch auf die Fähigkeit, sich den Anforderungen des Alltags anpassen zu können, diese ohne Schaden von Körper und Psyche bestehen zu können und dabei sozial integriert zu sein. Die *Biomedizin* belegt ihren Begriff von Gesundheit allein mit positiven epidemiologischen Daten. *Eine ganzheitliche Sichtweise* bezieht sich *dagegen* – entsprechend der WHO-Definition des vollkommenen Wohlbefindens – auf die Zielgröße **Lebensqualität**; dazu gehört neben **körperlicher Integrität** (*sichergestellt auch durch die Qualität biomedizinischer Versorgung bzw. die Zugangsmöglichkeiten dazu*) in gleicher Weise das **psychische Wohlbefinden** oder die Realisierbarkeit von **Sinnelementen** des Lebens. *Personale Kompetenzen mit der Folge individueller Stabilität stellen eines der Bedingungselemente für emotionale Ausgeglichenheit dar.* Gesundheit wird in diesem Verständnis auch durch Zufriedenheit mit der Fülle der übrigen personalen Realität zum Ausdruck gebracht; dazu zählt **ökonomische Sicherheit** (*auf dem Boden des herrschenden Wirtschaftssystems und der sozialen Gerechtigkeit*) in gleicher Weise wie die **Integration in Gemeinschaften** von verschiedensten Settings. In einer mehrdimensionalen Sicht deuten wir Gesundheit als Wohlbefinden aus dem Einklang von eigenen Möglichkeiten und Zielvorstellungen mit den jeweils gegebenen Fähigkeitsmustern und Lebensbedingungen (→ Kongruenz von Anforderungen, Ressourcen und individuellen Bedürfnissen). **Individuum wie umgebendes Bedingungsgefüge (Ökologie, Gesellschaft und Kultur**) sind gleichgewichtete **Faktoren eines gelingenden Gesundheitsprozesses**.

Gesundheit soll als Harmonie von personalen Fähigkeitsmustern und sozialen Bedingungen zu verstehen sein sowie eine aktive Auseinandersetzung mit Defiziten beinhalten. Medizinalfachberufe sind aufgefordert, den Menschen dazu zu befähigen.

Fragen zur Lernzielkontrolle Kap. 5

1. Nennen und beschreiben Sie verschiedene Bezugssysteme oder Normen für die Definition von Gesundheit
   Welche Professionen äußern sich modellhaft zu dieser Frage? (5.2)
2. Wie definiert die Biomedizin Gesundheit? (5.3)
3. Welche Grundsätze der Stressphysiologie kennen Sie? Warum kann Stress krankheitsauslösend wirken?
   Gibt es neben der physiologischen Reaktion andere stressbedingte individuelle Wirkpotenziale in Richtung Krankheit? (5.4)
4. Beschreiben Sie den ganzheitlichen Fortschritt des sog. differenzierten Risikofaktorenmodells (5.1; 5.5)
5. Beschreiben Sie das Modell der Belastungs-Bewältigung. Gehen Sie dabei auch auf individuelle Kompetenzmuster ein (5.6.1)
6. Diskutieren Sie die Bedeutung sozialer Netzwerke für individuelle Gesundheit, auch im Sinne der sog. „Wilkinson-These" (5.6.2)
7. Welche verschiedenen Ansatzebenen liegen im bio-psycho-sozialen Modell von Gesundheit? (5.6; 7.1.2)
   Definieren Sie dabei auch den Begriff der „Psychosomatik" und schildern Sie die wichtigsten Grundüberlegungen der Psychosomatik (5.6.1-3)
8. Erörtern Sie die Bedeutung individuellen Gesundheitsverhaltens – nehmen Sie dabei Bezug zum „sozial-kognitiven Prozessmodell" nach Schwarzer bzw. dessen Untermodelle (5.6.4)
9. Was verstehen wir unter dem „Lebensweisenkonzept" in der Analyse von Gesundheit und Krankheit? (5.7)
10. Definieren Sie Gesundheit im Sinne moderner paradigmatischer Überzeugungen von Medizinalfachberufen. Erörtern Sie dabei Ganzheitlichkeit auch unter Einbeziehung professionsspezifischer Methodeninventare (1.2; 1.3; 5.1; 5.6.1; 5.7) Ergotherapeuten können hierbei auch Bezug zu den konzeptionellen Grundlagenmodellen (z.B. Bieler Modell) nehmen

Literaturhinweise zu Kap. 5

- *Bauch 2000:* Gute Darstellung der Einflüsse sozialer Netzwerke und sozialen Rückhaltes auf Gesundheit. Gesundheits- und Krankheitsverhalten sowie das Lebensweisenkonzept werden eingehend diskutiert. Sozialepidemiologische Grundlagen werden hier gut nachvollziehbar thematisiert
- *Hurrelmann 2000:* Empfehlenswerte Übersichtslektüre zum Thema Gesundheit und Krankheit; die aktuellen Modelle werden wissenschaftlich fundiert dargestellt. Dies ebenso in: *Waller 2002* (beide Werke)
- *Schwartz 2003:* Umfassendes und hervorragendes ***Nachschlagewerk*** zu allen Fragestellungen der Gesundheitswissenschaften. Nicht als Übersichtslektüre geeignet

6 GESUNDHEIT UND SOZIALER STATUS

Aufgaben von Kap. 6:
Beleg des Lebensweisenkonzeptes mittels Lieferung von Daten
- Zur sozialen Ungleichheit
- Zur gesundheitlichen Ungleichheit

Gesundheit und Krankheit sind je nach sozialem Status des Menschen **ungleich verteilt**. Die **Morbidität und Mortalität** unterschiedlicher Bevölkerungsgruppen **unterliegt also einem sog. sozialen Gradienten**, der auf den Verschiedenheiten der in Kap. 5 erörterten Kriterien beruht.
Wir wollen daher nun nachfolgend die *Richtigkeit des Lebensweisenkonzeptes mit Daten belegen* und *abschließende Schlussfolgerungen* daraus ziehen.

6.1 Soziale Schichten

Maslow'sche Bedürfnispyramide

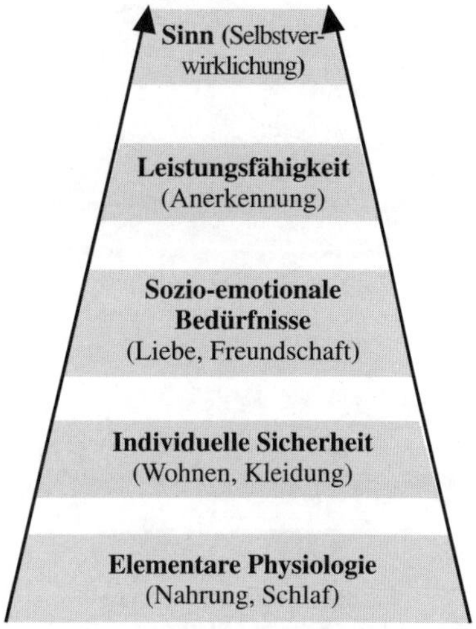

Die Verknüpfung gesundheitlicher und sozialer Zustandsbilder leitet sich auch aus den Anfängen der „sozialen Medizin“ unter Virchow ab, der Mitte des 19. Jh. die „Ärzte als die natürlichen Anwälte der Armen“ benannte und die „Politik als Medizin im Großen“ charakterisierte. (Schadewaldt 1975)
Konsequenterweise müssen wir nun in einem nächsten Schritt die Lebensverhältnisse in der BRD und ihre realen Auswirkungen auf Gesundheit und Krankheit darstellen. Wir stützen uns dabei auf Ergebnisse **sozialepidemiologischer** Forschung.

In unserer Gesellschaft sind aufgrund günstiger sozialpolitischer Entwicklungen die ausgeprägten sozialen Unterschiede früherer Jahrhunderte einem Angleichungsprozess unterzogen worden. Außer bei wenigen sozialen Randgruppen sind die menschlichen Grundbedürfnisse nach Wohnung, Kleidung und Nahrung verlässlich abgesichert. Bildung ist ein Grundrecht, die *Maslow´sche* Bedürfnispyramide (siehe Fachbereich Psychologie) ist für die breite Masse der Bevölkerung weit reichend erfüllbar. Die Arbeitsplatzcharakteristika sind durch berufsgenossenschaftliche Regelwerke gesichert, Schadstoffe und Gefahrenbereiche damit entschärft.
Dennoch bleiben im Detail erhebliche Unterschiede in den Möglichkeiten der Lebensführung und den resultierenden Lebensstilen. Soziale Ungleichheiten (auch hinsichtlich des Gesundheitszustandes) sind weiterhin vorhanden und differente Lebenslagen feststellbar. So teilt die Soziologie auch heute noch unsere Gesellschaft in verschiedene **soziale Schichten** ein. Dies erfolgt nach den Kriterien:

Kriterien der sozialen Schicht
- Einkommen
- Bildung
- Berufliche Position

- **Einkommen**
- **Bildung**
- **Berufliche Position**

Wir verwenden diese Unterscheidungskriterien, um im Alltag das Phänomen sozialer Ungleichheit näher beschreiben zu können; dabei kommt insbesondere dem Einkommen eine zentrale Bedeutung als Indikator zu.

Sozialschichtung in vertikaler Form

In der Soziologie erfolgt mit der Analyse eines „Sozialschichtindex" eine Einteilung in drei Schichten: **Unter-, Mittel- und Oberschicht**. Im *Bundes-Gesundheitssurvey* 1998 (Knopf, Ellert, Melchert 1999) wurde folgendes Zugehörigkeitsmuster festgestellt:

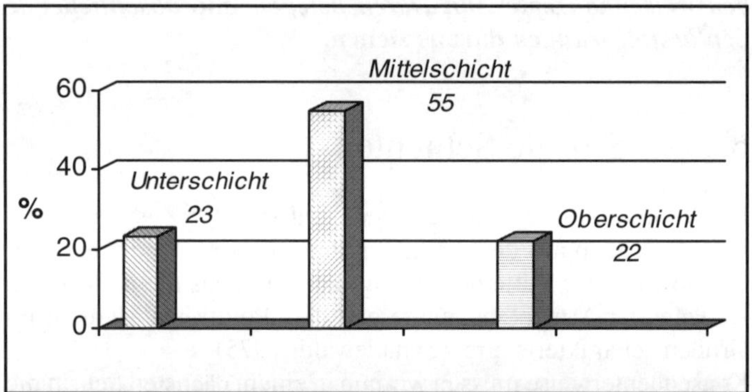

Abb. 26 Sozialschichtindex der BRD gemäß Bundesgesundheitssurvey 1998

In einem geschlechtsspezifischen Sozialschichtindex gehören Frauen im Vergleich zu Männern weniger häufig der Oberschicht und öfter der Unterschicht an. Dieses Missverhältnis ist im Vergleich BRD und ehemalige DDR nochmals zu Ungunsten der Frauen aus den neuen Bundesländern festzustellen. Die Mittelschichtverteilung ist hingegen insgesamt homogen.

Soziale Ungleichheit als hierarchische Einteilung (Schicht / Status / Lebenslagen)

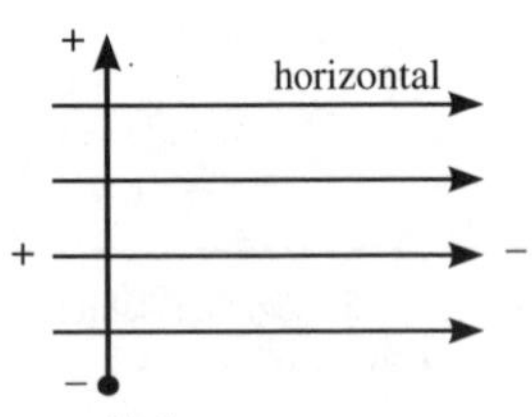

An vorgenannten Bezugsgrößen lässt sich eine sog. „**vertikale Ungleichheit**" festmachen, ein „oben und unten" auf einer hierarchischen Skala. Quer zu den Grenzen der vertikalen sozialen Verschiedenheit können wir jedoch (zusätzlich) auf Kriterien wie

- **Alter**
- **Familienstand** (z.B. allein erziehend)
- **Zahl der Kinder**
- **Geschlecht**
- **Nationalität**

zurückgreifen.

Diese Merkmale führen zu einer „**horizontalen Sozialschichtung bzw. Ungleichheit**" und erfassen weitere relevante Dimensionen der realen Sozialstruktur.

Soziale Schicht:
Menschengruppen, die sich bezogen auf die von Individuen einer Gesellschaft erstrebten Ziele

- *ökonomisch*: Wohlstand, Macht
- *sozial*: Partizipation / Integration
- *Lebensumfeld*: Sicherheit

in einer ähnlichen Lage befinden. Sie unterliegen zur Erreichung der Ziele vergleichbaren Chancen und Risiken und entwickeln zum Teil vergleichbare innere Merkmale wie Verhalten etc. *Es existieren oft fließende Übergänge.*

Soziale Ungleichheit:
Vorhandensein von unterschiedlichen Lebensbedingungen und Lebensweisen – verschiedene Mitglieder einer Gesellschaft besitzen aus sozialem Ursprung heraus unterschiedliche Handlungsmöglichkeiten mit differierenden Erfolgsaussichten ihrer Aktivitäten.
Erreichbare Lebensziele weichen z.T. erheblich voneinander ab.

Sozialer Status:
Relative Stellung einer Person innerhalb eines sozialen Kontextes. Unterschiedliches Prestige von Individuen durch höhere oder niedrigere Akzeptanz im Sozialgefüge und mit abweichender Teilhabe am gesellschaftlichen Verteilungsgeschehen.

sozialer Status

Aus der jeweiligen Schichtzugehörigkeit ergibt sich zwangsläufig eine höhere oder niedrigere soziale Stellung (**sozialer Status**) mit mehr oder weniger vorhandener sozialer Anerkennung und Wertschätzung. „Das Zusammenwirken von schichttypischen Lebensbedingungen hat entsprechende **Lebenschancen** zur Folge; Schichten unterscheiden sich in der Regel auch durch typische Privilegien und Benachteiligungen". (Geißler 2000, S. 57)

Die oben genannten Schichtkriterien unterliegen im Regelfall einer gegenseitigen konsequenten Abhängigkeit. Hohe Bildung wird sozial anerkannt und ist mit entsprechender beruflicher Position sowie hohem Einkommen verbunden. Wir sprechen auch von **Statuskonsistenz**. Ein akademischer Bildungsgrad kann in inkonsistenter Weise jedoch auch zu einer weniger begüterten Lebenslage führen.

Ein Weg zur Untergliederung einer Gesellschaft ist also die Analyse von (ähnlichen) objektiven Lebensbedingungen oder objektiven „**sozialen Lebenslagen**".

Milieuansatz als Ergänzung des Lebenslagenansatzes

Eine weitere Möglichkeit der Unterscheidung verschiedener gesellschaftlicher Gruppierungen geschieht mit der Beachtung von **individuellen „Lebensstilen" oder Wertorientierungen**. Entsprechend den genannten Merkmalen vertikaler und horizontaler Ungleichheit postuliert die Soziologie auch die Entstehung **schichtspezifischer Mentalitäten bzw. Lebensformen.**

Lebenslage
↕
Lebensplanung
Lebensstil
↕
Lebenschancen

In relevanter Literatur finden wir hierzu den Begriff des „**Milieuansatzes**" („kulturalistischer Ansatz der Sozialstrukturanalyse"). „Soziale Milieus fassen Menschen zusammen, die sich in Lebensauffassung und Lebensweise ähneln ... Die Bevölkerung wird nach ihren Wertorientierungen und Lebenszielen, nach ihren Einstellungen zu Arbeit, Freizeit und Konsum, zu Familie und Partnerschaft, ihren Zukunftsperspektiven, politischen Grundüberzeugungen und Lebensstilen befragt und dann nach diesen Merkmalen zu sozialen Milieus bzw. subkulturellen Einheiten zusammengefasst. Die Milieumodelle sind pluraler als Schichtmodelle, sind sensibler gegenüber soziokulturellen Unterschieden innerhalb von Schichten". (Geißler 2000, S. 58)

Ob wir nun den **Ansatz der sozialen Lage** aus der Kombination von Merkmalen vertikaler wie horizontaler Ungleichheit oder den **Milieuansatz** wählen – beide Differenzierungsformen eignen sich, um einen real ebenso vorhandenen **sozialen Gradienten gesundheitlicher Ungleichheit** festzustellen und zu beschreiben. Gerade aus der Kombination beider Unterscheidungsformen ergibt sich ein differenziertes Bild über besonders stark gesundheitlich belastete bzw. benachteiligte Bevölkerungsgruppen. Und in der aktuellen Diskussion um immer geringer werdende öffentliche finanzielle Ressourcen ist der Blick auf sozioökonomische und soziostrukturelle Unterschiede besonders wichtig, um Interventionsmaßnahmen auch zielgruppenspezifisch optimiert einsetzen zu können (z.B. Gesundheitsförderung nach § 20 SGB V). Das Ziel „gesundheitlicher Chancengleichheit" wird damit in seiner Notwendigkeit belegt und auch als oberste Arbeitsprämisse eingebracht.

Eine detailgestützte Beschreibung des Milieuansatzes bleibt den Lehrbüchern der Soziologie vorbehalten. Beschränken wir uns daher nachfolgend auf aktuelle **Daten zu einzelnen Schichtkriterien** und lernen wir **relevante soziostrukturelle Zustandsbilder** kennen.

6.2 Datenmaterial zu den Einzelkriterien der sozialen Schicht

Einkommensverteilung

Lebenschancen sind auch abhängig von den ökonomischen Verhältnissen. Es folgen daher Daten zu den sog. **Nettoäquivalenzeinkommen** – aufgegliedert nach Haushalts- / Lebensformen

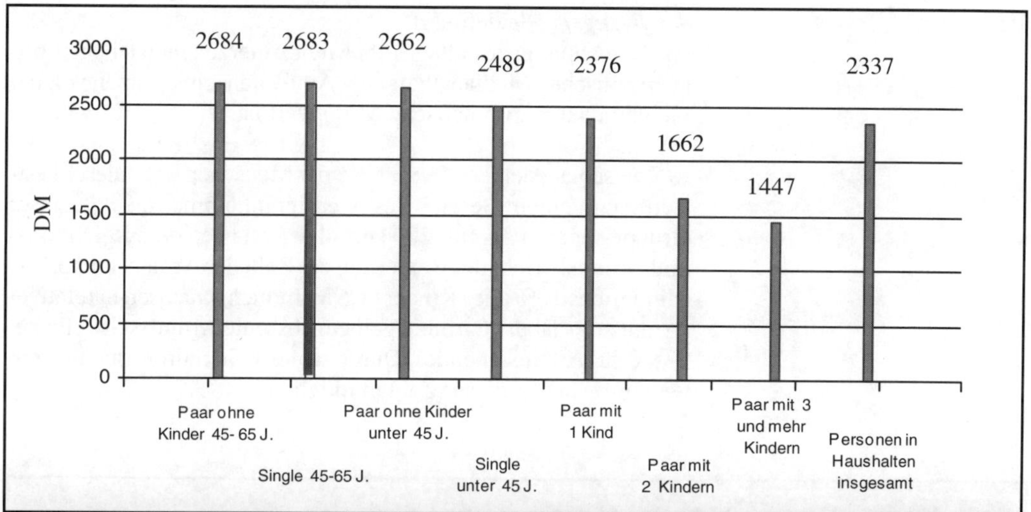

Abb. 27 Durchschnittliches Nettoäquivalenzeinkommen in DM / Monat – alte Bundesländer 1998. Datenbasis: Sozio-Ökonomisches Panel 1998 – Quelle: Hanesch W., Krause P., Bäcker G. 2000, www.sozialpolitik-aktuell.de

Nettoäquivalenzeinkommen: relativierte Summe des gesamten verfügbaren Nettoeinkommens bezogen auf Zahl und Alter der jeweiligen Haushaltsmitglieder

Diese Darstellung drückt die realen Verhältnisse besser aus. Die genannten Summen sind pro Kopf-Summen eines Haushaltes mit einer Relativierung der Bedürfnissummen. Haushaltsmitglieder werden nach folgenden gewichtenden Faktoren einbezogen (siehe Mielck 2000, S. 35):

Erste Person: 1,0
Weitere Personen nach Alter:
über 18: 0,8
15-18: 0,9
8-14: 0,65
0-7: 0,5

Das insgesamt verfügbare Nettoeinkommen errechnet sich z.B. für ein Paar mit drei Kindern von 3, 5 und 9 Jahren nach: 1,0 + 0,8 + 0,65 + 0,5 + 0,5 = 3,45 x 1447 = 4992,- DM im Vergleich zu einem kinderlosen Ehepaar unter 45 nach 1,8 x 2662 = 4792,- DM.

In den OECD-Skalen oder den Berechnungen nach dem Bundessozialhilfegesetz BSHG finden sich z.T. auch andere Gewichtungsfaktoren für die Einzelpersonen z.B. BSHG (OECD): Haushaltsvorstand: 1,0 (1,0); Person über 21 J.: 0,8 (0,5); 15-21 J.: 0,9 (0,5); 11-14 J.: 0,75 (0,3); 7-10 J.: 0,65 (0,3); 0-6 J.: 0,45

(0,3). Wichtig ist in diesem Zusammenhang jedoch v.a. der Bezug auf die Größe Nettoäquivalenzeinkommen und die Bedarfsgewichtung an sich.

Armut

Mit diesen Summen ist auch eine **Definition von Armut** verbunden. Danach bezeichnen wir Personen in ***Haushalten mit weniger als 50% des durchschnittlichen Äquivalenzeinkommens*** als arm. Eine sog. **Niedrigeinkommensgrenze** wird mit ***weniger als 75% der Bezugsgröße*** definiert.
Als Berechnungsgrundlage gibt Mielck hierzu einen lebensformunspezifischen Median-Wert aller Äquivalenzeinkommen vor, der kleiner als der arithmetische Mittelwert ist.

In Deutschland lebten 1998 34,3% der Menschen nach dieser Feststellung in einem Bereich des Niedrigeinkommens, 9,1% dieser Gruppe sogar in Armut; 2004 erhöhte sich nach dem Reichtums- und Armutsbericht der Regierung die Zahl der Armen auf 13,5%. Mindestens 10% aller Kinder (1,5 Millionen) wachsen in relativer Armut auf (dabei zugrunde gelegte absolute Armutsschwelle bei 938 € für Alleinstehende). Durch neueste Sozialreformen ist ein weiterer Anstieg dieser Zahlen möglich.

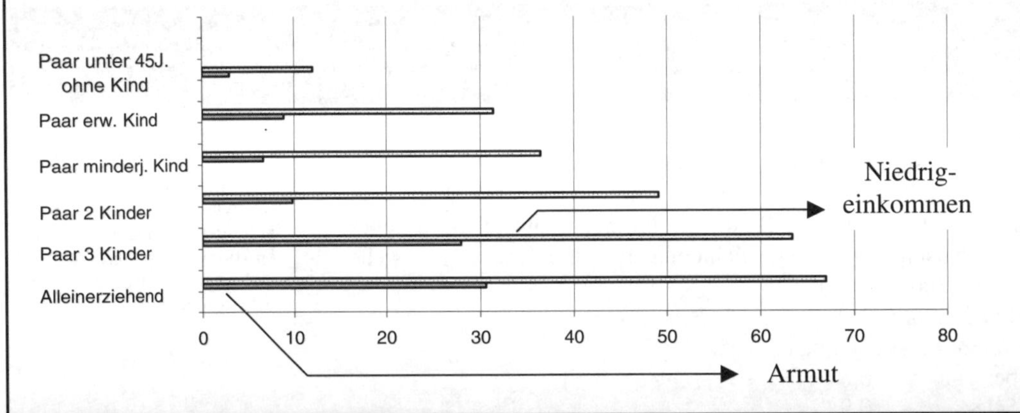

Abb. 28 Daten zur spezifischen Verteilung der Armut und der Niedrigeinkommen. ***Zahlenangaben in %.*** **Quelle: Goebel et al. Sozio-Ökonomisches Panel 2000**

Eine andere interessante Größe: Nach dem Sozio-Ökonomischen Panel **2002** liegt die sog. 200%-Grenze für **Reichtum** (=200% des *durchschnittlichen* Nettoäquivalenzeinkommens) bei 2884,- €. Ein Haushalt mit zwei Erwachsenen und zwei Kindern unter 15 Jahren benötigt danach eine verfügbare Summe von ca. 7800,- €, um ein Nettoäquivalenzeinkommen in der Reichtumsgröße zu erzielen.

Mit zunehmender Haushaltsgröße bzw. zunehmender Kinderzahl sinkt das Pro-Kopf-Einkommen. Dazu folgende Tabelle:

Haushalte mit ...... Personen	Einwohner in 1000	Nettoäquivalenz-einkommen pro Kopf in €	Armutsquote in %	Reichtums-quote in %
Eins	1304	1197,45	10,0	6,3
Zwei	2468	1231,70	7,3	7,2
Drei	1481	1077,80	10,9	3,4
Vier	1621	949,98	13,1	2,7
Fünf / >	899	760,29	31,0	2,0
Gesamt	7773	1083,43	12,4	4,8

Tab. 14 Armut und Reichtum in Niedersachsen 2001 nach Haushaltsgrößenklassen (Quelle: Statist. Monatshefte Niedersachsen 1/2003)

Einige **Daten zur Verteilung der absoluten Haushaltseinkommen**: Im „Datenreport 2002" des Statist. Bundesamtes liefern die Selbsteinstufungen der befragten Haushalte folgende Ergebnisse:

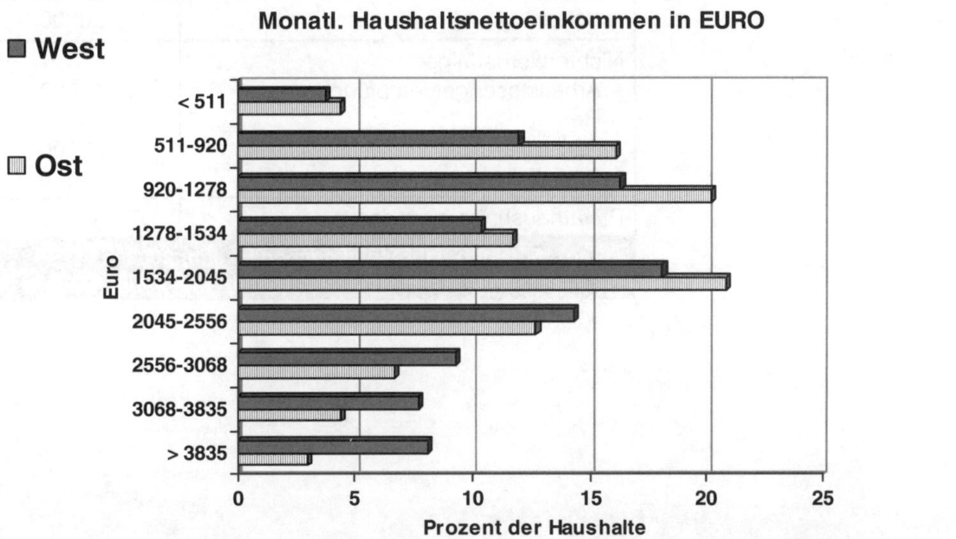

	> 3835	3068-3835	2556-3068	2045-2556	1534-2045	1278-1534	920-1278	511-920	< 511
West	8,1	7,7	9,3	14,3	18,1	10,4	16,3	12	3,8
Ost	3	4,4	6,7	12,7	20,8	11,7	20,2	16,1	4,4

Abb. 29 Einkommensverteilung BRD 2000 – Ergebnisse des Mikrozensus

Zur Betrachtung der Einkommen nach sozialer Stellung dienen folgende Tabellen:

Stellung im Beruf	Monatliches Haushaltsnettoeinkommen EURO			
	< 920	**920-1534**	**1534-2556**	**> 2556**
Selbstständige	8,6	14,3	27,3	49,8
Beamte	2,7	8,5	29,0	59,8
Angestellte	7,3	23,1	33,1	36,5
Arbeiter	9,2	26,3	46,3	18,2
Nichterwerbspersonen	25,5	35,8	28,1	10,6
Insgesamt	**16,7**	**27,7**	**32,5**	**23,1**

Tab.15 Verteilung der Haushaltsnettoeinkommen innerhalb einzelner sozialer Stellungen / BRD 2000 – Haushalte in % (Statist. Bundesamt)

Haushalte nach sozialer Stellung der Bezugspersonen	**€ pro Haushalt**
Selbstständige	88500
Beamte	39100
Angestellte	35300
Arbeiter	28900
Nichterwerbstätige: – Arbeitslosengeldempfänger – Rentner – Pensionäre – Sozialhilfeempfänger	 18700 20700 27200 13300
Privathaushalte insgesamt	31100

Tab. 16 Netto-Jahreseinkommen im Jahr 2000 in Deutschland (Quelle: Datenreport 2002)

Die **Verteilung der Einkommensgrößen in der Gesamtbevölkerung** lässt sich auch **mit einer anderen Bezugsgröße** darstellen: Angegeben ist jeweils der prozentuale Anteil der Bevölkerung an den Dimensionen des bedarfsgewichteten obigen Nettoäquivalenzeinkommens.

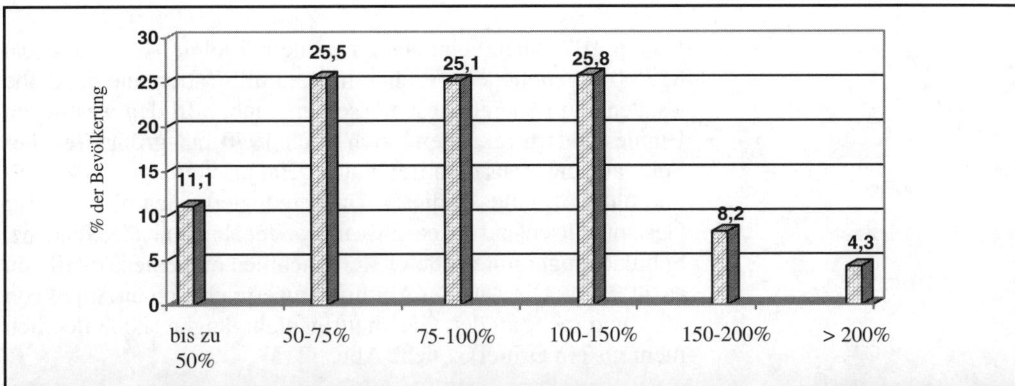

Abb. 30 Verteilung der Einkommensgrößen in der Gesamtbevölkerung der BRD. Prozent des Nettoäquivalenzeinkommens – Quelle: Sozio-Ökonomisches Panel 2002 (aktuell weitere Zunahmen der unteren Einkommensgruppen)

In der „Zeit" vom 28.05.03 finden wir weitere Daten über die Aufsplittung der verfügbaren Einkommen in den Haushalten der BRD. Danach besitzt z.B. das ärmste Fünftel der Haushalte 8,3%, das reichste Fünftel 36,2% aller Einkommen.

Von Armut und Niedrigeinkommen sind v.a. Menschen mit einem niedrigen Bildungs- oder Ausbildungsgrad betroffen (siehe Abb. 31). Gemäß Statistischem Bundesamt hatten 45% aller Sozialhilfeempfänger im Jahr 2003 alleinigen Hauptschulabschluss, 13% verfügten über keinerlei Abschluss. („Die Zeit" Nr. 33 vom 05.08.2004).

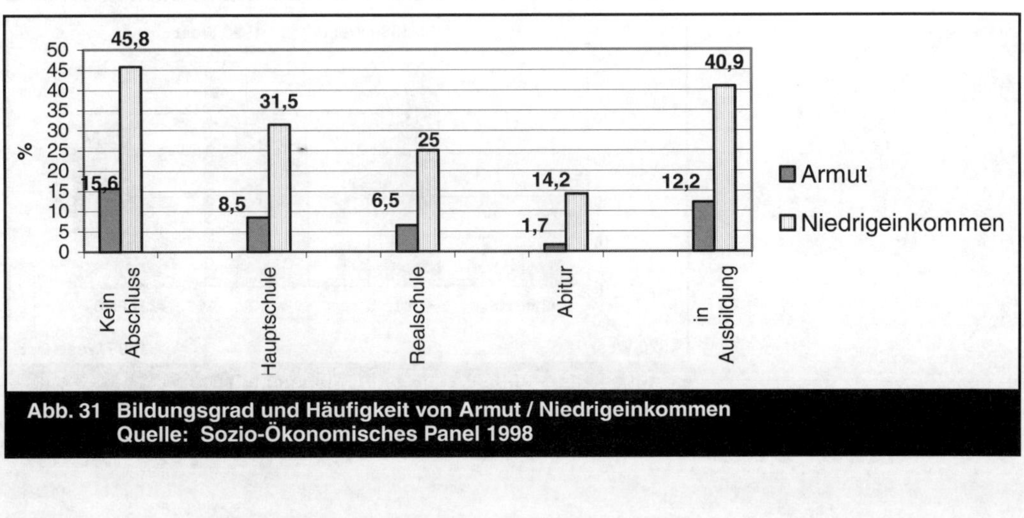

Abb. 31 Bildungsgrad und Häufigkeit von Armut / Niedrigeinkommen Quelle: Sozio-Ökonomisches Panel 1998

Bildung

Bildung ist daneben auch ein wesentliches Kriterium für das gesundheitliche Wohlergehen, denn sie beeinflusst erheblich die Persönlichkeitsentwicklung, den zukünftigen sozialen Status und damit mannigfache Kompetenzen der Lebensführung. Deshalb sollen auch **zur Verteilung der Abschlussgrade der Schulbildung** Daten bereitgestellt werden.

Knapp 10% aller Schulabgänger bleiben ohne Abschluss (ca. 85.000 Jugendliche pro Jahr). Insgesamt ist aber eine deutliche Tendenz zu höheren Abschlüssen erkennbar. In den westlichen Bundesländern rekrutierte sich noch 1970 der größte Teil der Schulabgänger aus dem Bereich der Hauptschule (gut 60% – mit und ohne Abschluss); dieser Anteil reduzierte sich bis 1995 für Gesamtdeutschland auf ca. 25% mit weiter abnehmender Tendenz. Schulabgänger mit mittlerer Reife nehmen nun einen Anteil von ca. 40% ein. Die Zahl der Abiturienten erreichte einen Anteil von 30% und mehr an den Gleichaltrigenjahrgängen (2003 deutlich mehr als ein Drittel) – siehe Abb. 32, 33.

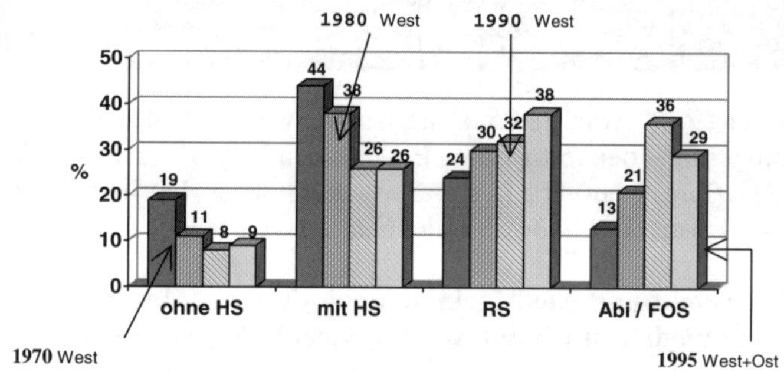

HS= Hauptschulabschluss; RS= Realschulabschluss; Abi/FOS= Fach- / Hochschulreife

Abb.32 Abschlüsse der schulentlassenen Gleichaltrigen-Jahrgänge Männer (Anteile in %) (Quelle: StBA, Schulstatistik)

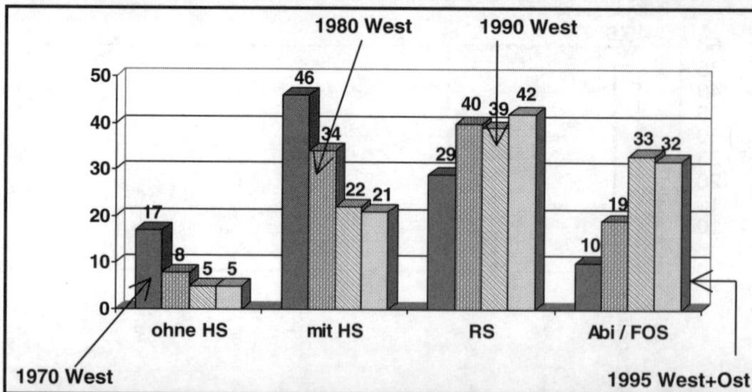

Abb. 33 Abschlüsse der schulentlassenen Gleichaltrigen-Jahrgänge Frauen (Anteile in %) (Quelle: StBA, Schulstatistik)

Betrachten wir noch Daten zum beruflichen **Bildungsabschluss der Gesamtbevölkerung** quer über alle Altersgruppen.

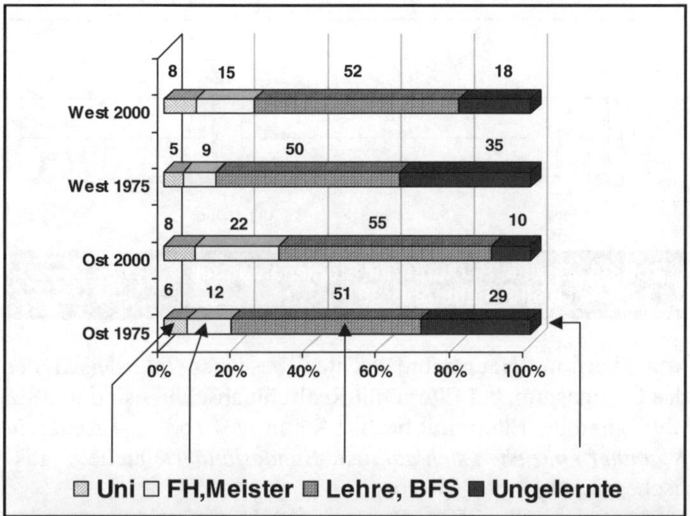

Abb. 34 Ausbildungsabschlüsse in % – Rest auf 100% = andere Abschlüsse (Quelle: Geißler 2002, S. 339)

Die **Studienanfängerquoten aktueller Jahrgänge** liegen dabei naturgemäß viel **höher als** der aktuelle **Ist-Zustand akademischer Abschlüsse** der **Gesamtbevölkerung**.

In diesem Zusammenhang ist aus soziologischer Sicht interessant, aus welchen Haushalten Studienanfänger an den Universitäten stammen. Zunächst eine **Grafik über die soziale Herkunft junger Menschen allgemein**.

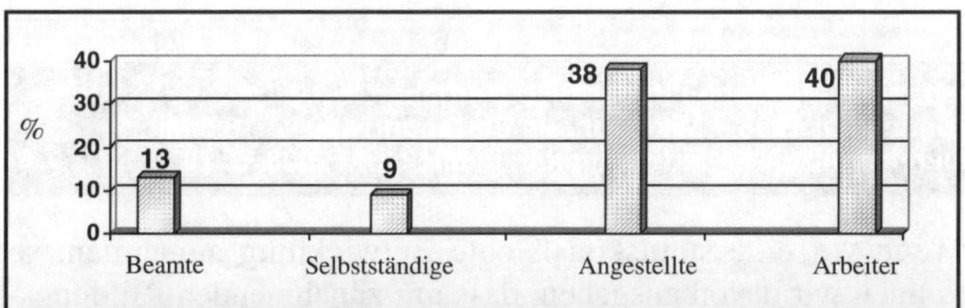

Abb. 35 Herkunft von 19- bis 24-jährigen jungen Menschen Quelle: Zeit Grafik – BMBF, Statist. Bundesamt, Institut der Deutschen Wirtschaft 2002

Die **soziale Herkunft der *Studienanfänger*** sieht dann in der Realität anders aus:

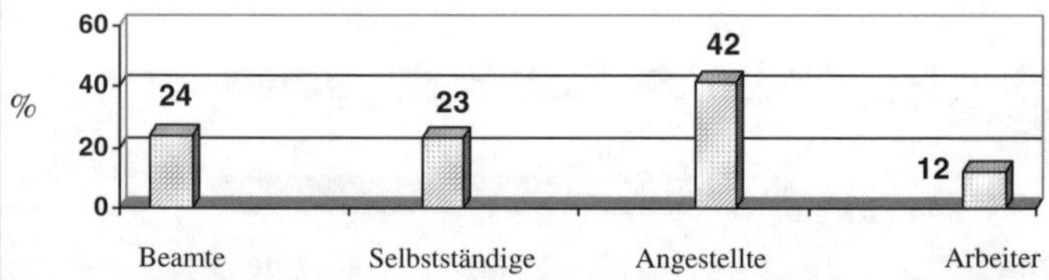

Abb. 36 Soziale Herkunft der Studienanfänger
Quelle: siehe Abb. 35

Von Eltern mit Hauptschulabschluss besuchen 24% der Kinder das Gymnasium, bei Eltern mit Realschulabschluss sind es 38% (29%) und bei Eltern mit Fach- / Abitur 65% (63%) – *Zahlen in Klammern beziehen sich auf neue Bundesländer*. Quelle: Statistisches Bundesamt – Mikrozensus.
Der Anteil von Studienanfängern aus Arbeiterfamilien ist in den letzten 25 Jahren unverändert. Somit wird bereits im Bildungsbereich eine schichtspezifische Ungleichheit der Lebenschancen angelegt.

Berufsposition

Wie verteilt sich die **berufliche Stellung der arbeitenden Menschen in der Gesellschaft**? Dazu folgende Tabelle:
Alt = alte Bundesländer; Neu = neue Bundesländer

	Männer Alt	Frauen Alt	Männer Neu	Frauen Neu
Selbstständige	9,6	5,7	8	4,8
Beamte	10,6	5,9	3,5	1,1
Angestellte	36,2	66,1	32,4	72,2
Arbeiter	43,6	22,3	56,1	21,9

Tab. 17 Berufsstellung der arbeitenden Menschen in der BRD (Angaben in %)
Quelle: Statistisches Bundesamt 1996 – Mikrozensus Befragung 1994 – 18,6 Mio. Männer und 9 Mio. Frauen in Vollzeit-Erwerbstätigkeit; in Mielck A. 2000, S. 28

Wenn wir eine statuskonsistente Entwicklung annehmen, so können wir davon ausgehen, dass mit zunehmendem Bildungsgrad linear auch eine höhere Position im Alltag erreicht wird. Die Stellung im Alltag ergibt sich aus der beruflichen Tätigkeit mit einem mehr oder weniger hohen %-Anteil am Nettoäquivalenzeinkommen und der sich parallel entwickelnden hohen oder geringen sozialen Anerkennung. So werden ungelernte Arbeiter weniger als 50% der Einkommensrichtgröße erreichen können, Facharbeiter oder mittlere Beamte 90-100%, Meister 110-130%, gehobene Beamte oder Angestellte 130-150%, höhere Beamte und Selbstständige 170-190% und Führungskräfte 190% oder mehr. Gesellschaftliche Anerkennung und Lebenschancen sind eng mit diesen Entwicklungsmustern verbunden.

Lebensform

Einen erheblichen Einfluss auf den Gesundheitszustand haben die **individuellen Lebensformen oder Beziehungsmuster**. Protektive Effekte von Familie und Ehe sind in vielfachen Analysen der Mortalitäts- und Morbiditätsraten nachgewiesen (*z.B. soziale Unterstützung und Abschirmung psychischer Stressoren, Hilfe im Krankheitsfall, Ort der Erholung oder Erleichterung eines gesundheitsförderlichen Lebensstils*). Nach dem Tod einer nahen Bezugsperson steigen z.B. die Mortalitätsraten stark an. Möglichkeiten zur Integration in soziale Netzwerke werden in der Zusammensetzung der Bevölkerung insgesamt und in der Art des Zusammenlebens der Menschen erkenntlich. Daher sollen nachfolgend ***ausgewählte*** **soziostrukturelle Daten** hierzu dargestellt werden.

Eine wesentliche Aussagekraft zur sozialen Leistungsfähigkeit einer Gemeinschaft liefert zunächst die Analyse ihres **Altersaufbaus**. Die Relationen zwischen den Bevölkerungsgruppen im Kindes-/ Jugend-/ Erwerbs- oder Rentenalter beeinflussen z.B. die Funktionsfähigkeit der Solidarsysteme; aber auch die Prägung der Lebensstile von Heranwachsenden oder die Optionen der personalen Unterstützung von Menschen im höheren Lebensalter hängen davon ab.

Wir erleben eine sich seit vielen Jahren abzeichnende **Alterung unserer Bevölkerung**. Einer zunehmenden Lebenserwartung der Menschen steht eine Verringerung der Geburtenzahlen gegenüber. Dies lässt sich in folgender Grafik gut zum Ausdruck bringen:

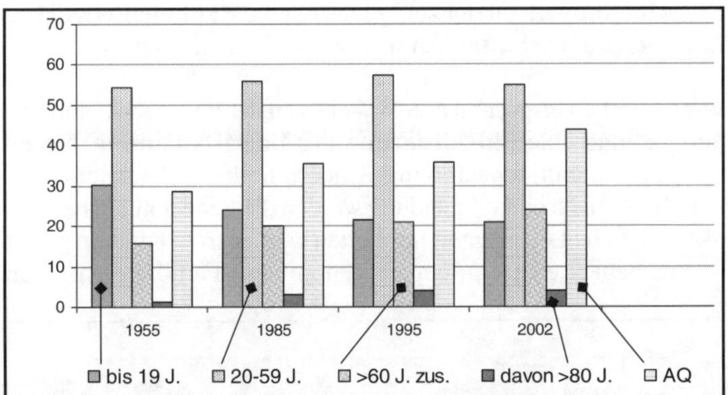

	1955	*1985*	*1995*	*2002*
bis 19 J.	30,2	24,2	21,5	20,9
20-59 J.	54,2	55,9	57,4	55
>60 J. zus.	15,6	19,9	21	24,1
davon >80 J.	1,2	3,2	4	3,9
AQ	***28,8***	***35,6***	***35,8***	***43,9***

Abb. 37 Entwicklung der Altersstruktur der Bevölkerung der BRD (Angaben in % der Bevölkerung; Quelle: Mikrozensus - Statist. Bundesamt)
AQ=Altenquotient: Gruppe >60-Jährigen bezogen auf Gruppe der 20-59-Jährigen

Die Alterspyramide wird zum Pilz

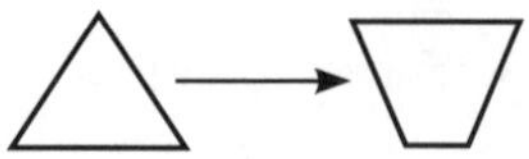

Für die Zukunft wird eine **Umkehr der** Form der **tradierten demographischen Alterskurven** prognostiziert.

So findet sich ein **zunehmender Anteil von Frauen, die kinderlos bleiben** (Quelle: Birg 2001, S. 73):

Jahrgang	Anteil kinderloser Frauen
1940	10,6 %
1950	15,8 %
1960	26,0 %

„Für die nachfolgenden Jahrgänge wird sogar ein Wert von ungefähr einem Drittel erwartet". (Meyer in: Geißler 2002, S. 415)

Auch die **Zahl der Eheschließungen** als Ausdruck einer Formalisierung des Zusammenlebens **geht kontinuierlich zurück**. „Von den heute lebenden jüngeren Männern und Frauen werden ungefähr 30% (1970 weniger als 5%) zeitlebens ledig bleiben". (Meyer in: Geißler 2002, S. 406). Daneben **steigt das Alter, in dem eine Eheschließung vollzogen wird**. „Im Zuge verlängerter Ausbildungszeiten und der Zunahme nichtehelicher Lebensgemeinschaften hat sich das Alter von 1960-2000 bei Frauen im früheren Bundesgebiet von 23,7 auf 28,4 Jahre und bei Männern von 25,9 auf 31,1 Jahre erhöht". (Meyer in: Geißler 2002, S. 406)

Seit 1970 verzeichnen wir einen kontinuierlichen **Anstieg der Ehescheidungen**. Gleichzeitig hat sich die **Zahl nichtehelicher Lebensgemeinschaften** deutlich erhöht – siehe Abb. 38.

Wir bemerken insgesamt eine Abkehr von der tradierten „Normalfamilie" und eine **Pluralisierung des Begriffs Familie**. Neben den gewohnten Ehepaaren mit Kindern finden sich „patchwork-Familien": nach einer Scheidung werden die Kinder allein betreut, nicht eheliche Lebensgemeinschaften werden trotz Kindern gelöst – evtl. neue Lebenspartner aufgenommen; Familienstrukturen

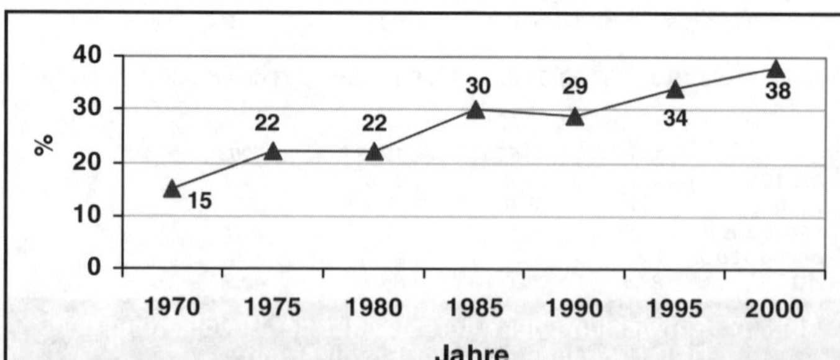

Abb. 38 Zahl der Ehescheidungen BRD West in %
(Quelle: Statist. Bundesamt; Geißler 2002, S. 410)

lösen sich auf, Netzwerke bekommen erhebliche Lücken und sog. broken-home-Situationen entstehen.

Die Zahl der Kinder unter 18 Jahren, die nur bei einem Elternteil aufwachsen, bewegt sich lt. unterschiedlichen Zahlenangaben der Statistiken zwischen 2 und 3 Millionen.

Familiäre Pluralisierungsprozesse vollziehen sich dabei schichtspezifisch; so heiraten Angehörige der Unterschichten häufiger und früher; Singles finden sich öfters in den Mittelschichten und v.a. Menschen mit höherem Bildungsabschluss bleiben häufiger kinderlos als Angehörige der Schichten mit niedrigerer Bildung. „Berücksichtigt werden muss weiterhin: gerade viele junge Familien (ca. 25%) haben sich hochgradig verschuldet und alleinerziehende Mütter sind in besonderem Maß von Armut betroffen". (Meyer in: Geißler 2002, S. 428) [Siehe auch die Tabellen und Grafiken zur Einkommensverteilung am Anfang dieses Kapitels.]

Neue Formen des Zusammenlebens sind gekennzeichnet vom Verlust früherer Großfamilien bzw. Mehrgenerationenhaushalte, auch durch die nötige berufliche Mobilität der Menschen. Kinder müssen sich nicht nur auf den Wandel elterlicher Partnerschaften einstellen, sie sehen ihre Großeltern seltener; ihre psychosoziale Entwicklung wird durch alle vorgenannten Veränderungsprozesse im Vergleich zu früheren Generationen sehr modifiziert (**siehe Kap. 3.10.2**).
Den Übergang von der Groß- zur Kleinfamilie erkennen wir auch in der Abnahme der Kinderzahl pro Ehe. Dies bedeutet eine **Abnahme der Haushaltsgröße bei wachsender Zahl der Haushalte** (38,5 Millionen im April 2001). Während im Jahr 1900 noch ca. 44% der Haushalte aus fünf oder mehr Personen bestanden, war dies 2001 nur noch bei gut 4% zu verzeichnen. Eine gegenläufige Entwicklung war bei der Zahl der Einpersonenhaushalte zu verzeichnen. Hier ist ein Anstieg von 7% im Jahr 1900 auf ca. 37% in 2001 eingetreten. Im Jahr 2001 lebten in Deutschland 14 Millionen Menschen oder 17% der *gesamten Bevölkerung* allein.

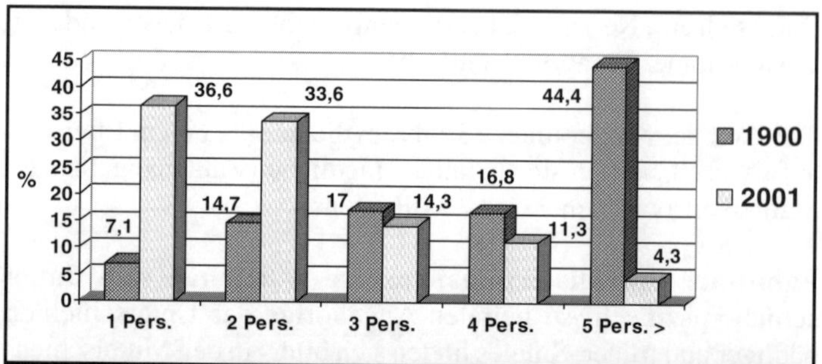

Abb. 39 Haushaltsgrößen in % der Haushalte (Quelle: Mikrozensus / Statist. Bundesamt 2002)

In Großstädten finden wir erheblich mehr Single-Haushalte oder Lebensformen mit weniger Personen. So wurden für eine Stadt mit 145.000 Einwohnern (Regensburg) 2001 folgende Zahlen ermittelt: Single-Haushalte 43,8%, 2 Personen 36,3%, 3 Personen 10,4%, 4 Personen 7,2%, 5 und mehr Personen 2,3%. Gemessen an der Zahl der Gesamteinwohner stellen die Alleinlebenden hier einen Anteil von 23%.

Die Zunahme der **Einpersonenhaushalte** rekrutiert sich vor allem aus dem Personenkreis der 25- bis 45-jährigen Menschen. Die größte Einzelgruppe stellen neben dieser Alterskohorte die über 75-Jährigen dar. Der Anteil der verwitweten Personen ist zu Gunsten lediger Menschen gesunken.

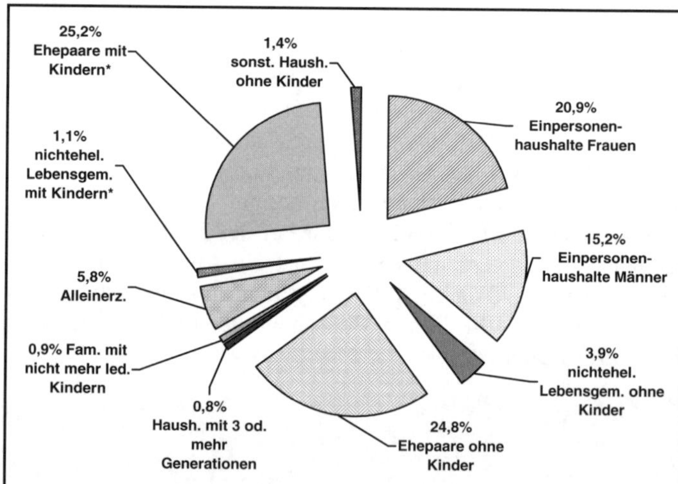

<u>*selektive absolute Zahlen:*</u>

Einpersonenhaushalte:	**36,1%**			
Mehrpersonenhaushalte:	**63,9%**	→ davon:	ohne Kinder:	**30,1%**
			Haushalte mit led. Kindern:	**32,1%**

* Zweigenerationenhaushalte mit ausschließlich led. Kindern

Abb. 40 Haushaltstypen Deutschland 2000 – 38,1 Mio Haush. (Quelle: StBA, Mikrozensus) (BMFSFJ)

6.3 Manifestationen sozialer Schichtzugehörigkeit im Gesundheitszustand

Wir wollen **beispielhaft** einige sozialepidemiologische Daten zur Morbidität und Mortalität im Zusammenhang mit der Schichtzugehörigkeit kennen lernen. Die diesbezügliche wissenschaftliche Literatur liefert aussagekräftige Belege zu nachfolgender Realität: **Personen mit niedrigem sozioökonomischen Status** (niedriger Bildung, Berufsposition und niedrigem Einkommen) **zeigen einen entsprechend schlechteren Gesundheitszustand**, sie sterben früher und sind öfters krank.

Dabei lässt sich ein tatsächlicher **Sozialgradient** nachweisen, die **Morbidität oder Mortalität nimmt mit zunehmendem sozioökonomischen Status *stufenweise* ab**. So haben Geyer und Peter (1999) gezeigt, dass in Deutschland die Sterblichkeit in den Berufsgruppen der Un- und Angelernten gegenüber Akademikern ca. viermal so hoch ist. In England stagniert nach dem „Health Inequalities Bericht" die Lebenserwartung in der Unterschicht – im Gegensatz zur Oberschicht! Dort trennen bei Männern Reich und Arm jetzt mehr als fünf Jahre Lebenserwartung.

Dabei richtet sich der Fokus bei gesundheitlicher Ungleichheit v.a. auf **bestimmte Gruppierungen**, die **besonders hohen sozialen und gesundheitlichen Belastungen** unterliegen: z.B. Sozialhilfeempfänger, ungelernte Arbeiter, Menschen ohne Schulabschluss, Bewohner von sozialen „Problemvierteln", Langzeitarbeitslose, allein Erziehende, besonders kinderreiche Familien, Migranten oder Aussiedler, Obdachlose.

Bildung sichert Gesundheit

Zunächst Daten zum **Zusammenhang von Schulbildung und Lebenserwartung**. Gutes Bildungsniveau ist ***ein*** Faktor für längere Lebenserwartung.

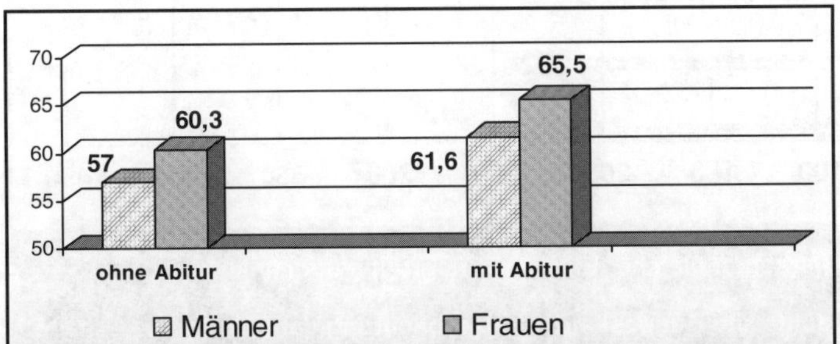

Abb. 41 Lebenserwartung in weiteren Jahren ab 16 in Abhängigkeit von der Schulbildung
Quelle: Befragung 1984-1993 (Sozio-Ökonomisches Panel) bei 12000 Männern und Frauen alte Bundesländer. In Mielck A. 2000, S. 71

Soziale Schichtzugehörigkeit wirkt sich auch im **Überleben nach Krankheiten** aus. So sterben Menschen mit niedrigem beruflichen Status im Rahmen eines **Erst-Myocard-Infarktes** häufiger.

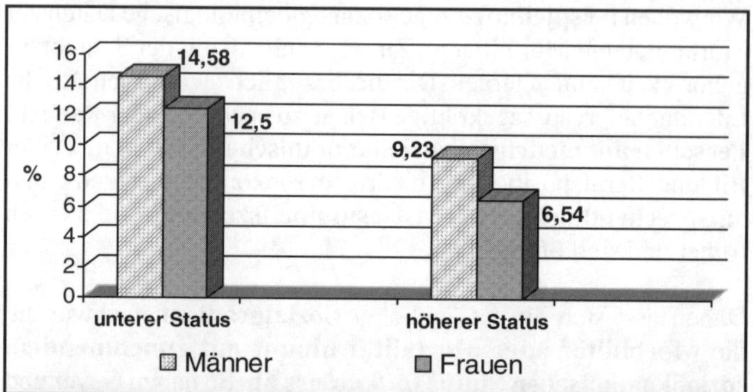

Abb. 42 Todesfälle nach Erst-Infarkt in Abhängigkeit vom beruflichen Status
Unterer Status: Arbeiter, einfache Handwerker
Höherer Status: Akademiker, Führungskräfte
Quelle: Herzinfarkt-Fälle in der Region Augsburg 1984-1993; in Mielck A. 2000, S. 74

Auch das **Einkommen wirkt sich auf den Gesundheitszustand aus**. Nachfolgende Grafik bringt dies eindrucksvoll zur Darstellung. Mit zunehmendem Verdienst sinkt die Mortalität.

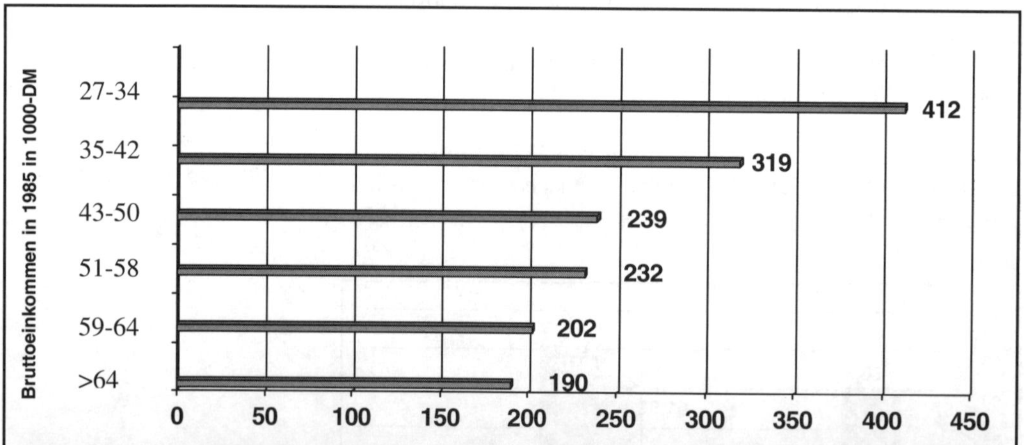

Abb. 43 Todesfälle pro 100.000 Personen gleicher Einkommensgruppe in definiertem Zeitraum
ca. 14000 männl. Angestellte alte Bundesländer in Beobachtung der BfA Berlin
Quelle: Klosterhuis/Müller-Fahrnow 1994 – in Mielck A. 2000, S. 77

Risiken verteilen sich sozial ungleich

Wenn wir die **Morbidität der Arteriosklerose** betrachten, so ist es interessant, über das **Verteilungsmuster der Risikofaktoren** nachzudenken. Dazu wollen wir nachfolgend ***Daten aus dem Bundesgesundheitssurvey 1998 (Knopf et al. 1999)*** heranziehen. Die Prävalenzraten von Rauchen, starkem Übergewicht, Hypercholesterinämie, sportlicher Inaktivität und arterieller Hypertonie wurden bei 18- bis 79-jährigen Menschen überprüft.
Dabei ergab sich nachfolgendes Ergebnis **bei Frauen**:

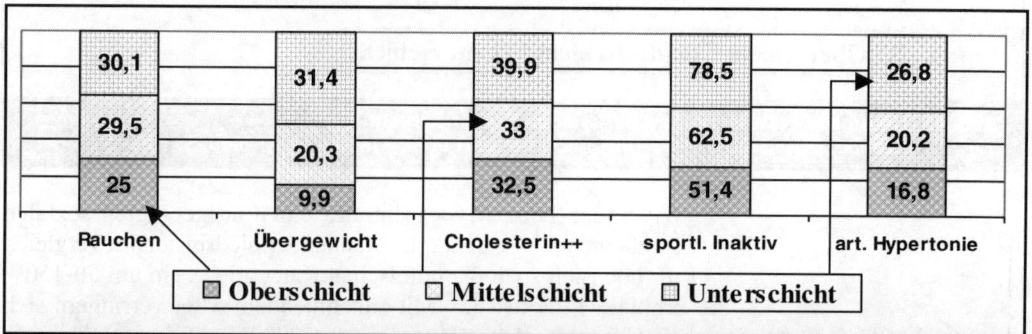

Abb. 44 Prävalenzraten von Risikofaktoren der Arteriosklerose in % nach sozialer Schicht

Bei Männern waren die Werte für Cholesterin und Blutdruck in der Oberschicht höher als in der Unterschicht. Ansonsten ergab sich ein ähnlicher Zusammenhang.

Das Statistische Bundesamt gibt zum **Risikofaktor Rauchen** folgende Auskunft: Jeder vierte Mensch über 15 Jahren **raucht regelmäßig** (Männer 31%, Frauen 19%). Alters-, schicht- oder berufsspezifisch steigern sich diese Anteile sogar noch. Dabei liegt das Risiko zu rauchen bei niedrigstem Schulbildungsniveau um 5,2- (Männer) bzw. 4,5- (Frauen) mal höher als bei höchstem Schulbildungsniveau. In den Altersgruppen der 16 bis 44-jährigen Menschen finden sich die höchsten Rauchergruppen (bis über 50%). Frauen rauchen in den letzten Jahren deutlich mehr als früher. Zu den Berufsgruppen mit dem höchsten Raucheranteil zählen Bus-, Taxi- und Fernfahrer sowie Bauarbeiter (jeweils 52%). Am wenigsten rauchen Ärzte, Apotheker sowie Lehrer (jeweils 18%). Geschiedene Menschen rauchen mit 44% weitaus häufiger als Verheiratete (26%). (Statist. Bundesamt 27.07.00)

Stellen wir dem noch die **schichtspezifische Häufigkeit des Herzinfarktes bei Männern** gegenüber. In der Deutschen Herz-Kreislauf-Präventionsstudie erhalten wir die Aussage, dass der Myocardinfarkt nicht die „Managerkrankheit" nach alter Überzeugung darstellt, sondern Angehörige der Unterschichten vermehrt davon betroffen sind (dargestellt ist die sog. „Lebenszeitprävalenz").

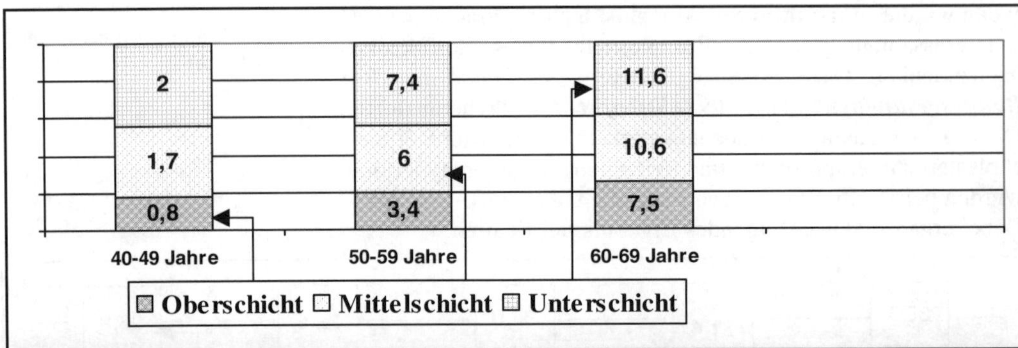

Abb. 45 Häufigkeit von Herzinfarkt in % nach sozialer Schicht
Quelle: DHP-Studie 1984-1991 nach Helmert et al. – in Mielck A. 2000, S. 105

Wir finden beim Myocardinfarkt einen ausgeprägten sozialen Gradienten. So besteht „für Männer der niedrigsten im Vergleich zur höchsten sozioökonomischen Kategorie ... ein um 50-150% erhöhtes Infarktrisiko. Mit zunehmendem Alter verringern sich die Unterschiede". (Geyer in Kolip 2000, S. 55 – nach Helmert 1993)

In der gerade zitierten DHP-Studie 1987/88 wird auch festgestellt, dass in der Gruppe der Erwachsenen (25-69 Jahre) **Alkohol tendenziell in der Oberschicht vermehrt konsumiert** wird. Dies ergibt sich durch den Genuss von hochprozentigerem Alkohol. Bier wird in der unteren Schicht in Summe mehr getrunken. (Quelle: Mielck 2000, S. 204)

Krankheit ist sozial ungleich verteilt

Zusätzliche Ergebnisse des Bundes-Gesundheitssurveys 1998 waren unter anderem:

- „häufigere Prävalenz von insulinpflichtigem Diabetes mellitus, chronischer Bronchitis und Ulcera duodeni in der Unterschicht
- vermehrtes Auftreten von Rhinitis allergica in der Oberschicht
- die Oberschicht schätzt ihren Gesundheitszustand auch besser ein als die Unterschicht
- in der Oberschicht herrscht eine bessere Lebens- und Gesundheitszufriedenheit."

(Bundes-Gesundheitssurvey: Knopf et al. 1999)

Die **Symptomaufmerksamkeit** ist in oberen sozialen Schichten differenzierter und sensibler.
Weitere soziale Gradienten finden wir auch bei **psychischen Erkrankungen.** Es bestehen erheblich höhere Risiken für depressive Leiden bei niedrigeren sozialen Schichten. Hier sind v.a. Frauen betroffen. (Geyer in Kolip 2000) Bei psychosomatischen Leiden wird der Einfluss der Schichtzugehörigkeit noch deutlicher.

Soziale Ungleichheit lässt sich auch in Ergebnissen von **Einschulungsuntersuchungen** bei Kindern feststellen. Nachfolgend werden **Resultate aus dem Land Brandenburg im Jahr 1998** dargestellt. Es wurde folgende Schichtvariabilität von klinischen Auffälligkeiten gefunden (Angaben in % der untersuchten Kinder je Zugehörigkeitsgruppe).

	Oberschicht	Mittelschicht	Unterschicht
Störungen von Sehen und Hören	17,4	19,9	25,9
Sprachstörungen	4,5	8,0	15,8
Geistiger Entwicklungsrückstand	0,8	2,9	11,9
Psychomotorische Störungen	1,2	1,6	4,4
Neurodermitis	7,3	6,1	4,8

Tab. 18 Ergebnisse von Einschulungsuntersuchungen im Land Brandenburg 1998
Quelle: Böhm A., Kuhn J. 2000

In all den aufgeführten Kriterien war ein deutlicher Schichtgradient zu ungunsten niedriger sozialer Position feststellbar; nur die Neurodermitis stellt eine Ausnahme des Trends dar. In weiteren Ergebnissen war das Übergewicht bei Mädchen aus Familien mit niedrigem Sozialstatus am höchsten anzutreffen (bei Jungen in der Mittelschicht). „Kinder aus sozial benachteiligten Familien waren auch bei Verkehrs- und Verbrühungsunfällen doppelt so häufig betroffen wie Kinder aus Familien mit höherem Sozialstatus“ und sie benötigten fast doppelt so häufig eine Frühförderung. (Quelle: Böhm, Kuhn 2000)

Nachfolgend wollen wir *zwei besondere soziale Umstände und ihren Bezug zur gesundheitlichen Situation* erläutern.

6.4 Arbeit, Arbeitslosigkeit und Gesundheit

Es würde sicher zu weit führen, die Gefährdungssituationen durch Arbeitsplatzcharakteristika umfassend zu beschreiben. Einige wichtige Aspekte sollen jedoch bedacht werden.

Arbeit und Gesundheit / Krankheit
- Direkter Einfluss
- „job strain“
- „Gratifikation“

Menschen aus niedrigeren sozialen Schichten sind aufgrund des gegebenen Berufsspektrums häufiger einer **direkten** Gefährdung am Arbeitsplatz ausgesetzt. Arbeitsunfälle oder Berufskrank-

heiten rekrutieren sich aus der Belastungssituation mit Lärm, gefährlichen Arbeitsstoffen (Asbest, Quarz-Staub, Öl, Schmutz etc.) oder direkter schwerer körperlicher Belastung. Nacht- und Schichtarbeit wirken sich ebenfalls negativ aus.
Indirekt ergeben sich Einflussfaktoren aus der Gestaltung von Arbeitsplätzen. Termindruck erzeugt Stresssituationen; aber auch hohe Beanspruchung ohne besondere eigene Entscheidungsspielräume bzw. kreative Entfaltungs- / Identifikationsmöglichkeiten wirken sich negativ auf den Gesundheitszustand aus (im Sinne der Gesundheitswissenschaften wird dies als die **„job strain situation“** bezeichnet). Oftmals muss hoher Einsatz an der Arbeitsstelle erbracht werden und die entsprechende (auch materielle) Würdigung bleibt aus. Medizinsoziologen sprechen von der **„beruflichen Gratifikationskrise“** (siehe auch Mielck und Bloomfield 2001).

Arbeitslosigkeit beeinträchtigt die Gesundheit

Aber nicht nur Arbeit kann krank machen, auch **Arbeitslosigkeit** zeigt erhebliche negative Auswirkungen auf den Gesundheitszustand. Verlustsituationen vielfältiger Art treten ein: Zukunftsperspektive, soziale Anerkennung und Kontakte, ökonomische Sicherheit, feste Tagesstrukturierungen fehlen. Dies zeigt Wirkung: Trabert („Sozialmagazin“ 2000) hat in einer Übersichtsarbeit mit dem Thema „Armut macht krank“ Studienergebnisse hierzu zusammengefasst. Arbeitslose, v.a. **langzeitarbeitslose Menschen haben** einen **erheblich schlechteren Gesundheitszustand**. Ihre Sterblichkeit liegt generell um das 2,6 fache höher als bei Erwerbstätigen. Besonders psychosomatische Beschwerden, Angstkrankheiten und affektive Psychosen sind zu beobachten. Depressive Episoden steigen um mehr als 60%; deshalb mehren sich auch Krankenhausaufenthalte wegen psychiatrischer Erkrankungen (das Suchtpotenzial steigt). Arbeitslose Menschen treiben weniger Sport und müssen sich im Vergleich zu Erwerbstätigen insgesamt öfter einer stationären Behandlung unterziehen (Pressemitteilung Robert Koch Institut vom 24.02.03). Sie rauchen häufiger als Erwerbstätige, der Raucheranteil liegt bei 47% im Vergleich zu 36% bei Erwerbstätigen (Quelle: Statist. Bundesamt 27.07.2000) Auch Ulcera duodeni treten vermehrt auf. Das Risiko für Herz-Kreislauf-Erkrankungen steigt um 50% an, Unfälle oder Suicide ereignen sich doppelt so häufig. Die persönliche Gesundheitsvorsorge nimmt ab.

Chronische Krankheit:

Langzeitarbeitslose
Männer: 60%
Frauen: 50%

Erwerbstätige
Männer: 28%
Frauen: 35%

Arbeitslose nehmen auch weniger Vorsorgeuntersuchungen für ihre Kinder wahr, die Teilnahmequoten sinken auf bis 27% im Vergleich zur insgesamten Nutzung von 61%; bei Kindern arbeitsloser Menschen liegt nach einer Untersuchung des Gesundheitsamtes Göttingen in 30% ein unzureichender Impfschutz vor. (Trabert 2002)

6.5 Armut und Gesundheit

„Armut macht krank" –„Krankheit macht arm"

Gemäß statistischem Bundesamt waren Ende 2004 in Deutschland 2,8 Mio. Menschen Empfänger von Sozialhilfe; 13,5% der Menschen lebten 2004 in Armut. Ich verweise hierzu auch auf die Zahlen von Kap. 6.2. Zur differenzierten Betrachtung soll nochmals angeführt werden, dass sich **Armut** natürlich nicht nur aus der **Einkommenssituation**, sondern auch **aus Defiziten der sozialen Partizipation** insgesamt ergibt. Dies betrifft v.a. die Faktoren Bildung, Wohnen und Arbeitsplatzcharakteristik. Armut rekrutiert sich z.B. aus dem Umstand der Arbeitslosigkeit, aber auch aus Brüchen in der Biografie wie z.B. Scheitern von Beziehungen. Den gesellschaftlich problematischen Umstand des Zusammenhangs von materiellen Defiziten mit der Höhe der Kinderzahl hatten wir in Kap. 6.2 bereits belegt.

Armut
↓↑
zunehmende gesundheitliche Gefährdung

- Lebensbedingungen
- Gesundheitsverhalten
- Gesundheitsversorgung

↓↑
deutlich höhere Morbidität

Das europäische Armutsnetzwerk (EAPN) formuliert plakativ: **„Nach unseren Schätzungen haben arme Menschen ein zehnmal höheres Gesundheitsrisiko als Nicht-Arme"**. (Pesek 2002) Der „European Health Report 2002" der WHO benennt **Armut als das größte Einzelrisiko für einen schlechteren Gesundheitszustand**. „Armut ist mit einer geringeren Lebenserwartung, höherer Kindersterblichkeit und einem höheren Ansteckungsrisiko bezüglich Infektionskrankheiten, v.a. HIV und Tuberkulose, assoziiert". „Im Teufelskreis aus Armut und schlechter Gesundheit" und der vermehrten psychosozialen Stresssituation steigen Erkrankungen wie arterielle Hypertonie oder Ulcera duodeni. (Pesek 2002)

2004
3,13 Millionen überschuldete Haushalte

UNICEF 2005:
Kinder allein Erziehender zu 40% arm

Unter der armen Bevölkerung finden sich vermehrt Frauen, wobei Frauen bei beruflicher Doppelbelastung insgesamt gesundheitlich gefährdeter sind. In Trennungs- oder Scheidungssituationen kumuliert die Belastung. „V.a. Frauen mit mehreren Kindern können nicht arbeiten gehen und sind vermehrt auf Sozialhilfe angewiesen. Dadurch werden Kinder zum Armutsrisiko, und Erziehung v.a. mehrerer Kinder wird zum Stigma". (Maschewsky-Schneider in Pesek 2002)
Kinder aus Familien von Arbeitslosen oder insgesamt sozial schwachen Familien sind „häufiger krank oder vernachlässigt. Etwa 10% sind körperlich unterentwickelt. Das hat psychosozial gravierende Auswirkungen: sie sind ängstlicher, fühlen sich häufiger hilflos und haben ein geringeres Selbstvertrauen. Auch ihr Gesundheitsverhalten ist schlechter". (Pesek 2002) Das Ernährungsverhalten lässt Defizite erkennen und Bewegungsmangel ist festzustellen. Studienergebnisse des Frankfurter Instituts für Sozialarbeit und Sozialpädagogik vom Oktober 2000 belegen, dass 38% der armen Kinder in ihrem Spiel- und Sprachverhalten gestört sind. Fähigkeiten zur Stressbewältigung oder zu eigenem gesundheitspräventiven Verhalten sind mangelhaft. Screening-Ergebnisse zur Zahngesundheit belegen die Mängel ebenfalls:

Praxisgebühr

↓

Arztkonsultationen bei Menschen mit Einkommen
< 1000 €: minus 19%
> 3000 €: minus 8%

Lebenserwartung der Menschen im untersten Fünftel der Einkommen um 7 Jahre geringer

Aus Familien mit hohem Sozialstatus waren im Rahmen der Einschulung 44% der Kinder kariesfrei, aus sozial benachteiligten Gruppierungen nur 25%. (Trabert 2000)

Arme Menschen unterliegen also einer erhöhten Krankheitsanfälligkeit. Ursache sind u.a. eine Häufung vielfacher Belastungssituationen, verbunden mit einem Defizit an sozialen und personalen Ressourcen. Aus dieser Mangelsituation entspringt auch eine gesundheitsabträgliche Lebensweise.

Hierbei schließt sich der Kreis unserer Betrachtungen. Soziale Charakteristika wie Arbeitslosigkeit, Bildung oder Schichtzugehörigkeit sind eng miteinander vernetzt. Geringere Bildung eröffnet geringere Lebenschancen; gesunde Lebensführung wird nicht in den allgemeinen Verhaltenskanon eingebunden. Arbeitslosigkeit oder Armut und soziale Ausgrenzung mit allen geschilderten gesundheitlichen Folgen treten häufiger auf.

6.6 Schlussfolgerungen

„Wer Krankheit verhüten will, muss auch ihre soziale Dimension verstehen“
J. Siegrist

Wir haben nun – wie in der Einleitung zu Kap. 6 vorgegeben – den Nachweis geführt, dass die Lebenslage den Gesundheitszustand prägt, **damit sind die Aussagen zum Lebensweisenkonzept aus Kap. 5.7 belegt** (s. Abb. 46). Soziale Ungleichheit bewirkt auf dem Boden soziopsychosomatischer Prozesse gesundheitliche Ungleichheit. Bildung, Kompetenzen und Lebensumstände schaffen einen disponierenden Lebensstil.

Mit höherer gesellschaftlicher Position treffen wir auf **optimiertere Sozialisationseffekte** (förderliche biografische Erfahrungen, höheres verfügbares Wissen, abweichende Wertvorstellungen). Negative Einflüsse sozialer Belastungssituationen oder Stressoren und gesundheitsabträgliche situative Zustandsbilder nehmen ab.

- In höheren Sozialschichten finden sich i.S. ***indirekter Wirksamkeit*** **günstigere sozialökologische Begleitumstände**:

Die **Wohnbedingungen** sind großzügiger mit gleichzeitig geringerer Umweltbelastung wie Lärm oder Luftverschmutzung und besseren Erholungsmöglichkeiten. An den **Arbeitsplätzen** ist ein weniger beeinträchtigendes Milieu anzutreffen; dies bezieht sich auf die physischen Belastungen: körperlich schwere Arbeit, Lärm oder auch Einfluss direkter Schadstoffe – wie auch auf die psychische Beanspruchung: weniger Eintönigkeit, mehr kreative Spielräume ohne job-strain-Situationen oder Gratifikationskrisen (s. Kap. 6.4). Auch die **sozialen Netzwerke** sind effizienter mit z.B. weniger häufigen „broken home“-Situationen oder funktionaler Unvollständigkeit der Familien; Kinder von Unterschichtangehörigen reagieren hier oftmals mit kompensierenden gesundheitsabträglichen Verhaltensmustern. [*Als Beleg für den bedeutsamen Zusammenhang von sozialen Lebensumständen und Gesundheit sei ergänzend auf folgende Erkenntnis hingewiesen: Der Rückgang der Mortalität an wichtigen Infektionskrankheiten wie Tuberkulose setzte bereits drastisch vor Einsatz der spezifischen Pharmaka ein – nämlich gleichzeitig mit Verbesserung der hygienischen Verhältnisse, der Ernährung und sonstiger ökonomischer und sozialer Bedingungen*].

- Die **direkten Einflüsse auf die Gesundheit** sind in Ober-/Mittelschicht ebenso **positiver** gestaltet:

Gesundheitsschädigendes Verhalten wie Rauchen, Bewegungsmangel **oder diesbezügliche Konsequenzen** wie hoher Blutdruck oder Übergewicht werden in Oberschichten **weniger beobachtet**. Die Ernährung ist gesundheitsbewusster; **Bewältigungsmuster / Coping-Fähigkeiten** von Belastungssituationen gestalten sich effizienter. Der **Zugang zu optimaler gesundheitlicher Versorgung** ist weniger schwierig; schon das umfassender ausgeprägte Gesundheitsbewusstsein, aber auch die geringere soziale Distanz zum Versorgungssystem wie auch das ausgeprägtere medizinische Wissen wirken positiv. Dies drückt sich auch in einer häufigeren Teilnahme an Vorsorgeuntersuchungen aus; das Bild vom eigenen Körper ist weniger stark instrumentell ausgerichtet.

Und so werden Angehörigen der Unterschicht folgende, den Gesundheitszustand prägende Charakteristika zugeschrieben:
- Gegenwartsorientierung mit Neigung zu kurzfristiger Planung
- Fixierung auf unmittelbare Problembewältigung
- arztvermeidendes Verhalten ohne Betonung präventiven Denkens

Mittel- und Oberschichtsangehörige seien dagegen eher:
- zukunftsorientiert
- auf Vorsorge achtend und
- arztsuchend.

Verschiedene Studien haben sogar den Beleg erbracht, dass der **gesundheitsschädigende Einfluss negativer Lebensbedingungen trotz** erfolgreicher **Reduktion von konkreten Risikofaktoren bestehen bleibt**. Helmert et al. (1993) berichten hierzu über die Deutsche Herz-Kreislauf-Präventionsstudie *(DHP-Studie):* Lebensweltliche schichtgeprägte Umstände besitzen hinsichtlich Herz-Kreislauf-Erkrankungen einen Bedeutungsgrad, der über der Wirksamkeit der klassischen Risikofaktoren rangiert.

„Ungleichheiten in der Gesundheit sind nicht einfach das direkte Ergebnis der Exposition" gegenüber schädlichen Faktoren. „Vielmehr führt niedriger sozialer Status zu chronischem Angstgefühl, anhaltendem Anstieg der Spiegel von Stresshormonen wie Cortisol, mehr Arteriosklerose und schlechterer Immunität". (Wilkinson 2003, S. 34)

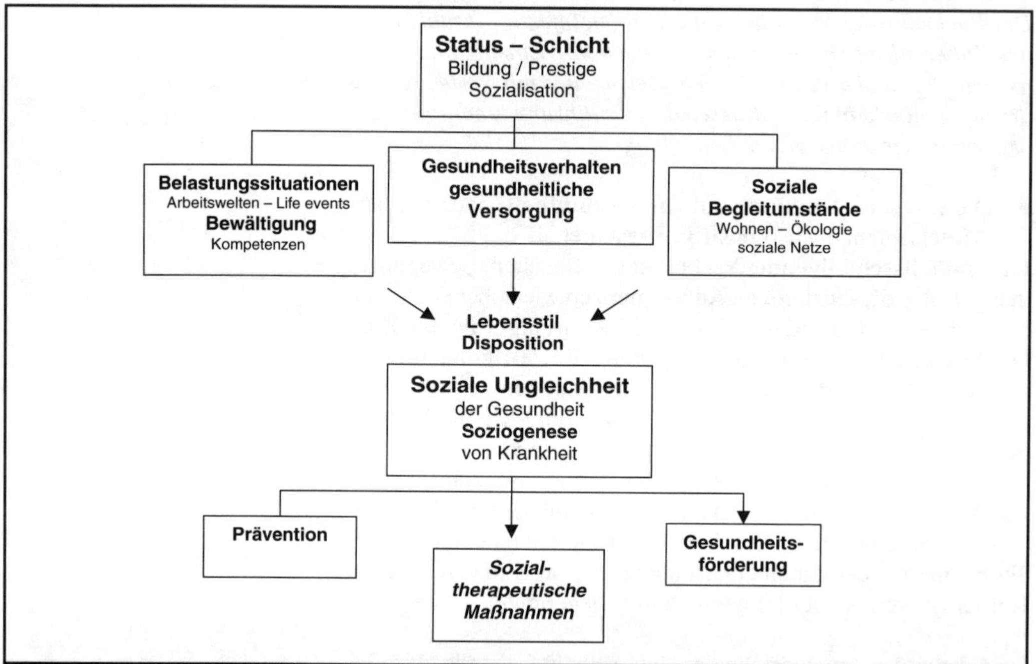

Abb. 46 Sozialer Status und Gesundheit (stark modifiziert nach Mielck 2000, S. 173)

Konzept der soziokulturellen Benachteiligung (**„cultural lag"**) (Bauch 2000, S. 186)

Solche Erkenntnisse bekräftigen zusammenfassend die Notwendigkeit

- persönliches Verhalten und individuelle Kompetenzen
- *aber auch* soziokulturelle, ökonomische und andere soziale Lebensbedingungen
- *sowie* soziale Partizipation in allen Bereichen öffentlichen Lebens

als gesundheitsrelevante Aspekte zu bedenken (siehe Abb. 46). „Personen, die in sozioökonomischer und soziokultureller Hinsicht benachteiligt leben, orientieren sich an sozialen Normen, die für gesundheitsbewußtes Verhalten häufig defizitär sind. ... Wie bei den allgemeinen gesellschaftlichen Wertvorstellungen gilt auch bei Gesundheit und Krankheit, daß diese Gruppen häufig hinter den herrschenden Normen herhinken („cultural lag") und (daß sich) dadurch bereits bestehende soziale Ungleichheiten fortsetzen und vertiefen". (Siegrist 1995, S. 166)

Eine deprivilegierte Stellung in der Gesellschaft führt zu chronischer psychischer Belastung und Angstsituationen. Die Folge sind unmittelbare (Konsum) und mittelbare (Sozialverhalten) gesundheitsschädliche Verhaltensweisen.

Antworten auf die Erkenntnisse der sozialen Ungleichheit von Gesundheit oder die Soziogenese von Krankheit sind der Ausbau der Prävention in Kombination mit gesundheitsförderlichen Aktivitäten. Auch sozialtherapeutische Maßnahmen kommen zum Einsatz (Sozialstationen, Gesundheitszentren, sozialpsychiatrische Dienste, Gemeinwesenarbeit, Selbsthilfegruppen, Jugendclubs u.v.m.). Gesundheitspolitik muss stets mit den sozialen und ökonomischen Determinanten verbunden werden, welche die Gesundheit der Menschen in starkem Maß ein Leben lang beeinflussen.
In einer abstrakteren Relativierung der Erkenntnisse des Kap. 6 erscheint es angebracht, das **Lebensweisenkonzept aus Kap. 5.7** an dieser Stelle **nochmals aufzugreifen** und kurz zu diskutieren.

Soziale Umstände prägen – siehe Abb. 46 – einen **disponierenden Lebensstil**, also die **Art und Weise der Lebensorganisation und Lebensgestaltung eines Menschen**; dieser Lebensstil ist Ergebnis der Sozialisation, sozialer Vergleichsprozesse und auch abhängig von sozialer Schichtzugehörigkeit. Äußerer Ausdruck des Lebensstils sind Überzeugungen über die eigene Identität, vom eigenen Handeln und personale Verhaltensmuster. Dabei erleben wir aber bei manchen Individuen durchaus eine Variabilität [auch im Sinne horizontaler Unterschiede], die von dem üblichen Rahmen der jeweiligen sozialen Schicht abweicht: das Kriterium Lebensstil ergänzt so in idealer Weise die tradierten Muster gesellschaftlicher Differenzierung.

„Das Lebensstilkonzept ist nicht eine Alternative zu der klassischen Schichtungssoziologie. **Lebensstile** sind gleichsam eine intervenierende Größe zwischen einer soziostrukturellen" Positionierung „von Personen einerseits und ihren Verhaltensweisen andererseits." Sie **„werden von den klassischen sozialstrukturellen Größen mitbestimmt**: Bildung, ökonomisches Kapital und kulturelles Kapital haben einen Einfluss auf die Lebensstile der Menschen und prägen dann ihre Handlungsweisen". (BzGA 2003)
Die Modifikation des Lebensstils von Patienten / Klienten im Sinne einer präventiven oder gesundheitsförderlichen Intervention scheint so auch eine relevante Größe für die Beeinflussung des aktuellen Krankheitsspektrums in unserer Gesundheitslandschaft zu sein (z.B. Ernährungsverhalten in einer Überflussgesellschaft).

Diese Überlegungen führen uns auch zurück zur Diskussion der **Intentionen einer sozialen Medizin**. Wir wollen diesen Ansatz im ***Kapitel** 7* aufgreifen.

Fragen zur Lernzielkontrolle Kap. 6

1. Was ist ein sozialer Gradient (gesundheitlicher Ungleichheit)? Welche Einflussebenen des sozialen Status auf die Gesundheit kennen Sie? (5.6; 6.3-6)
2. Definieren Sie die Begriffe soziale Schicht, soziale Ungleichheit (vertikal, horizontal, Milieuansatz), sozialer Status (6.1)
3. Beschreiben Sie anhand von Einzelbeispielen die Realität sozialer Schichtunterschiede – gehen Sie dabei auf alle Einzelkriterien der Differenzierung sozialer Schichten ein; beschreiben Sie auch die Realität der in Deutschland vorliegenden Situation von Einkommen, Bildung und Lebensformen (z.B. „Familie") (6.2)
4. Nennen Sie sozioepidemiologische Beispiele der Auswirkung sozialer Schichtzugehörigkeit auf den Gesundheitszustand (6.3)
5. Wie wirkt sich Arbeitslosigkeit oder Armut auf den Gesundheitszustand aus? (6.4; 6.5)
6. Beschreiben Sie die wesentlichen Elemente sozialer Ungleichheit von Gesundheit bzw. der Soziogenese von Krankheit. Erörtern Sie dabei auch den Begriff „Lebensstil". Welche Charakteristika schreibt die Medizinische Soziologie diesbezüglich den verschiedenen Schichten zu? (6.6)
7. Diskutieren Sie die Bedeutung klassischer Risikofaktoren in der Entstehung von Herz-Kreislauf-Erkrankungen unter Berücksichtigung der Aspekte *persönliches Verhalten* und *Lebensumstände* (6)

Literaturhinweise zu Kap. 6

- *Geyer in Kolip 2002 – sowie Bauch 2000:* Gute Einführung in die sozialepidemiologischen Grundlagen sozialer Ungleichheit
- *Mielck 2000:* Das Standardwerk zum Thema soziale Ungleichheit und Gesundheit. Ein Nachschlagewerk zu allen Aspekten der Auswirkungen des sozialen Status auf die gesundheitliche Lage
- *Waller 2002:* (Sozialmedizin) Empfehlenswerter Abschnitt zum Thema Krankheit, Behinderung und soziale Einflussfaktoren (Sozialepidemiologie)
- *Waller 2002:* (Gesundheitswissenschaften) Umfassende Vertiefung der Themen aus Kap. 5 und 6
- Detaillierte Angaben zur materiellen Situation der Menschen in Deutschland finden sich im Armuts- und Reichtumsbericht der Bundesregierung (zuletzt erschienen im Februar 2005)

7 WEGE ZU EINER „SOZIALEN MEDIZIN"

Modelle zur Realisierung einer sozialen Medizin

Ziehen wir ein kurzes Resümee: Biomedizinisches Handeln bietet uns die Sicherheit, in Grenzbereichen defizitärer gesundheitlicher Situationen Menschen trotzdem am Leben zu erhalten; Infektionskrankheiten sind bis auf wenige Ausnahmen (Aids, multiresistente Staphylokokken oder Tbc-Erreger) und kurzfristige neue epidemische Wellen exotischer Erreger (SARS) unproblematisch. Im alltäglichen Krankheitsspektrum sind jedoch therapeutische Schwellen v.a. bei **chronischen Erkrankungen** erreicht, **psychosozial beeinflusste Krankheitsbilder** rufen nach hilfreichen Antworten. **Soziale Gradienten prägen Morbidität, Mortalität** und therapeutische Notwendigkeiten. **Lebensweltliche Einflüsse** werden im realen biomedizinischen Alltag jedoch **keiner spezifischen Würdigung unterzogen**. Eine „soziale Medizin" im Sinne Virchows gibt es nicht, zumindest entzieht sie sich in der Breite derzeit ärztlich methodischer Anwendung (siehe Kap. 4.1), **obwohl hilfreiche Gedankenkonzepte existieren. Diese sollen im Folgenden unser Thema sein**.

7.1 Ganzheitliche analytische Modelle im Sinne einer „sozialen Medizin"

7.1.1 Komplementärer Denkansatz der Salutogenese

Salutogenese als Gegenstück der Pathogenese: „Wie bleibe ich gesund?"

Sowohl die therapeutischen Ansätze bei Erkrankungen wie auch die Definition von Gesundheit und Krankheit sind im aktuellen medizinischen Versorgungssystem naturwissenschaftlich geprägt und auf Ursache, Wirkung und spezifische Reaktion bezogen. Gesundheit bedeutet dabei im engeren Sinn Abwesenheit nachweisbarer krankhafter Prozesse und unterliegt damit der dichotomen Wertung des entweder gesund oder krank. Nur diese beiden Pole werden zur Kenntnis genommen. Die Betonung liegt auf der Frage nach der **Pathogenese** (Pathos: das Leid, hier: das Krankhafte – Genese: Lehre von der Entstehung) von Krankheiten: „**Warum werden Menschen krank**" (**negativer Krankheitsbegriff und Krankheitslehre**). Der Betroffene ist ein passives Objekt der Einwirkung pathogener Einflüsse oder professioneller therapeutischer Gegenmaßnahmen.

Einen alternativen Denkansatz mit vielen Optionen liefert uns der amerikanisch-israelische Medizinsoziologe Aaron **Antonovsky** mit seinen Überlegungen zur **Salutogenese** (Salus: das Heil, hier: das Gesunde) und dem Übergang zu einem **positiven Gesundheitsbegriff** (siehe auch BZgA 1999).

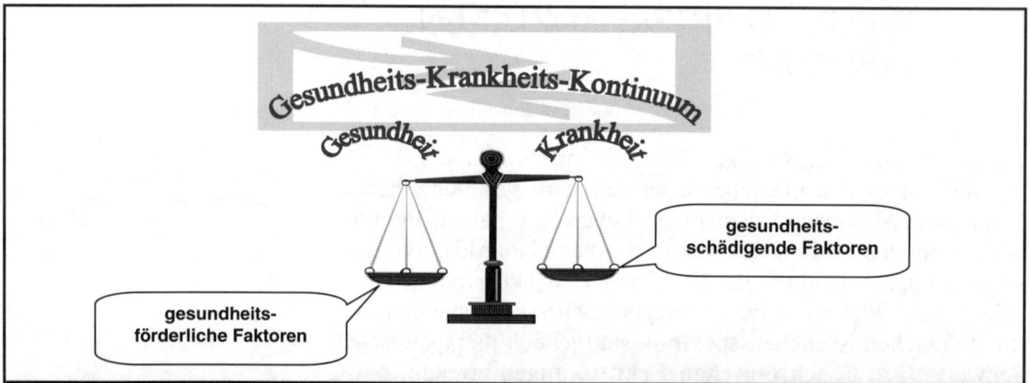

Abb. 47 Gesundheits-Krankheits-Waage der Salutogenese

Antonovsky verlässt den polaren, dichotomen Ansatz des „entweder krank oder gesund“ und stellt folgende These in den Raum: Kein Mensch befindet sich am äußersten Ende der Pole. Im Gegenteil: Wir bewegen uns ständig auf einem dynamischen **Kontinuum zwischen den Polen** hin und her. Antonovsky stellt dabei die methodische Frage: „**Warum bleiben Menschen trotz gleichermaßen wirksamer schädlicher Einflüsse gesund**“? Konsequenterweise verlagert sich das Interesse **weg von den pathogenen**, krank machenden Einflüssen **hin zu den salutogenen, schützenden Potenzialen** des Menschen. Gesundheit ist eine dynamische Interaktion zwischen belastenden und protektiven Faktoren. Antonovsky sieht das Grundprinzip menschlicher Existenz dabei nicht im Zustand des Gleichgewichts, sondern im Ungleichgewicht. Der Weg zum gesunden Pol ist dabei permanent neu zu beschreiten – bei stets gegenwärtigem und wiederkehrendem Verlust gesunder Anteile in den Waagschalen des Kontinuums (siehe Abb. 47).

Salutogenese
- Kontinuum von Gesundheit und Krankheit
- Kompetenz statt Defizit
- Widerstandsressourcen
- Kohärenzgefühl:
  a. Sinn
  b. Verstehen
  c. Bewältigen

Antonovsky baut bei seinen Überlegungen auf Erkenntnisse der Stressforschung u.a. von Lazarus (1981) auf (siehe dazu auch Franke 2001). Im Mittelpunkt der Überlegungen steht die Frage nach den **Kompetenzen des Einzelnen, auf innere und äußere Anforderungen zu reagieren**. Auch im Denkansatz der Salutogenese werden belastende Situationen und Schwierigkeiten zur Kenntnis genommen; diese erzeugen sog. **Spannungszustände**. Wichtig ist nun, wie die Spannung gelöst und ein Ausgleich erreicht wird; eine produktive Verarbeitung der Realität und die Anpassung an die Umstände ist erforderlich. Antonovsky unterstellt in seiner Hypothese des **Kontinuums von Gesundheit und Krankheit**, dass derjenige wieder eher das Pendel in Richtung Gesundheit bewegen kann, der auf einen Stressor erfolgreiche **Reaktionsmechanismen** zur Verfügung hat.

„Ressourcenorientiertes Denken veranlasst zur Berücksichtigung der ganzen Person mit ihrer Lebensgeschichte sowie zur Beachtung des gesamten Systems, in dem die Person lebt".
A. Antonovsky 1993

Eine Grundvoraussetzung dazu sind die **„generalisierten Widerstandsressourcen"** (BZgA 2001), die ihren Ursprung sowohl in der Person, aber auch im sozialen Umfeld haben (pragmatische Ebenen salutogenetischer Grundbedingungen). Solche **inneren und äußeren Ressourcen** sind z.B.:

- **Ich-Stärke** (Selbstvertrauen, optimistische Grundhaltung)
- **Kognitive Faktoren** (Intelligenz, Bildung)
- **Fähigkeiten zur Problemlösung** (aktive Handlungsressourcen)
- **Konstitution** (z.B. Immunsystem)
- **Soziale Ressourcen** (ökonomisch-materielle Sicherheit, intakte Sozialnetze, soziale Integration als „soziales Immunsystem")

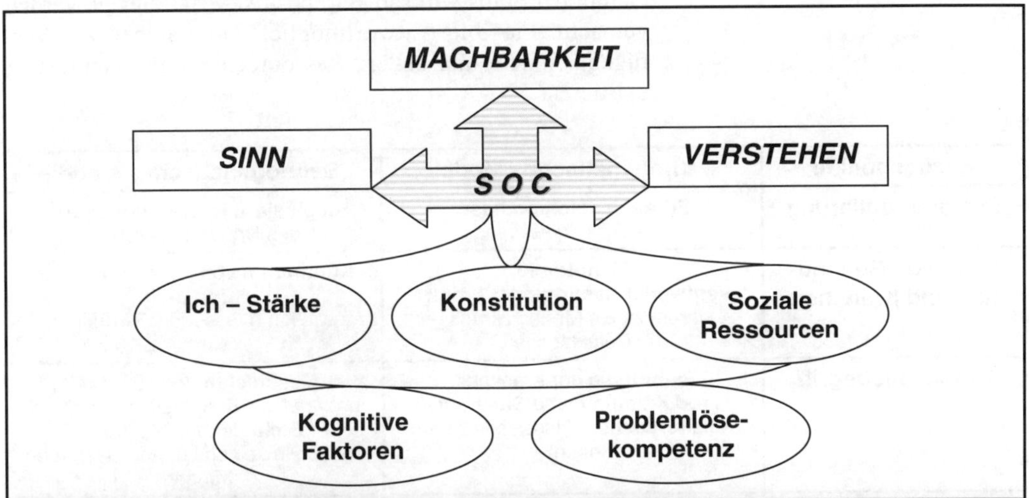

Abb. 48 Widerstandsressourcen und Kohärenzsinn (SOC ~ Sense of Coherence)

Wie können nun diese Potenziale mit Leben erfüllt und aktiviert werden? Die **Widerstandsressourcen** stehen **in enger Verknüpfung mit** einer Überzeugung des Einzelnen, dass das Leben insgesamt sinnvoll, überschaubar oder nachvollziehbar ist und damit belastende Ereignisse auch eine bewältigbare Hürde darstellen; dies kommt in einer „inneren Grundhaltung" zum Ausdruck, die Antonovsky als **Kohärenzgefühl (SOC / sense of coherence)** oder als Sinn für Zusammenhänge bezeichnet.

Dieses **Kohärenzgefühl fördert salutogene Wirkungen** und lässt dabei (praktisch wie emotional) positive individuelle Reaktionen auf die vielfältigen biografischen Ereignisse des Lebens entstehen. Der SOC beinhaltet **Elemente aus drei Ebenen** eines „Überbaus" salutogenetischer Grundbedingungen:

- **Sinnebene (Bedeutsamkeit)**
  Die Umstände des Lebens fördern Motivation, Einsatz, Kreati-

vität; eigene Aktivitäten besitzen einen positiven Bedeutungsgehalt und soziale Akzeptanz. Es gibt Lebensziele, Aufgaben oder Personen, für die sich Anstrengung und Engagement lohnen.

- **Verstehensebene (Verstehbarkeit)**
  Die Lebensereignisse sind verständlich und soziale Interaktionen erweisen sich als berechenbar und vertrauenswürdig. Der Kontext wird auf dem Boden ausreichender Informationen erfasst und in strukturierter Weise erklärbar. Belastungen können in einem größeren Zusammenhang begriffen werden.
- **Bewältigungsebene (Handhabbarkeit)**
  Die Schwierigkeiten des Lebens werden als überwindbar erkannt, die eigenen Handlungsmechanismen vermitteln ein Gefühl der Selbstwirksamkeit, positive Erfahrungen werden gemacht. Flexible Antwortmöglichkeiten stehen zur Verfügung. Innere und äußere Ressourcen zur Problemlösung existieren.

Bezugspunkte	Pathogenetisches Modell	Salutogenetisches Modell
Systemregulierung	**Erhalt der Homöostase**, des Gleichgewichtes	**Stabilisierung der Heterostase**, des Ungleichgewichtes
Sicht von Gesundheit und Krankheit	**Dichotomie, entweder gesund oder krank** warum ist ein Mensch krank – Defektsuche	**Kontinuum von Gesundheit und Krankheit** wie kann Gesundheit erhalten werden
Krankheitsbegriff	**Pathologie** der Krankheit, **reduktionistische Sicht** auf **Defizitursachen** (klassische Anamnese)	**Geschichte des Kranken** und „seiner“ Krankheit in **ganzheitlicher Sicht** (lebens-biograf. Ansatz; Mensch in seinen Lebenszusammenhängen)
Gesundheits- oder Krankheitsursachen	Defizit-Ansatz, **Risikofaktoren und negative Stressoren**	positiver (Verhaltens-) Ansatz, ungenutzte Fähigkeiten, SOC **heilbringende Ressourcen**
Wirkung von Stressoren	potenziell krankheitsfördernd	krankheits- **und** gesundheitsfördernd
Med. Aktivität und Intervention	**professionelle Heilmaßnahmen** (Pharmaka - invasive Eingriffe) „**Substitution**“ Reparatur der Defizite **passive Reaktion** des Betroffenen Berücksichtigung der Beschwerden	**Ressourcen-Entwicklung** Kompetenzförderung (soziale Fähigkeiten der Kommunikation – Netzwerkaufbau, Bewältigungsmuster, Stressmanagement) **aktive Anpassungsleistung und Risikoreduktion durch Betroffenen** Berücksichtigung auch der Lebenssituation
Einsatzbereiche	**Notfälle akute Krankheiten Risikogruppen** (Prävention)	**gesunde Menschen** (Prävention, Gesundheitsförderung) **chronisch Erkrankte** (Rehabilitation)

Tab. 19 Pathogenetisches und salutogenetisches Modell im Vergleich (in Anlehnung an Noack 1997)

Mit dieser Denkweise steht der Weg offen, den Menschen als aktiven Partner im therapeutischen Handeln zu begreifen. Die negative Defizitorientierung wandelt sich zu einer positiven präventiven oder gesundheitsförderlichen Ressourcenaktivierung; die Biografie des Menschen, seine Lebenskonzepte werden dabei berücksichtigt. Wir entdecken und fördern damit auch Kräfte der „Selbstheilung“ eines Menschen.

> **Kohärenz**:
> Gefühl, dass es Zusammenhang und Sinn im Leben gibt, dass das Leben nicht einem unbeeinflussbaren Schicksal unterworfen ist. Die Lebensbedingungen können mit den eigenen Bedürfnissen in Einklang gebracht werden.

Den Gegenpol dazu bildet der Zustand der

> **Demoralisierung**:
> Geringes Selbstwertgefühl, um sich greifende Hilf- und Hoffnungslosigkeit, Auftreten von unbestimmten Ängsten vor der Zukunft und einer allgemein gedrückten Grundstimmung.

7.1.2 International Classification of Functioning, Disability and Health (ICF)

ICF als strukturierendes Medium holistischer Sicht von Gesundheit und Krankheit (gemäß dem bio-psycho-sozialen Modell von Gesundheit)

Eine ähnlich komplexe Sichtweise und Berücksichtigung des bio-psycho-sozialen Hintergrundes von Gesundheit und Krankheit liefert uns die **ICF** [siehe www.vdr.de: Dr. Schuntermann – Ausführungen zur ICF] Dabei handelt es sich um ein **Klassifikationssystem von Funktionsfähigkeit, Behinderung und Gesundheit**, das versucht, eine ganzheitliche Analyse des Zustandsbildes zu gewährleisten. Dazu wird **Gesundheit** v.a. unter einem **funktionalen Aspekt** gewertet und dabei einer ***dreidimensionalen Würdigung*** **(Gliederung in Einzelkomponenten)** unterzogen.

Funktionale Gesundheit als zentrale Kenngröße der ICF

Ein Mensch ist **funktional gesund**, wenn ***vor dem Hintergrund des Umgebungskontexts*** (der Umwelt und der eigenen personalen Charakteristika)

- die **körperliche** (Organstrukturen / -funktionen) und die **seelisch-geistige Funktion** (Erleben, Fühlen) gewährleistet ist,
- im Vergleich mit Gesunden keine Beeinträchtigung der **Aktivitäten des täglichen Lebens** in den relevanten Leistungsbereichen besteht und
- die **soziale Integration und Teilhabe am gesellschaftlichen Leben** (Bildung, Arbeitswelt, sonstige Umgebung) vergleichbar zu erfüllen ist und eine umfassende Eingliederung in den Lebenswelten erreicht wird.

Die Gesamtheit aller Aspekte der funktionalen Gesundheit wird von der WHO Funktionsfähigkeit (***functioning***) genannt. Berücksichtigung findet demgemäß in dieser ganzheitlichen Sicht nicht nur die Frage nach der **Intaktheit oder den Störungen von Körper oder Geist** (*Ebene des Körpers und menschlichen Organismus*); auch die *Ebene der Person* wird bedacht: Welche Aktivitäten können nicht regelrecht durchgeführt werden (**Gesichtspunkt der Performanz**) – inwieweit ist das Leistungsvermögen hinsichtlich der betreffenden Aktivitäten eingeschränkt (**Gesichtspunkt der Kapazität**). Zusätzlich bezieht diese umfassende Gesundheitssicht auch die *Ebene der Lebensbereiche* mit ein: Zu welchen Lebensbereichen ist der Zugang erschwert oder nicht – mehr – möglich (Beruf-Arbeitsplatz? Soziale Isolierung? Verlust sozialer Unterstützung?)
Eine Komplettierung der Sichtweise ermöglicht der Blick auf die *Kontextfaktoren* des gesamten Lebenshintergrundes eines Menschen – personaler und sozialmaterieller bzw. verhaltensbezogener Art.

Die **Begriffe der ICF** werden im Einzelnen in **Tab. 20** nochmals **zusammenfassend erläutert**.

Der Mensch wird also als **„biologisches Wesen, als selbstständig handelndes Subjekt und als Subjekt in Gesellschaft und Umwelt“** betrachtet. (Schuntermann s.o.) In ganzheitlicher Betrachtung wird die biomedizinische Reduktion auf organische Defizite ergänzt: Auswirkungen von Krankheit (Schäden der Körperfunktionen oder -strukturen) erlebt der Patient in erster Linie auf den Ebenen der Aktivitätseinschränkungen; die Instrumentalisierung der Organsysteme für den Alltag ist geschädigt. In weiterer Konsequenz reduziert sich die gesellschaftliche Integration und die Möglichkeit, persönliche Entwicklung und Entfaltung zu erreichen oder Akzeptanz und Erfolg zu verspüren. Die Fähigkeit, soziale Rollen einnehmen zu können, schwindet.
Beispiel: Ein Infarktpatient erleidet umfassende Myocardnekrosen (Organebene). In der Folge ergibt sich eine starke Herzinsuffizienz mit Einschränkung der körperlichen Belastbarkeit (Aktivitätsebene), seine Arbeitsfähigkeit ist für die Zukunft aufgehoben, umfassende soziale Partizipationsstörungen mit all ihren (negativen) Rückwirkungen auf die übrigen Ebenen sind die Konsequenz.

Aktivität	Durchführung einer Aufgabe oder einer Handlung. Um Aktivitäten zu beurteilen, unterscheidet die ICF zwischen Leistung und Leistungsfähigkeit
Barriere	Umweltfaktoren, die zu einer Beeinträchtigung der Funktionsfähigkeit (funktionalen Gesundheit) führen
Beeinträchtigung	Schwierigkeiten, eine Aktivität zu vollziehen oder Problem des Einbezogenseins in eine Lebenssituation
Behinderung	Jede Beeinträchtigung der funktionalen Gesundheit (auf allen oder einer der drei Ebenen)
Förderfaktor	Kontextfaktoren / Umweltfaktoren, die Funktionsfähigkeit zulassen oder begünstigen
Funktionsfähigkeit („functioning“)	Oberbegriff für alle Aspekte der funktionalen Gesundheit bezüglich Körperfunktionen, Körperstrukturen, Aktivitäten und Partizipation vor dem Hintergrund der Kontextfaktoren
Kontextfaktoren	Oberbegriff für Umweltfaktoren und personale Faktoren
Körperfunktionen	Physiologische (und psychisch / psychologische) Funktionen von Körpersystemen
Körperstrukturen	Anatomische Teile des Körpers
Leistung	Tatsächlich erbrachter Umfang / Art der Durchführung von Aktivitäten unter realen, üblichen Lebensbedingungen
Leistungsfähigkeit	Maximales Leistungsvermögen einer Person hinsichtlich der Aktivität unter Testbedingungen oder standardisierten / Ideal-Optimalbedingungen
Partizipation (Teilhabe)	Einbezogensein in Lebenssituationen, -bereiche / Erfüllung umfangreicher sozialer Rollen / gesellschaftliche Integration
Personale Faktoren	Personenbezogene Individualfaktoren wie Alter, Geschlecht, Biografie, Coping-Fähigkeiten, Kontrollüberzeugungen (intern / extern), Beruf, Bildung, Lebensstil, Motivation, ökonomische Situation
Testbedingungen	Bedingungsgefüge, um bestimmte Aspekte der Funktionsfähigkeit ohne Störeinflüsse beurteilen zu können
Umweltfaktoren	Materielle, soziale und einstellungs- / verhaltensbezogene Umweltrealitäten von Menschen (Reaktion der Umgebung: förderlich unterstützend oder als Barriere). Z.B.: Hindernisse für Rollstuhlfahrer beim Betreten eines Gebäudes; gesetzgeberische Ausgangspunkte; Stigmatisierung von Krankheiten

Tab. 20 Ausgewählte Grundbegriffe der ICF (nach VDR PD Dr. Schuntermann) – siehe auch Kap. 8.5.2

Die Ausprägung aller drei Ebenen der funktionalen Gesundheit wird durch die Einflussnahme des Umgebungskontextes modifiziert. Erst die Berücksichtigung dieser Faktoren in der Klassifikation des Geschehens repräsentiert die **Lebenswirklichkeit der Betroffenen** umfassend. Sowohl die Reaktion oder Hilfestellung der Umgebung wie auch die Handlungs- oder Fähigkeitscharakteristika des Individuums wirken steuernd mit (siehe Kap. 5) und prägen die Kompensation vorhandener Defizite funktionaler Gesundheit.

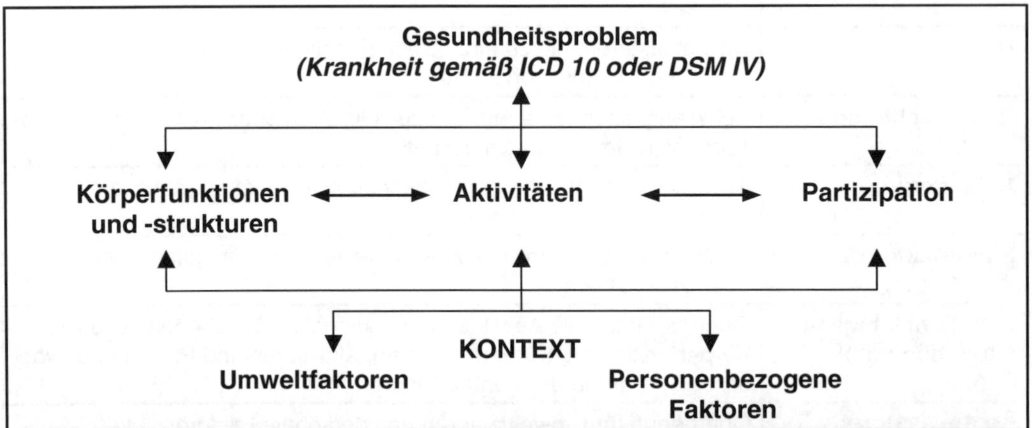

Abb. 49 Bio-psychosoziales Modell der ICF
WHO: International Classification of Functioning, Disability and Health – ICF; Genf 2001; VDR-Dr. Schuntermann

ICF als Kommunikationsplattform des therapeutischen Teams

Die ICF eröffnet uns ein **strukturiertes Verstehen der Persönlichkeit des Patienten** sowie weit reichende therapeutische Optionen und rehabilitative Ansätze. Dabei werden die verschiedenen ICF-Komponenten in Einzelbereiche gegliedert und mit Beurteilungsmerkmalen kodiert; die Beurteilungsmerkmale unterliegen zugleich einer differenzierten Skalierung nach Ausmaß, Art und Lokalisation der Schädigung. So wird die ICF der Forderung nach Ganzheitlichkeit gerecht und **bindet in analytischer Weise auch Medizinalfachberufe kompetent ein**. Denn die Ebenen der Aktivität und Partizipation sind der Beurteilung durch ärztliche Team-Mitglieder nur schwer zugänglich. Die ICF schafft damit nahtlos eine **Kommunikationsplattform** für alle am therapeutischen oder unterstützenden Geschehen beteiligten Professionen. Sie liefert das System und die Sprache zu nutzbringendem gegenseitigen Informationsaustausch.

7.2 Von der Prävention zur Gesundheitsförderung

Prävention bekämpft Krankheit

Eine **Lösung aktueller Probleme im Gesundheitswesen** wird **nur über** einen neuen **Ansatz zur Verhinderung von Krankheiten bzw. zur Gesunderhaltung** gelingen. Es ist spannend, neben den theoretischen Denkmodellen einer ganzheitlichen Herangehensweise auch praktische Anwendungsbeispiele eines teambetonten interprofessionellen Vorgehens zu diskutieren.

7.2.1 Konzepte klassischer Prävention

	Primärprävention	Sekundärprävention	Tertiärprävention
Zeitpunkt	Krankheiten sind noch nicht eingetreten	Krankheit befindet sich im Entstehungsprozess	Eine Krankheit ist bereits manifest
Absicht	• Konkret fassbare, ätiologische Risikofaktoren sollen bei Gesunden in ihrer Wirksamkeit grundsätzlich ausgeschaltet werden	• Frühzeitiges Eingreifen in einen pathogenetischen Prozess, um Krankheit oder die Progredienz des initialen Geschehens zu verhindern	• Weitere Folgeschäden, Verschlechterungen, Chronifizierungen oder Rezidive sollen im Verlauf vermieden werden • Medizinische, krankheitsorientierte Maßnahmen und andere rehabilitative Initiativen (beruflich, sozial)
Beispiel	• Die klassischen Risikofaktoren der Arteriosklerose werden frühzeitig erfasst und abgestellt • Impfungen • Medikamentöse Prophylaxe (z.B. Malaria oder Jod) • Obergrenzen bei Gefahrstoffen am Arbeitsplatz (MAK)	• Die Arteriosklerose ist initial vorhanden, eine koronare Herzkrankheit evtl. im Anfangsstadium ohne eingetretene Infarkte (Maßnahme: frühzeitige Gefäßdiagnostik) • Screening-Methoden (Vorsorgeuntersuchung) z.B. Darmkrebs (Koloskopie)	• Ein Herzinfarkt ist eingetreten; tertiäre Prävention bemüht sich um Minderung der Auswirkungen des ersten Ereignisses (schnelle Lysetherapie) sowie die • Verhinderung eines neuen Infarktes

Tab. 21 Klassische Dreiteilung der Prävention

„Vorbeugen ist besser als heilen“ – getreu diesem Grundsatz ist Prävention von Erkrankungen bzw. weiteren Krankheitsfolgen auch aktuell ein gängiges Konzept der Biomedizin; das Verhältnis der investierten Ressourcen ist *(zumindest bei der Primärprävention)* im Vergleich zur therapeutischen Seite jedoch mehr als unausgewogen. Mit dem Gesundheitsreformgesetz 2000 sieht das SGB V im § 20 eine Summe von ca. 2,5 € pro Versicherten und Jahr als Summenbudget für Primärprävention und betriebliche Gesundheitsförderung vor. **Klassische Präventionsarbeit** lässt sich dabei in einen **primären, sekundären und tertiären Sektor** unterteilen (siehe Tab. 21).

Prävention ist die **konsequente Antwort auf die pathogenetische Ausrichtung medizinischen Handelns**. Ziel ist die Vermeidung oder Verringerung von Morbidität und Mortalität. Dies geschieht auf der Basis von Erkenntnissen über die spezifischen Entwicklungs- und Verlaufsformen eines Krankheitsgeschehens (naturwissenschaftliches Paradigma). Konkret **identifizierte Risikofaktoren** und deren Folgen in den Organsystemen **stehen** dabei **im Mittelpunkt**. **Primärprävention** versucht diese nachgewiesenen Krankheitsauslöser grundsätzlich auszuschalten.
Auch in **verhaltens- und verhältnisbezogenen Maßnahmen der Primärprävention** soll nachweisbaren pathogenen Umständen frühzeitig (vor Eintritt einer Krankheit) vorgebeugt werden. Zielort ist dabei

- *das **Individuum** mit gesundheitsabträglichen Verhaltensmustern (Rauchen, falsche Ernährung, zu wenig Bewegung) und*
- *die **Umwelt** mit identifizierten schädlichen Einflussfaktoren.*

Selbst wenn im Rahmen der **(Primär-) Prävention gesundheitserzieherische Programme** zum Einsatz kommen, so basieren sie auf der Absicht, **verhaltensbedingte** ***fassbare*** **krankheitsauslösende Faktoren bei Risikogruppen** abzustellen. Gelegentlich richten sich **allgemeine** gesundheitsaufklärende Programme auch an **größere Bevölkerungsgruppen** (→ Übergang zur Gesundheitsförderung – siehe auch Abb. 51).

Sekundärprävention wird zur **Erfassung von *Krankheiten im Initialstadium*** eingesetzt und soll das Voranschreiten des Prozesses verhindern. Eine bereits ***manifeste Erkrankung*** ist zur Verhinderung von massiven (Folge-)Schäden oder Chronifizierung der **Tertiärprävention bzw. Rehabilitation** (auch in beruflicher und sozialer Hinsicht) zugänglich.

Neben den Einteilungsformen der primären, sekundären oder tertiären Prävention differenzieren wir noch die Form der

- **Hochrisiko-Strategie mit individuellem Ansatz**:
  Suche nach und Identifikation einer Hochrisikogruppe

oder der

- **Populationsstrategie**:
  Intervention auf der Ebene der gesamten Bevölkerung oder großer Bevölkerungsteile (Kontrolle der Determinanten für hohes relatives Risiko in der Bevölkerung)

Wenn wir uns an die Erörterung des aktuellen Krankheitsspektrums zurückerinnern, so wird uns nochmals das Vorherrschen von chronisch-/ degenerativen Krankheiten, psychischen Störungen sowie psychosozialen Verhaltensauffälligkeiten bewusst. Die Biomedizin stößt hier an ihre Grenzen – auch die in Kap. 5 dargestellte Verbindung individueller Fähigkeitsdefizite mit den Lebensverhältnissen und Anforderungen des Alltags lässt die **Lücken eines pathogenetisch orientierten präventiven Handelns** erkennen.

Wir hatten ja bereits festgehalten: Nicht nur biologisch genetische Einflussgrößen und deren Interpretation in linear-kausaler mechanistischer Denkweise, sondern auch soziale Lebenswelten mit integrierbarem vorausschauenden Gesundheitsverhalten müssen in den Vordergrund rücken. Auf die Zusammenhänge zwischen Sozialstatus und Gesundheit (s. Kap. 6) sei ebenfalls nochmals hingewiesen.

Dies bedeutet zunächst, dass **Krankheiten nicht nur durch Risikofaktoren hervorgerufen** werden, die **Risikofaktorenkonstellation ist zu beachten**. Biomedizinisch geprägte Präventivarbeit ist unverzichtbar – sie greift jedoch nicht tief genug. Denn schon die Analyse, warum mancher Risikofaktor überhaupt zur Wirkung kommt und die Verknüpfung zwischen Risikofaktor und dessen Effekt wirft schwer zu beantwortende Fragen für das gängige Handlungsinventar auf. Der **Fokus muss sich verlagern** – hin **auf das Individuum selbst und seine personalen Lebensumstände und Fähigkeitspotenziale**. Denken wir dabei an das Stress-Coping-Modell zurück. Um Krankheit im Vorfeld zu verhindern sind auch die Fähigkeiten von Belastungsbewältigung zu stärken. Theoretische Grundlagen hierzu liegen in der *dynamischen Integration von Lern-, Persönlichkeits-, Sozialisations- und Stressbewältigungstheorien.*

Hurrelmann (2000) interpretiert **Gesundheit** in diesem Sinn immer wieder **als gelungene, Krankheit als nicht gelungene Bewältigung von inneren** (biologischer und psychischer Bereich) **und äußeren** (lebensweltliche Profile unterschiedlichster Art) **Anforderungen**. Gesundheit ist also ein fragiles Gleichgewicht; Kompetenzen und Fertigkeiten des Menschen sind kontinuierlich zu erhalten oder neu zu schaffen, um eine Stabilisierung zu erreichen.
Im Mittelpunkt steht der **handlungsfähige Mensch** (was z.B. auch eine ergotherapeutische Zielgröße darstellt). **Soziale, psychische und physische Handlungsfähigkeit** des Menschen **wird** dabei **mittels aktiv hergestellter Ressourcen und in Bezug zu weitreichender Lebensqualität erreicht**. Wir sollten uns also auf den Weg begeben, **nicht nur nach den pathogenetischen Einflüssen** zu **fragen (klassische Prävention)**, **sondern** in Konsequenz salutogenetischen Gedankengutes **die Gesundheitspotenziale** zu **eruieren. Gesundheit** wird in diesem Sinne **als Gleichgewicht und Krankheit als Ungleichgewicht von Risiko- und Schutzfaktoren auf der körperlichen, aber auch der psychischen und sozialen Ebene** gesehen.

Präventive Arbeit kann durch Einbeziehung der strukturellen, lebensweltlichen Räume der Menschen und Förderung des dortigen Bedingungsgefüges zu neuen Ansätzen der Verhaltens- und Verhältnisebene führen.

Vervollständigende Ergänzung klassischer präventiver Arbeit bezieht neben den konkret fassbaren quantitativen Risikofaktoren **qualitative Einflussgrößen personaler und sozialer Art** mit ein:
- *Beachtung der Umweltfaktoren und sozioökonomischen Bedingungen im Lebens- und Arbeitsumfeld*
- *Aufbau konstruktiver Sozialbeziehungen mit Integration und Stabilisierung des Individuums (Erziehung, Ausbildung, Sozialisation)*
- *Stärkung der Belastbarkeit des Menschen*
- *selbstbestimmte Mobilisierung biologischer, psychischer und sozialer Widerstandskräfte oder Schutzfaktoren*
- *Förderung positiven Denkens und Handelns unter Schaffung eines förderlichen Maßes an Be- und Entlastung*
- *Fähigkeiten zu aktiver, kompetenter Auseinandersetzung mit Defiziten*
- *Schaffung von positiven Lebensumfeldern für eine ganzheitlich interpretierte Gesundheit*

treten gleichberechtigt neben die gesundheitsbestimmenden Faktoren der konservativen Organmedizin von Genetik und Zellularpathologie.
Auch in den Vorsorgeprogrammen muss die **Einbindung von Gesundheit in ein komplexes Geschehen von Einflüssen des Organismus, der Umwelt und Mitwelt** gesehen werden. Und ganz gemäß dem Modell der WHO ist **Gesundheit** so mehr als die Abwesenheit von Krankheit. Sie wird dann sogar **zum eigenständigen und krankheitsunabhängigen Konstrukt**.
Komplexe und pragmatische Handlungsvorgaben zu solchen Forderungen liefert uns das Konzept der Gesundheitsförderung.

7.2.2 Grundsätzliche Aussagen zur Gesundheitsförderung

Gesundheitsförderung entwickelt Gesundheit

Gesundheitsförderung [siehe auch BzGA 1999] hat ebenfalls die Gesundheit des Menschen zum Ziel. Sie setzt jedoch an den **individuellen Fähigkeitspotenzialen** und **allgemeinen lebensweltlichen Ressourcen** an; paradigmatische Grundlage ist im Sinne des bio-psycho-sozialen Modells ein holistisches Verständnis von Gesundheit und Krankheit sowie das Lebensweisenkonzept (Kap. 5.7) als methodischer Ausgangspunkt gesundheitsförderlicher Maßnahmen.

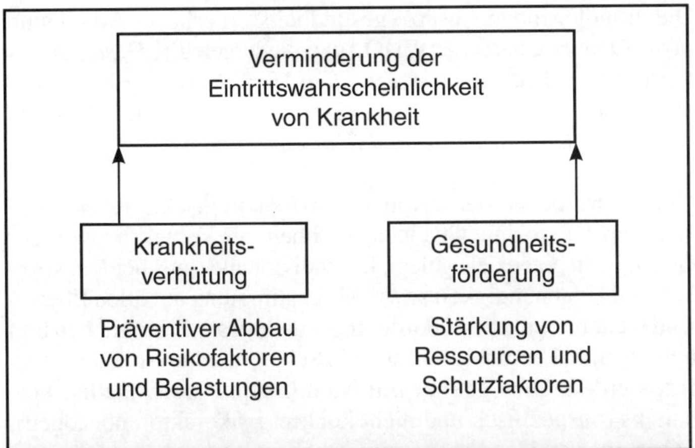

Abb. 50 Zwei Wege – ein Ziel

- ***Prävention*** baut in ***pathogenetischer*** *Denkweise* identifizierte Risikofaktoren ab und richtet sich (auch verhaltens- und verhältnisbezogen) an ausgewählte Gruppen (***Bekämpfung von Krankheit***). Wir identifizieren dies als individuenzentrierten Ansatz einer *Belastungsminderung*
- ***Gesundheitsförderung*** schafft in ***salutogenetischer*** *Weise* Möglichkeiten und Voraussetzungen zu gesund erhaltender Lebensführung, Schutzfaktoren werden mobilisiert. Sie stärkt damit körperliches, seelisches und soziales Wohlbefinden und wendet sich an den Einzelnen, v.a. aber an Gruppen bzw. die Gesellschaft insgesamt (***Entwicklung von Gesundheit***)

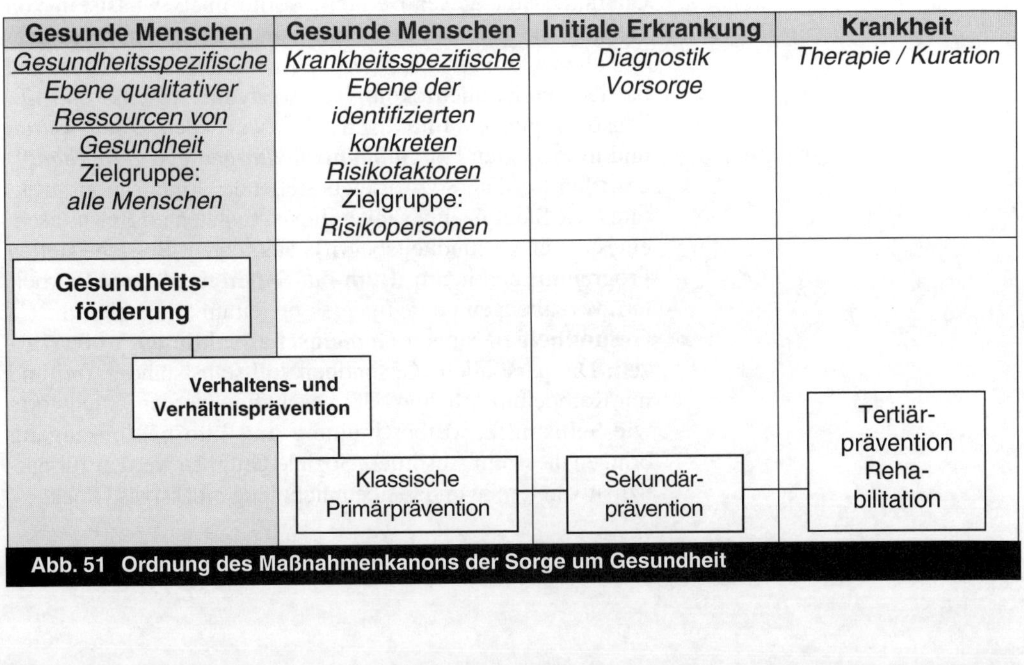

Abb. 51 Ordnung des Maßnahmenkanons der Sorge um Gesundheit

Die grundlegenden Ansätze gesundheitsförderlicher Arbeit sind in der Ottawa-Charta der WHO 1986 niedergelegt: „*Gesundheitsförderung zielt auf den Prozess, allen Menschen ein höheres Maß an Selbstbestimmung über ihre Gesundheit zu* ***ermöglichen*** *und sie zur Stärkung ihrer Gesundheit zu* ***befähigen****.*"

Individuelle, soziale und institutionelle Ressourcen wirken Risiken und Stressfaktoren entgegen

Dabei wird neben der Betonung sozioökologischer Ressourcen v.a. Wert auf soziale Chancengleichheit zur Verwirklichung der Gesundheitspotenziale gelegt. Die individuelle Entscheidungsfreiheit und Unabhängigkeit sowie Mitbestimmung auf allen Ebenen sind weitere Punkte des Forderungskataloges („Ermöglichen und befähigen"). Personale und soziale Schutzfaktoren sollen verbessert werden. Dies gelingt mit Modifikation individuellen Verhaltens (unspezifisch und nicht konkret risikofaktorenbezogen), Schaffung von Handlungskompetenzen oder durch Verbesserung der Lebensbedingungen.

Ottawa-Charta
- Politik
- Lebenswelten
- Bürger
- Gesundheitsdienste
- Kompetentes Individuum

Die Ottawa-Charta gibt fünf wesentliche Handlungsebenen vor, die sich **auf gesellschaftlich-institutionelle Strukturen** („ermöglichen") **sowie auf das Individuum** („befähigen") beziehen:

- **Entwickeln einer gesundheitsförderlichen Gesamtpolitik:** Politische Entscheidungen aller Art sollen stets auch bezüglich der Konsequenzen für die Gesundheit der Bevölkerung bedacht werden. Gesetze, Steuerregelungen, Bildungs- oder Wohnungspolitik und besonders sozialpolitische oder umweltbezogene Maßnahmen sind in diesem Sinne auszurichten. Gesundheit wird in den sozialen Verantwortungsbereich der Entscheidungsträger integrativ einbezogen.

„Bedingungen schaffen, in denen Menschen gesund sein können"

- **Gesundheitsförderliche Lebenswelten schaffen:** Lebens-, Arbeits- und Freizeitbedingungen prägen Gesundheit. Die Charakteristik dieser Bereiche sollte im Bewusstsein von Gesundheit gestaltet sein und keine Krankheitspotenziale enthalten. Gesundheitsförderung ist ein Motor für sichere und befriedigende, auch ökologisch wertvolle Arbeits- und Lebensbedingungen. Initiativen sollen v.a. in den ***Arbeitswelten*** und in Projekten von ***Stadtentwicklungen („soziale Stadt")*** ergriffen werden. So werden bestehende Organisationsstrukturen wie Stadtplanungsämter ihre Aktivitäten im Bewusstsein eines neuen Gesundheitsbegriffs ausrichten. Betriebe stellen Programme bereit, um „Burn-out-Syndromen" von Mitarbeitern vorzubeugen oder angemessen darauf zu reagieren.
- **Gesundheitsbezogene Gemeinschaftsaktionen unterstützen:** Die persönliche Gesundheit soll selbstständig, frei und mit Kompetenz erhalten oder geschaffen werden. Stichworte wie Selbsthilfe, Mitbestimmung und Informationszugang bringen dies zum Ausdruck. Soziale Gruppen werden zur partizipativen Größe und bleiben nicht länger passives Objekt.

- **Gesundheitsdienste neu orientieren:** Nicht nur die individualmedizinische Behandlung soll erfolgen, das Leistungsspektrum muss auch um die Gesundheitsförderung erweitert werden. Eine Vernetzung von Leistungserbringern des Gesundheitswesens und anderen sozialen, politischen und ökonomischen Gruppen, Organisationen und Institutionen ist anzustreben. Professionelle Mitglieder der Gesundheitsdienste ändern ihr Selbstverständnis im Sinne einer offenen und nutzerorientierten Dienstleistung und werden zu Servicezentren.
- **Persönliche Kompetenz entwickeln:** Gesundheitsförderung erhöht den Informations- und Kenntnisstand der Menschen bezüglich relevanter Themen. Auch soziale Fähigkeiten und Lebenskompetenzen („life-skills“) werden verbessert. Die Autonomie zur gesundheitsbezogenen Gestaltung von Lebenswelten, zur Bewältigung des Alltags und zu persönlicher aktiver Verbesserung und Erhaltung von Gesundheit steht im Vordergrund.

Zukunft des öffentl. Gesundheitsdienstes:
- Gesundheitsberichterstattung
- Kommunale Gesundheitsplanung
- Moderation von Gesundheitsangeboten
- Gesundheitsbezogener Umweltschutz
- Engagement für gesunde Ernährung und Nahrung

Nachfolgende Thesen der Tab. 22 charakterisieren zusammenfassend den innovativen Ansatz der Gesundheitsförderung:

→ Gesundheitsförderung in Kombination mit primärer Prävention wird gleichwertiges Element des Versorgungssystems neben Kuration, Rehabilitation und Pflege
→ Die Verminderung individueller Belastungsfaktoren wird durch Förderung personaler Ressourcen ergänzt. Der Lebensstil (Bewegung, Stressbewältigung etc.) wird als bedeutsame Größe operational einbezogen
→ Die Risikofaktorenorientierung verhaltens- und verhältnisbezogener Prävention erweitert sich: Kontextbezogene Schutzpotenziale bekommen einen Raum (soziale und wirtschaftliche Faktoren; Umwelt; Gesetzgebung)
→ Der Fokus verlagert sich von der Individuenzentrierung der Risikogruppen auf die gesamte Bevölkerung in ihren alltäglichen Lebenszusammenhängen
→ Gesundheit ist nicht mehr alleinige Aufgabe medizinischer Berufsgruppen, sondern Ziel vieler Professionen und der Gesellschaft insgesamt
→ Das passive Individuum wird zum kompetent gesundheitsförderlich Agierenden in einer Umwelt, die dieses Handeln strukturell ermöglicht

Tab. 22 Gesundheitsförderung als Neuorientierung

Abb. 52 und 53 stellen ergänzend die **paradigmatische Sicht von Gesundheit in Prävention und Gesundheitsförderung** sowie die **Zielgrößen der Methoden** vergleichend gegenüber:

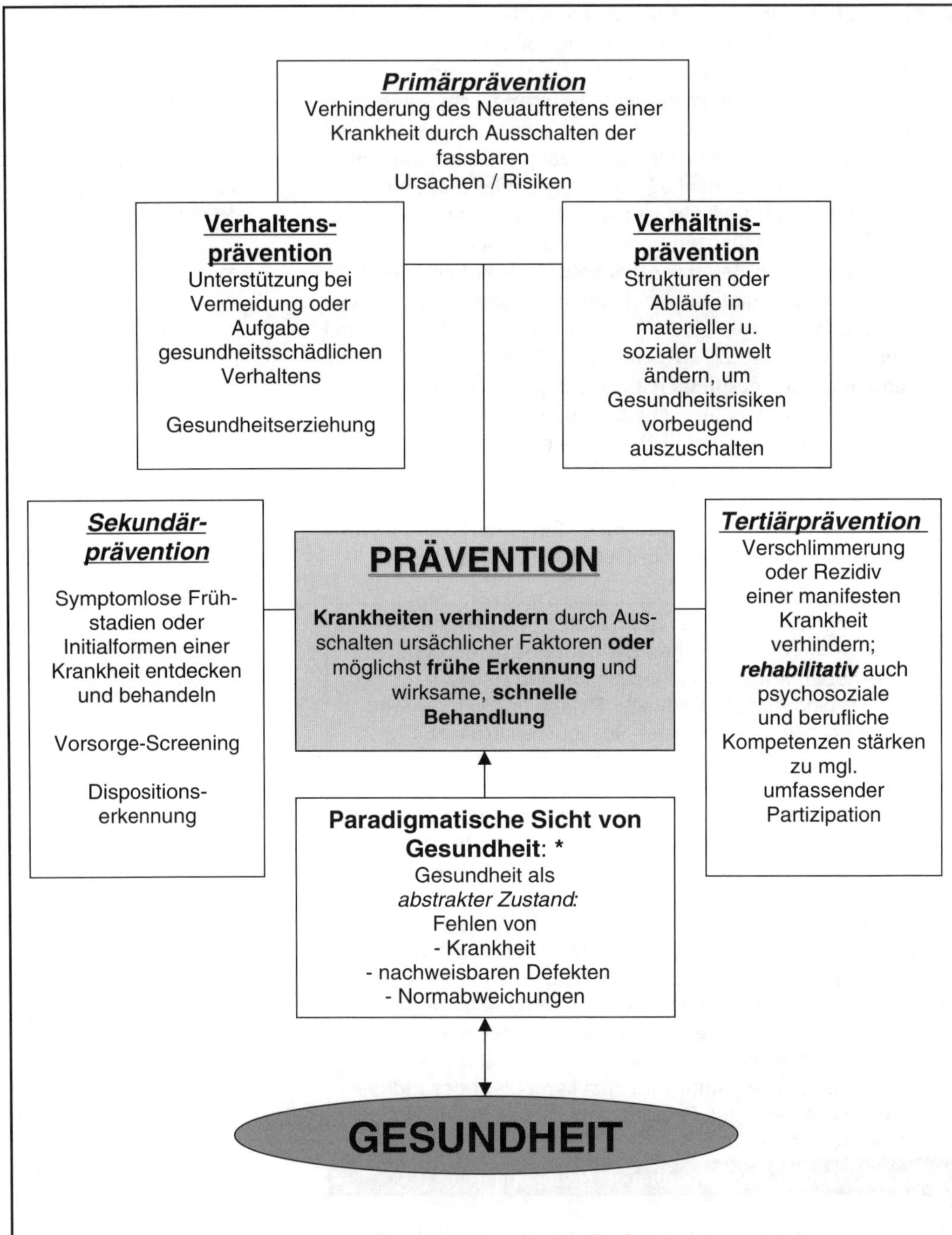

Abb. 52 Prävention (* siehe auch Glossar Gesundheitsförderung WHO 1998)

GESUNDHEIT

↕

Paradigmatische Sicht von Gesundheit: *

Gesundheit als funktionale Ressource für das tägliche Leben: körperliche Integrität gleichwertig wie sozioökonomische Ressourcen

Gesundheit als Mittel zu umfassender Lebensgestaltung
Gesundheit auch als Lebensqualität

↓

GESUNDHEITSFÖRDERUNG *

- **Ermöglichung** von **Selbstbestimmung** über die individuelle Gesundheit
- **Befähigung** zu Stärkung der eigenen Gesundheit im Sinne eines sozialen / politischen Prozesses
- Steigerung der **unspezifischen Widerstandsressourcen**: personale Kompetenz und soziale / ökonomische Umweltbedingungen zur Gesunderhaltung
- **Individuelle Kontrolle der Determinanten von Gesundheit durch Partizipation und Setting-Gestaltung** (auch durch sog. gesundheitsbezogene Gemeinwesenarbeit)

Abb. 53 Gesundheitsförderung (* siehe auch Glossar Gesundheitsförderung WHO 1998)

Settings:
Abgegrenzte Lebensbereiche mit vorgegebenen Strukturen und Rollenmustern

„It makes little sense to expect individuals to behave differently from their peers; it is more appropriate to seek a general change in behavioural norms and in the circumstances which facilitate their adoption“
G. Rose 1992

Setting-Ansatz
Kontextbezogene Maßnahmen zur Gesundheitsförderung mit der Ausrichtung auf verschiedene Lebensbereiche, die alle gesundheitsrelevanten Einflüsse auf Gruppen erfassen

Gesundheit entsteht in den alltäglichen Lebenswelten, durch eigene Kontrolle über die Lebensumstände und unter Bedingungen, die Gesundheit zulassen (WHO 1986).
Gesundheitsförderung ist demgemäß eine **gesellschaftliche Gemeinschaftsaufgabe** und **kein exklusiver Tätigkeitsbereich der medizinischen Profession**; die **Initiativen** richten sich auch **nicht mehr nur an bestimmte Risikogruppierungen** wie bei klassischer Prävention: Zielgruppe zur Realisierung gesundheitsförderlicher Lebensführung sind Individuen, größere Gruppen oder auch die gesamte Bevölkerung; dies bezieht sich z.T. auf ***abgegrenzte Lebens- und Arbeitsbereiche mit vorgegebenen Strukturen und Rollenmustern*** (sog. **„Settings“**: z.B. Setting gesundheitsförderliche Schule, gesundheitsförderliches Krankenhaus /Betrieb, gesundheitsförderliche Stadt). „In einem gegebenen sozialen Kontext können dabei gleichzeitig unterschiedliche Zielgruppen bzw. Akteure erreicht werden (z.B. im Setting Schule: Schüler, Lehrer, Eltern, Personal). Darüber hinaus können kontext- und individuumsbezogene Maßnahmen sich wechselseitig unterstützend kombiniert werden.“ (Sachverständigenrat 2000, S. 29)
Gesundheitsförderung im Sinne des Setting-Ansatzes heißt, gesundheitsrelevante Rahmenbedingungen unter Mitwirkung der Betroffenen in den Lebensbereichen zu verbessern, in denen sie den größten Teil ihrer Zeit verbringen und wo ihre Gesundheit maßgeblich beeinflusst wird.

7.2.3 Beispiele für gesundheitsförderliche Maßnahmen

„Setting Schule“
Es gibt wohl kaum einen Ort, an dem gesundheitsförderliche Aktivitäten auf so fruchtbaren Boden fallen, wie im Bereich der Schule. Hier treffen Menschen aufeinander, für die Schule Arbeitswelt ist; für Kinder ist Schule jedoch Lebens- und Entwicklungsraum erster Ordnung (siehe Thema gelingende Sozialisation Kap. 3.10.2). Im Setting Schule lassen sich auch die gesundheitsförderlichen Ansätze an Strukturen und an der individuellen Befähigung kombinieren. Gesundheit wird dann tatsächlich als ganzheitliches bio-psycho-soziales Phänomen spürbar und erlebbar. Die Aufgabe, gesundheitsförderliche Schulen zu schaffen, ist derzeit noch Modellversuchen vorbehalten. An zwei beispielhaften Projekten wollen wir die Grundzüge dieser Maßnahmen aufzeigen.

Ich zitiere dazu aus einer ***Workshopbeschreibung eines Symposiums „Gesunde Schule?!“ des Evangelischen Bildungswerkes Regensburg*** vom 12. April 2002:
„Gesunde Schule als Schul(entwicklungs)-projekt: Eine gesunde Schule integriert neben dem fachlichen Lernen gleichberechtigt

emotionales, soziales und gesundheitsbewusstes Lernen als permanentes Lernangebot im Schulalltag. Gesundheitsförderung richtet sich an Schüler, an Lehrer und auch das Hauspersonal. Angemessene Unterrichtsmethoden, geregelte Arbeitsplatzverhältnisse, soziale Beziehungen, aber auch gesunde Ernährung und ausreichende Bewegung sollen Wohlbefinden und physisch-psychische Gesundheit wesentlich fördern. Die Themenvielfalt der Gesundheitsförderung im Lebensbereich Schule umfasst dann Sucht- und Gewaltprävention, Konflikt- und Stressmanagement, Ernährung und Sexualaufklärung.“

Der ***Modellversuch „OPUS = offenes Partizipationsnetz und Schulgesundheit“*** wurde von 1997 bis 2000 in fünfzehn Bundesländern durchgeführt. Auch hier wurde eine mehrdimensionale Gesundheitsförderung an Schulen versucht und die Frage nach gesundheitsförderlichen Lebens- und Arbeitswelten gestellt. Holger Jahn beschreibt die Aktionsfelder des Projektes in „PRO-Jugend 4/98“:

- **„Körper und Selbst:** Stärkung des Selbstwertes der Schüler; Stärkung individueller Entwicklungsmöglichkeiten; Vermittlung von Strategien der Stressbewältigung; Ermöglichen sinnlicher Wahrnehmung und sinnlichen Erlebens
- **Soziale Lebenswelt:** Schaffung eines angstfreien Arbeits- und Sozialklimas; Berücksichtigung des sozialen Lernens (Kooperationsfähigkeit, Konfliktlösung; Selbstverantwortung; Mitgestaltung des Schullebens)
- **Umweltbedingungen:** Schutz vor Krankheiten, Verletzungen; Mitgestaltung des Tages- und Arbeitsrhythmus oder der Pausenregelungen; Gestaltung vielfältiger räumlicher Bedingungen der Schule; Wertschätzung des Naturerlebens“

Diese Maßnahmen im Setting Schule reichen also von der Förderung individueller Fähigkeiten über Fragen der Personalführung bis hin zu innerschulischen Strukturentwicklungen. Belastende Probleme werden analysiert und im konkreten beruflichen Umfeld systematisch und ganzheitlich einer gesundheitsförderlichen Lösung zugeführt. Nicht nur Defizite werden erfasst, sondern die Ressourcen aller Beteiligten (incl. Schüler und Eltern) einbezogen.

Der Kreis zur ganzheitlichen Sicht von Gesundheit schließt sich hier mit einer Wertung von Hurrelmann: „Persönliche Gesundheit wird als Ausdruck der Lebensbewältigung verstanden. ***Gesundheit*** ist demnach das Gelingen der ***Abstimmung von Anforderungen und Bedürfnissen*** **des Körpers und des Selbst, der sozialen Umwelt und der Umweltbedingungen**“. (Hurrelmann 1994, S. 62) Richten wir den Blick noch auf andere Felder gesundheitsförderlicher Maßnahmen.

Im **Individualbereich** der Förderung persönlicher Kompetenzen existieren vielfältige Programme.

- Diese setzen in **kindlichen Altersgruppen** der Suchtprävention an [Beispiel: Programm „ALF“ – Allgemeine Lebenskompetenzen und Fertigkeiten des IFT = Institut für Therapieforschung München]
- Im **Erwachsenenalter** kennen wir Methoden zur Förderung von vielfältigen sog. **„life-skills“** [Beispiel: ***A.C.T.-Programm – Activational Competency Training nach Barbara P. Hazard*** (1997) zur Förderung vielfältiger sozialer, emotionaler und personaler Lebenskompetenzen. In diesem Programm sollen körperliche, seelische und soziale Gesundheit, Lebensfreude, Selbstwertgefühl und soziale Integration gestützt werden. Dies geschieht einmal mittels Training der Problem-Bewältigungs-Kompetenz oder der emotionalen Kompetenz und der Unterstützung von Komponenten einer gesundheitsförderlichen Beziehung zu sich selbst *(seelische Gesundheit)*. Daneben werden Elemente einer gesundheitsförderlichen Beziehung zum eigenen Körper gestärkt. Die Harmonie zwischen Mensch und – eigener – Natur wird zum Ziel gemacht *(gesunde Beziehung zur Natur)*. In einem dritten Bereich wird die Qualität sozialer Beziehungen thematisiert *(Komponenten einer gesundheitsförderlichen Beziehung zu anderen)*]
- Das Spektrum erweitert sich bis hin zu den die Kompetenz fördernden Programmen bei **Senioren** [Beispiel: Programm LIMA der Universität Erlangen / Lebensqualität im Alter mit Förderung kognitiver und sozialer Kompetenzen alter Menschen]
- Auch **im therapeutischen Bereich** kennen wir den gesundheitsförderlichen Ansatz z.B. bei Essstörungen.

7.3 Empowerment – eine neue Arzt / Therapeut-Patient-Beziehung

Eine **soziale Medizin** ist therapeutische Hilfestellung und Analyse, die sich **in** die **Lebenswelten** der Menschen begibt und diese neben naturwissenschaftlichen Einflussfaktoren gleichberechtigt in die Überlegungen einbezieht. Dazu haben wir bisher auch einer ganzheitlichen Sichtweise von Gesundheit Raum gegeben. Wenn medizinische Arbeit erfolgreich sein soll, so muss sie auch die **Position der Akteure in der therapeutischen Interaktion** relativieren.

Die nachfolgend geschilderten Prinzipien drängen sich bei dem an anderer Stelle (Kap. 1 / Tab. 1) ja bereits geschilderten charakteristischen Krankheitspanorama nahezu auf. Eine bisher an ökonomischen Grundsätzen ausgerichtete Reformarbeit im Gesundheitswesen muss sich zukünftig mehr an den realen **Be-**

dürfnissen und Problemen **der Leistungsnehmer orientieren**. Dazu zählen – neben **evidenzbasiertem therapeutischen Handeln** – die **Stärkung des Vertrauens in den Therapeuten** und die **Steigerung der Eigenkompetenz** des Patienten.

Klientenzentrierung *(Rogers 1973)*
- Empathie
- Wertschätzung
- Echtheit

Patienten sollen eine aktive, selbstbestimmte und eigenverantwortliche Rolle spielen. Das **passive Objekt**, das meist **non-dialogische Compliance** *(= verlässliche und umfassende Erfüllung der Vorgaben der Profis)* zu zeigen hat, **wird zum kompetenten Subjekt**. Der Patient wandelt sich in einem partnerschaftlichen Prozess zum differenziert **informierten Klienten**. Dies erfolgt auf dem Boden der **Kernelemente klientenzentrierter Arbeit** (Rogers 1973):
- **empathisches Handeln** der „Profis“ ***(Einfühlsamkeit)***
- **akzeptierender und transparenter Umgang** mit dem Klienten ***(Wertschätzung)***
- **Kongruenz** des Handelnden – innere Überzeugung und Verhalten stimmen überein ***(Echtheit)***

Empowerment
- Patient als autonomer Experte
- Partizipativer Stil
- Verstehen statt autoritativ bedingtem Übernehmen

Die Autorität des Experten wandelt sich zu einer Sichtweise, die gleichberechtigte Teilhabe des Klienten zulässt **(partizipative Arbeitshaltung)**. Klienten werden als die **Experten ihrer eigenen Situation** betrachtet und bekommen dazu die nötige professionelle Information, um eigene Probleme auf dem Hintergrund eines unterstützenden Milieus zu meistern. Die **Autonomie des Erkrankten wird akzeptiert** und der Klient wird zum eigentlichen Mittelpunkt des Geschehens.
Dies ist Voraussetzung, um die therapeutische Arbeit als Hilfe zur Selbsthilfe werden zu lassen; das Defizitmodell wird aufgegeben, vorhandene Ressourcen werden im Sinne einer positiven Herangehensweise an die Situation erkannt und genutzt. Eine **therapeutische Begleitung** soll nötigen Wissenshintergrund über Gesundheit vermitteln und auf dem Weg über die Weckung **eigener Kompetenz** gesundheitsförderliches Verhalten entstehen lassen („befähigen“) – (siehe dazu auch: Hurrelmann 2000).

Patient bzw. Klient als Koproduzent von Gesundheit

Verstehen und Internalisieren wird zum **Gegenpol eines autoritativen Arbeitsstils**. Der erwünschte Effekt der *Compliance* wandelt sich dabei zu einer bewussten, verstehenden Leistung des motivierten Klienten und bleibt nicht länger passive Erfüllung von Expertenvorgaben. Kompetent erlebte Problembewältigung ersetzt „verordnetes“ Abstellen von Risikoverhalten; damit erweitert sich die Breite der zu erreichenden Erfolge erheblich. Eine *neue Art der Compliance* wird geschaffen und salutogene Ressourcen werden zum Leben erweckt.

Die **Positionierung von Klient und Therapeut** lässt sich in der „Vierfeldertafel“ der Abb. 54 gut veranschaulichen. Die ideale Partnerschaft beruht dabei auf einem hohen Vertrauen in den Therapeuten bei gleichzeitiger hoher Eigenkompetenz.

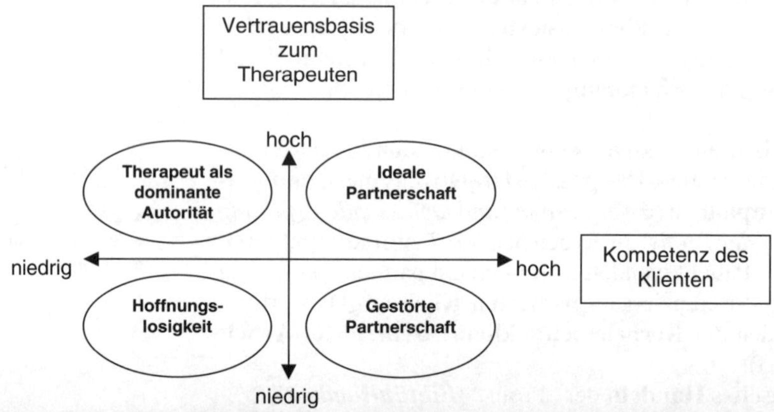

Abb. 54 Klientenpositionierung
(Modifiziert nach: Thorne, S.E.; Robinson, C.A. 1998 – in Schmacke N. 2001 AOK Bundesverband Bonn – Broschüre Disease Management Programme)

Gesundheitsförderliche Gedanken im Sinne einer sozialen Medizin weisen folgende Charakteristika auf:

1. Sie richten sich an die **Politik**, um gesundheitsförderliche, vernetzte Settings zu ermöglichen und Gesundheit in allen Entscheidungsfeldern einen Bedeutungsgehalt zuzuweisen.
2. Das kompetente **Individuum** soll dabei partizipative Milieus erleben *und*
3. Patienten treffen auf **professionelle Leistungsanbieter** des Gesundheitswesens, die klientenzentriert arbeiten.

In Summe haben wir damit eine Arbeitshaltung beschrieben, die sich unter dem Begriff des **„Empowerment“** fassen lässt. „To empower“ bedeutet Ermächtigung, Zuweisung von Stärke. Die Ursprünge der Ansätze dazu liegen im politischen Bereich von Bürgerrechtsbewegungen in den USA. Eine Übertragung auf gesundheitliches Handeln ist legitim und angebracht. „Das Empowerment-Konzept richtet den Blick auf die Selbstgestaltungskräfte und auf die Ressourcen, um sie produktiv zur Veränderung von belastenden Lebensumständen einzusetzen – Empowerment zielt darauf, die Menschen zur Entdeckung ihrer eigenen (vielfach verschütteten) Stärken zu ermutigen, ihre Fähigkeiten zur Selbstbestimmung und Selbstveränderung zu stärken“. (Miller 2000, S. 23) Eigene Kräfte und Kompetenzen werden erkannt und strukturell ermöglicht.

Damit schließt sich der analytische Bogen von der Betonung umfassender **Kompetenzentwicklung in der Sozialisation** über die **Fähigkeiten und Fertigkeiten im Umgang mit** belastenden **Lebenssituationen und** nachfolgenden **Auswirkungen auf die Gesundheit** bis hin zur **Positionierung des Klienten** im therapeutischen Prozess.

Fragen zur Lernzielkontrolle Kap. 7

1. Beschreiben Sie die Kernelemente der Salutogenese nach Antonovsky (7.1.1)
2. Erörtern Sie das Konzept der ICF (7.1.2) – Warum sind Medizinalfachberufe auf dem Boden der ICF nun kompetent und systemtragend in die therapeutischen Aktivitäten eingebunden?
3. Welche Formen klassischer Prävention kennen Sie? Beschreiben Sie diese beispielhaft. Gehen Sie dabei auch auf die Strategien präventiver Interventionen ein (7.2.1)
4. Beschreiben Sie den Ansatz und Kernelemente der Gesundheitsförderung, schildern Sie die Unterschiede zur klassischen Prävention. Wo liegen die Potenziale einer Neuorientierung zu gesundheitsförderlichem Handeln in unserem Gesundheitswesen? (7.2.2)
5. Was ist ein „Setting-Ansatz"? Nennen und beschreiben Sie ein Beispiel für ein gesundheitsförderliches Maßnahmenfeld – welches Verständnis von Gesundheit liegt hier zugrunde? (7.2.3)
6. Definieren Sie die Begriffe Empowerment und Klientenzentrierung (7.3; 8.6)
   Wo sehen Sie Probleme in der praktischen Umsetzung?

Literaturhinweise zu Kap. 7

- *BZgA Reihe Blickpunkt Gesundheit 3:* Das Buch liefert eine stichwortartig gegliederte Einführung in alle relevanten Leitbegriffe der Gesundheitsförderung – vom Bewältigungsmodell über Gesundheitsförderung per se, Lebensweise / Lebensstile, Psychosomatik, Salutogenese bis zur Verhältnisprävention
- *Hazard B.P. 1997:* Entdecken Sie das Schulungsheft für ein modernes, die Kompetenzen förderndes Training, das mit viel Kreativität und Fantasie ein ganzheitliches Konzept von Gesundheit programmatisch umsetzt! Ich habe selbst die Seminare zur Durchführung und Kurs-Leitung des interessanten Programmes absolviert und kann gerne die Schulungsadresse vermitteln
- *Hurrelmann 2000:* Wer das Thema Gesundheit im Sinne einer sozialen Medizin wissenschaftlich fundiert weiter vertiefen möchte, findet hier eine lohnenswerte literarische Quelle
- *Miller / Pankofer 2000:* Aus sozialpädagogischer Perspektive wird die Positionierung des Partners (Empowerment!) im professionellen Interaktionsprozess in einer auch für Therapeuten gültigen Sicht umfassend erörtert
- *Schiffer 2001:* Eine in mitreißender Sprache verfasste Einführung in die Salutogenese
- *Sting / Zurhorst 2000:* Zielgruppe dieses Buches sind zwar Sozialpädagogen, hier findet sich jedoch ein ausgezeichnetes Übersichtswerk zu einem sozialwissenschaftlichen Verständnis von Gesundheit und Krankheit. Für Befürworter einer „Sozialen Medizin" eine „Muss-Literatur"
- *www.vdr.de:* Empfehlenswerte Fundstelle für umfassende Darstellung der ICF (insbesondere die Ausführungen von PD Dr. Schuntermann)

8 KRANKHEIT IM THERAPEUTISCHEN ALLTAG

Wir haben den Gesundheitsbegriff ausführlich thematisiert. Nun soll erörtert werden, **wie Menschen** mit dem Phänomen **Krankheit umgehen** und **wie bisher erarbeitete Kenntnisse** im Alltag **dabei unterstützend und praktisch zur Anwendung gelangen**.

Neues Ziel:
Verstehen und Unterstützen des Patienten im Umgang mit Krankheit

Gängige Alltagserfahrung ist, dass wir dazu geneigt sind, Krankheit möglichst aus unserem Leben zu verdrängen; sei dies nun, weil Krankheiten in unserer Gesellschaft nicht „en vogue" sind – in einer Gesellschaft, in der Stärke, Jugend, Schönheit und Leistung zählen – oder weil diese bei uns ganz abstrakte Ängste verursachen.
Ängste werden dabei aber auch real erlebt – vor Schmerzen, schwierigen Untersuchungen und ihren befürchteten negativen Ergebnissen, vor Operationen und neuen ungewissen Situationen vielerlei Art, vor ungewohnten Abhängigkeiten und Autonomieverlust oder möglicherweise erheblichen schädlichen Konsequenzen für das weitere Leben.
Als Therapeuten werden Sie bei professionsspezifischen fachlichen Fragestellungen mit Krankheiten konfrontiert. Sie werden Menschen gegenübertreten, die erkrankt sind. **Unsere Prämisse wird dementsprechend auch sein, nicht die Krankheiten, sondern Menschen**, die unter diesen leiden, **zu behandeln**. Konsequenterweise sollten wir uns also nicht alleine mit der biomedizinischen Krankheitslehre oder therapeutischem Methodeninventar beschäftigen, sondern müssen auch eine komplexe **Analyse darüber** betreiben, **wie** von Krankheit betroffene **Menschen auf Symptome reagieren, wie** sie sich **mit Krankheit auseinander setzen** und was denn ihr **Verhalten im System der medizinischen Versorgung** bestimmt.

8.1 Individuelle Auseinandersetzung mit dem Phänomen Krankheit

Unsere bisherigen Überlegungen führten auch zu einer Differenzierung der Begriffe „Gesundheits- und Krankheitsverhalten" (siehe Kap. 5.6.4). Krankheitsverhalten zeigt sich dann, wenn ein Mensch das Gefühl hat, krank zu sein oder er Symptome verspürt bzw. solche durch erste Befunde objektiviert werden.

Wenn wir uns der **Analyse des Krankheitsverhaltens** schrittweise nähern, so werden wir zuerst mit überaus subjektiven Aspekten konfrontiert. Im Sinne individuell geprägter Vorstellungen von Krankheit, ihren Ursachen bzw. ihrem Verlauf und ihrer

Beeinflussung („Laienätiologie") erleben wir auch unterschiedlichste Verhaltensweisen.
Diese werden bestimmt von Meinungen und vorhandenem Wissen der Betroffenen selbst, aber auch ihrer Primärgruppe Familie oder einer Vielzahl von Sekundärgruppen des persönlichen Lebensumfeldes (Arbeit, Freizeit etc.). Professionelle Organisationen des Gesundheitswesens (Betriebsärztliche Dienste, Gesundheitsämter, Sozialdienste, Selbsthilfegruppen, Gesundheits-Arbeitskreise, unterschiedlich gestaltete „Settings" / lebensweltliche Ist-Zustände auf abstrakten Organisationsebenen) oder Medien gewinnen Einfluss auf den Wissensstand und die krankheitsbezogene Denk- und Handlungsweise der Menschen.

Halten wir eines fest: **Maßgeblich für das Krankheitsverhalten** ist und bleibt **der individuelle Entscheidungsprozess des Individuums**. Verfolgen wir diesen detailliert und beschreiben dementsprechend den typischen Ablauf dieses Geschehens.

8.2 Stufenelemente des Krankwerdens und Krankheitsverhaltens

Wagen wir also den Versuch einer Systematisierung und stufenweisen **Verlaufseinteilung von Krankwerden und nachfolgendem Krankheitsverhalten**. Wir begleiten den Betroffenen auf seinem Weg als Patient (Dörner 1975) – siehe Abb. 55.

Individuelle, schichtabhängige Prägung des Krankheitsverhaltens

Bereits das ***Auftauchen von Symptomen*** unterliegt einer höchst subjektiven Komponente. So findet sich bei unterschiedlichen Individuen eine variierende Toleranzschwelle für vielerlei Krankheitszeichen; die ***Sensibilität für körperliche Veränderungen*** und deren Bedeutungszuschreibung unterliegt breiten Einflüssen. Manch robuster oder auch aus Ängstlichkeit dem Kontakt mit dem Gesundheitswesen zurückhaltend gegenüberstehender Mensch wird so von Ärzten auch als „indolent" bezeichnet – das solchen Einschätzungen zugrunde liegende Menschenbild soll hier keiner Würdigung unterzogen werden.

Für viele Individuen hat der Einfluss von Beschwerden auf die Arbeitsfähigkeit oder mechanische Körperfähigkeiten eine große Bedeutung. Wichtig ist hierbei eine befürchtete Einschränkung, bestimmte ***soziale Rollen*** nicht weiter ausfüllen oder vorgenommene Aufgaben nicht meistern zu können.
Symptombewertung muss immer unter Berücksichtigung des ***individuellen Lebensumfeldes*** eines Menschen beurteilt werden. Die soziale Schichtzugehörigkeit ist ein nicht zu vernachlässigender Einflussfaktor im Verlauf des Krankwerdens (siehe Kap. 6). Angehörige sozialer Mittel- oder Oberschichten werden eine ***Symptombewertung*** durchaus nach anderen Kriterien vollziehen

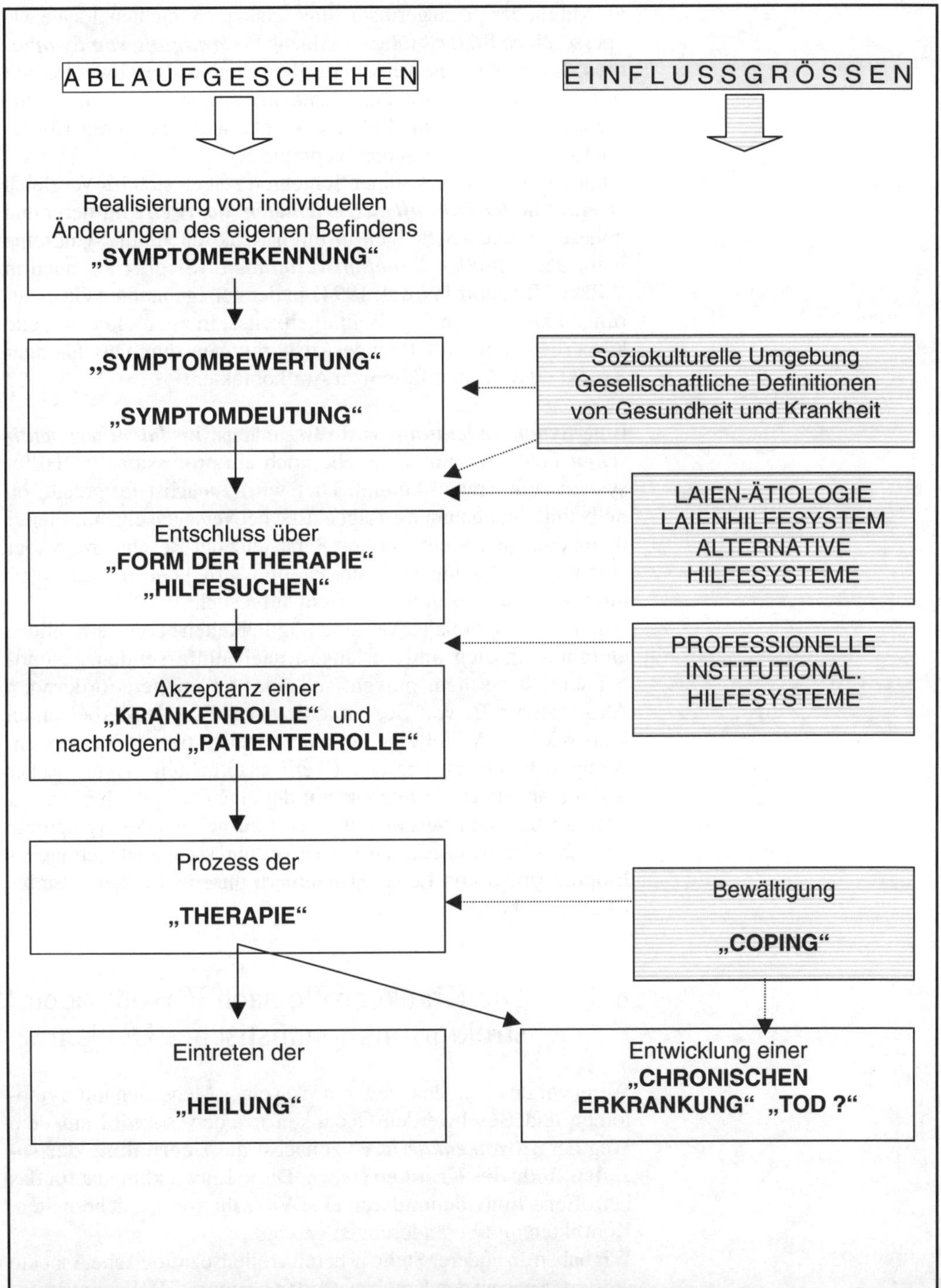

Abb. 55 „Stufenelemente des Krankheitsprozesses“
Vgl. auch von Troschke J. 1979 und Wilker et al. 1994, S. 208

als Mitglieder sozial geringer eingeschätzter Schichten. Ideale wie „persönliche Stärke“ führen evtl. zur ***Verdrängung von Symptomen***. So erfolgt eine verzögerte Reaktion auf Beschwerden mit oftmals therapeutisch entscheidender Latenzzeit. Der individuelle fachliche Kenntnisstand über Erkrankungen und deren Konsequenzen ist ebenfalls schichtgeprägt.
Angehörige unterer sozialer Schichten zeigen sich im Vergleich zu einer ***an der Zukunft ausgerichteten Sichtweise*** mittlerer und höherer sozialer Schichten in ihren Reaktionen auf Symptome mehr der ***aktuellen Situation verbunden***. (Siegrist zit. auch in Wilker / Bischoff / Novak 1994) In den letztgenannten Gruppierungen haben auch sog. Befindlichkeitsstörungen ohne aktuelle körperlich-funktionsstörende Auswirkungen durchaus häufiger Krankheitswert und führen zu Arztkontakten.

Eine ***Symptomdeutung*** wird oft zunächst im ***laientherapeutischen*** Feld vorgenommen, ehe noch ein professionelles Hilfesystem zum Tragen kommt. Hier wird zunächst festgelegt, ob Selbsthilfemaßnahmen erfolgen. Erst bei Versagen eigeninitiierter therapeutischer Methoden mit Persistenz der Beschwerden oder einem Ratschlag innerhalb der Familie wird dann auch das institutionalisierte Gesundheitssystem aufgesucht.
Allein diese optionalen Verlaufsmöglichkeiten bergen erhebliche Gefahren in sich und verlangen nach umfassenden gesundheitserzieherischen, präventiven oder gesundheitsfördernden Aktivitäten z.B. von Sozialmedizinern. Es gilt hierbei einen konstruktiven Mittelweg zwischen zwei Extremen zu bahnen: der hypochondrisch gefärbten Überbeanspruchung diagnostischer und therapeutischer Angebote auf der einen bzw. der heroischen Verleugnung und Verdrängung ernst zu nehmender Symptome auf der anderen Seite. Ein informatives und kompetenzgetragenes Empowerment von Leistungsnehmern unseres Medizinsystems ist anzustreben.

8.3 Die Krankenrolle nach Parsons oder strukturfunktionalistisches Denken

Wenn wir uns über den weiteren Weg eines Menschen mit Symptomen und Beschwerden Gedanken machen, so wird auf dem Weg der ***„Krankenkarriere“*** zunächst die **Übernahme der sozialen Rolle des Kranken** stehen. Diese Entwicklung ist für das betroffene Individuum durch eine Vielzahl von Unsicherheiten, Konflikten und Veränderungen geprägt.
Wir haben an anderer Stelle ja bereits rollensoziologische Aspekte erörtert. Auch an den Kranken werden bestimmte Rollenerwartungen gerichtet, ein spezifisches Rollenverhalten wird vorausgesetzt; bei Erfüllung dieser – gesellschaftlichen – Erwartungen gelingt jedoch auch der Bewältigungsprozess einer Erkrankung besser.

Parsons beschreibt einige Aspekte dieser Krankenrolle: (Parsons 1951 bzw. Wilker / Bischoff / Novak 1994 – hier: Malzahn)

- **Der Kranke wird von seinen anderweitigen Rollenverpflichtungen zumindest temporär befreit**

Ein äußerer Ausdruck dessen findet sich in der Bestätigung der Arbeitsunfähigkeit durch den Arzt als Experten. In Zeiten hoher Arbeitslosigkeit sinkt typischerweise jedoch die Zahl der Krankschreibungen; es herrscht die Befürchtung, trotz der Legitimation durch das Zeugnis des Arztes, negative Sanktionen vom Arbeitgeber zu erleiden.
Primäre und sekundäre Krankheitsgewinne sind durch dieses Element der Krankenrolle aber ebenfalls präformiert. Der kranke Mensch bekommt Rückzugsmöglichkeiten und kann fern von sonstigem Leistungsdruck an seiner Genesung arbeiten, alltägliche Rollenaufgaben werden ihm abgenommen. Die ursprüngliche Berufsrolle, die Rolle als Elternteil oder Ehepartner braucht nun nicht mehr in der gesellschaftlich normierten Art erfüllt zu werden. Der Erkrankte erfährt mehr menschliche Zuwendung als in der Phase der Gesundheit.

- **Dem betroffenen Menschen wird keine Verantwortung oder Schuld für seinen Zustand zugeschrieben**

Diese Prämisse zielt in erster Linie auf ökonomische Folgen einer Erkrankung; äußerer Ausdruck hierfür sind Lohnfortzahlungen oder andere Sozialleistungen für den Kranken. Hinsichtlich der Charakteristik der Erkrankung finden wir zu diesem Aspekt der Krankenrolle durchaus widersprüchliche Einschätzungen. Denken wir nur an Überlegungen, riskante gesundheitliche Verhaltensweisen (Rauchen, Extremsportarten) mit bestrafender Eigenbeteiligung an den Kosten zu belegen. Aber auch stigmatisierende Charakteristika von Krankheiten wie Aids, Suchtleiden oder psychische Erkrankungen dürfen hierbei nicht unerwähnt bleiben.

- **Dem kranken Menschen wird auferlegt, möglichst schnell wieder gesund zu werden**

Der Betroffene ist zu intensiver Mitwirkung verpflichtet und soll alles ihm Mögliche unternehmen, den in der Gesellschaft nicht erwünschten Zustand des Krankseins wieder zu verlieren. Diese soziologische Charakteristik und Forderung deckt sich jedoch nur mit sog. akuten und eher kurzfristigen Krankheitsbildern. Das aktuell gängige und sich ausdehnende Panorama von chronisch-degenerativen Erkrankungen, die trotz therapeutischer Bemühungen eine Restitutio ad integrum oftmals nicht zulassen, steht hierzu im Widerspruch und sucht nach neuen gesellschaftlichen Antworten. Insbesondere bei psychosomatischen oder psychischen Krankheiten tritt dieser Zwiespalt besonders zu Tage.

- Krankheiten zeigen charakteristische Symptome und einen vorhersehbaren Verlauf; nur fachkundiges Personal ist in der Lage, hier professionell und heilend einzugreifen – **der Kranke hat deshalb das institutionalisierte Gesundheitssystem in Anspruch zu nehmen**.

Dies beinhaltet die Verpflichtung, einen Arzt aufzusuchen, sich in die Regularien des Medizinbetriebes einzufügen und ein möglichst kooperatives Verhalten zu zeigen – wir nennen es auch **„Compliance“**.

Strukturfunktionalismus: „Persönlichkeit als Spiegelbild der Sozialstruktur“

In gewisser Weise greift auch Parsons die dreigeteilte Sicht eines bio-psycho-sozialen Verständnisses vom Menschen auf. Die Einflussgröße soziale Umwelt und damit Gesellschaft bekommt bei ihm aber einen charakteristischen Stellenwert. Gesellschaft bestimmt die Sicht von Gesundheit; die Möglichkeit, das Anforderungsprofil der sozialen Gemeinschaft erfüllen zu können, ist wesentliches Kriterium in der Beurteilung, ob ein Mensch krank oder gesund ist. Die Gesellschaft macht die Vorgaben und der Einzelne muss sich physisch wie psychisch darauf einstellen. Parsons „geht davon aus, dass in den heutigen Gesellschaften nur der Mensch gesund sein und bleiben kann, der mit den Anforderungen der Gesellschaft reibungslos zurecht kommt“. (Hurrelmann 2000)
Diese analytische Sicht wird auch **„Strukturfunktionalistische Theorie“** genannt. „Persönlichkeit wird als Spiegelbild der Sozialstruktur verstanden“. (Hurrelmann 2000, S. 66)
Krankheitsverarbeitung bekommt in dieser Betrachtungsweise eine völlig neue Dimension. Über das individuelle Geschehen hinaus wird der Prozess der **Übernahme einer Krankenrolle nahtlos in ein gesamtgesellschaftliches Gefüge eingebunden**.

8.4 Die Patientenrolle

Spätestens mit dem Versuch, die letztgenannte Forderung der Parsons'schen Krankencharakteristik zu erfüllen, wird der Betroffene Teil des systemvorgegebenen Medizinbetriebes und übernimmt Elemente der sog. Patientenrolle.

Der Mensch im neuen Umfeld Krankenhaus

Der **Patient muss** nun bestimmten **Rollenerwartungen gerecht werden**. Diese orientieren sich in erster Linie am institutionalisierten Bereich Gesundheitswesen mit seinen Organisationen und Personen, die nun Einfluss auf den Kranken nehmen. Bestehende Strukturen und Funktionsabläufe sind zu akzeptieren.
Dabei wird die **Persönlichkeit des kranken Menschen** oftmals **zugunsten der Erkrankung vernachlässigt**. Handlungsabläufe an der Person (z.B. Diagnostik in vielerlei Art, therapeutische Eingriffe) werden vollzogen, die der Patient möglichst kritiklos und oftmals ohne vollständige Einsicht in Art und Konsequenz tolerieren muss. Die Unversehrtheit des eigenen Körpers aber

auch der Gesamtpersönlichkeit wird aufgegeben, selbst Grenzen natürlicher Intimität gelten nicht mehr.

Bei heftigeren Erkrankungen muss eine **Trennung vom lebensweltlichen Umfeld** zumindest zeitweise erfolgen; wesentliche Elemente **individueller Autonomie** müssen **aufgegeben** werden, dies nahezu im Sinne fast kindlich **regressiver Entwicklungen** und vollständiger Übereignung der Person an die Übermacht der Institution; Situationen der **Hilflosigkeit** kommen auf. Individuelle Entscheidungsfreiheit geht mannigfach verloren; Aufklärungsgespräche bekommen den Charakter nur rechtlicher Absicherung der Profis. Persönliche Entscheidungsprozesse im Gesamtgeschehen sind oftmals nur vordergründig als solche zu werten, weil entweder der Wissenshintergrund tatsächlich zu wenig vermittelt oder der Patient nicht als gleichberechtigter Partner betrachtet wird. Viele Entscheidungen sind längst durch Automatismen des Ablaufgeschehens oder objektive Notwendigkeiten vorbestimmt. Die umfassenden und letzten Konsequenzen bei schwer wiegenden Erkrankungen überhaupt zur Kenntnis zu nehmen, sie für das zukünftige Leben einzuschätzen und dann damit zurechtzukommen, ist häufig ein Akt der Einsamkeit. Die personale Stütze wird von vielen zumindest ärztlichen professionellen Mitgliedern der Organisationen nur selten mit dem Stellenwert belegt, der schon rein zeitlich dafür anzusetzen wäre.

Der Patient wird im Klinikbetrieb mit **hierarchischen Grundordnungen** konfrontiert, die oft im Gegensatz zu seiner innigsten Bedürfnissituation stehen. Kontakte mit Ärzten, Informationsweitergabe, andere soziale Kontakte, ja menschliche Nähe werden nicht im ersehnten Umfang gewährt, ja sogar soziale Distanz bleibt oder entsteht. Die Inhaber oberster hierarchischer Positionen werden als nur selten präsent erlebt, ihre Kontaktaufnahme mit dem Patienten erfolgt häufig in einer deformierten Sprache und unverständlichen Linguistik. Eine neue Form unnatürlicher Über- und Unterordnung tritt zu Tage, die gelegentlich vom Patienten bekämpft, abgelehnt wird und dann teilweise mit unausgesprochenen, zumindest unterbewussten Sanktionen der Amtsinhaber beantwortet wird.
Der Nimbus des oft tatsächlich vorhandenen Menschen mit außergewöhnlichen Fähigkeiten der Heilung rückt den Arzt aber auch immer wieder in unnahbare Ferne. Viele von uns kennen dieses Empfinden nach einer Chefarztvisite einer Uni-Klinik mit ihren vorgegebenen Elementen, die alles andere als persönliche und menschliche Nähe vermitteln können.

Routinehafte Charakteristika des Aufenthaltes in einer Klinik (eingeschränkte Bewegungsfreiheit, vorgegebener Tagesablauf, Verlust der Individualsphäre durch Mehrbettzimmer, wo teilweise ganz persönliche Daten und Befunde unter Anwesenheit einer

Vielzahl anderer Personen erhoben werden, Konfrontation mit tlw. tödlichen Krankheitsbildern anderer Patienten u.v.m.) müssen in Kauf genommen und verarbeitet werden. Die **Anpassung an die** für die Profis **alltägliche Situation des Krankenhausbetriebes** wird als selbstverständlich unterstellt.

Vielerlei Aktivitäten am teils depersonalisierten Objekt Patient geschehen und sollen vorbehaltlos erduldet werden. Die aufgezwungene **Passivität** desjenigen, der (ganz im Sinn des Wortes „homo patiens") zu erdulden hat, ist ebenfalls ein Element der Rolle des Patienten. An anderer Stelle haben wir bereits erörtert, dass idealerweise eine andere Arbeitshaltung wünschenswert wäre: Akzeptanz des kranken Menschen als mitarbeitendes, auch selbstentscheidendes Subjekt, als **Partner im therapeutischen Prozess** – ganz im Sinne **klientenzentrierten Handelns** auf dem Boden von **Empowerment-Gedanken**.

Eine Konzentration auf das biologische Krankheitsgeschehen oder auf isolierte Befunde übertönt sehr oft die Beachtung der eigentlichen Gesamtpersönlichkeit Patient, der ja aus seiner lebensweltlichen Realität nun in eine neue, ungewohnte Umgebung eingetreten ist.

Wir vermissen häufig die empathische Grundhaltung therapeutischer Profis oder ein Handeln auf dem Boden einer integrativen Medizin. Oberstes Ziel muss immer unser Bemühen sein, dem kranken Menschen umfassend gerecht zu werden bzw. „**sich dem individuellen Patienten mit voller Aufmerksamkeit zu widmen in jener situationsangemessenen Wachheit, in der sich Diagnose und Behandlung und Gespräch und das 'Mitmachen' des Patienten zusammenschließen**". (Hans-Georg Gadamer zitiert in Böker 2003)

Die Darstellung dieser Charakteristika der Patientenrolle liefert sicherlich keine neuen therapeutischen Methodeninventare. Medizinalfachberufe erarbeiten sich jedoch mit bewusster Analyse der Situation des Patienten ein integratives Verständnis für den kranken Menschen.

8.5 Krankheitsverarbeitung und Krankheitsbewältigung

Günstige Krankheitsverarbeitung und Krankheitsbewältigung sind entscheidende Vorgänge, um den Verlauf des Krankheitsgeschehens positiv gestalten zu können oder einen circulus vitiosus der eigengesetzlichen Verschlechterung zu stoppen.

Wir wollen uns daher mit folgenden Elementen dieses Komplexes beschäftigen:

- Interpretation des Geschehens im Sinne des transaktionalen Stressmodells
- Einordnung des Bewältigungsgeschehens in das System der ICF
- Beschreibung salutogenetischer Elemente im Bewältigungsprozess
- Darstellung beispielhafter Coping-Stile.

8.5.1 Transaktionales Stressmodell

Der Patient erwartet vom professionellen Hilfesystem eine adäquate und nach Möglichkeit zur vollständigen Heilung führende Therapie. In diesen therapeutischen Prozess eingeschlossen ist eine oft nonverbal vorausgesetzte oder unterstellte aktive **Leistung des Patienten**: die individuelle Auseinandersetzung mit dem Krankheitsgeschehen.

Dabei werden
- rationale Elemente individueller Überlegungen
- gefühlsbestimmte Prozesse *und*
- aktive Handlungsinstrumentarien eingesetzt.

Der betroffene Mensch erbringt diese Leistung in einer höchst individuellen Konstellation. Erkrankungen treffen auf verschiedene Menschentypen, mit verschiedenartigen Belastbarkeitsgrenzen. Unterschiedlichste Arten von Krankheiten mit wechselnden funktionellen Auswirkungen werden auf dem Boden mannigfacher persönlicher und sozialer Hintergründe erlebt.

Umgang mit dem Stressor Krankheit als kognitiver Prozess

Das Vorhandensein einer **Krankheit** lässt nun ohne Schwierigkeiten Parallelen mit dem Auftauchen einer **Stresssituation** erkennen. Das sog. ***„transaktionale Stressmodell nach Lazarus“*** basiert auf der Überzeugung, dass sich **Stress- und damit Krankheitsverarbeitung** zunächst **in gedanklicher Art und Weise** vollziehen. Die Verhaltensprozesse von Menschen unter Stress werden in einen systematischen Zusammenhang gestellt. **Im Mittelpunkt steht das transaktionale Person-Situation-Verhältnis**. Neben der *objektiv* belastenden Situation (Krankheit) spielt nach Lazarus v.a. deren *subjektive* Interpretation eine wesentliche Rolle (siehe Abb. 56). Negativer Stress entsteht, wenn die Person ein situatives Anforderungspotenzial als bedrohlich erlebt und die eigenen Anpassungs- und Bewältigungsfähigkeiten als nicht ausreichend einschätzt. So wird im Modell einerseits der Aktion der handelnden Person Bedeutung zugewiesen; aber auch ihre Ressourcen, um ein eventuelles Ungleichgewicht zwischen situativen Anforderungen und individuellen Möglichkeiten zu beseitigen, finden Berücksichtigung.

Im Sinne transaktionaler Betrachtung kommt es im Verlauf der Auseinandersetzung zu einer Veränderung der beiden Pole Individuum und Situation, da eine gegenseitige Rückwirkung eintritt. Im Gegensatz zu reiner Interaktion wird bei der Transaktion der Ausgangszustand dynamisch prozessual verändert. (BzgA 2001; Lazarus, Folkman 1984; Lazarus 1981 und 1991; Wilker / Bischoff / Novak 1994 oder Hurrelmann 2000)

Im Modell tauchen bestimmende Begriffselemente wie **Stressor (Krankheit)**, **(primäre und sekundäre) Interpretation** oder **Bewältigungsstrategien** auf.

Menschen werden mit der Tatsache einer Krankheit konfrontiert (**primärer Stressor**). Es bestehen vielfältige Beschwerden, die Diagnose wird mitgeteilt, die Einstellungen zum eigenen Körper werden plötzlich anders; zusätzlich verändern sich – geprägt durch die Erkrankung – die Lebenswelten in Beruf und Familie (**sekundärer Stressor**).

In Konsequenz wird nun kognitiv eine **primäre Interpretation** vollzogen. Beschwerden werden gedeutet, vitale Funktionen überprüft. Der betroffene Mensch relativiert die Situation und beurteilt sie negativ als Gefahr für das Leben oder auch positiv als zu meisternde Aufgabe, in neutraler Weise wird die Situation evtl. als unbedeutsam bewertet.

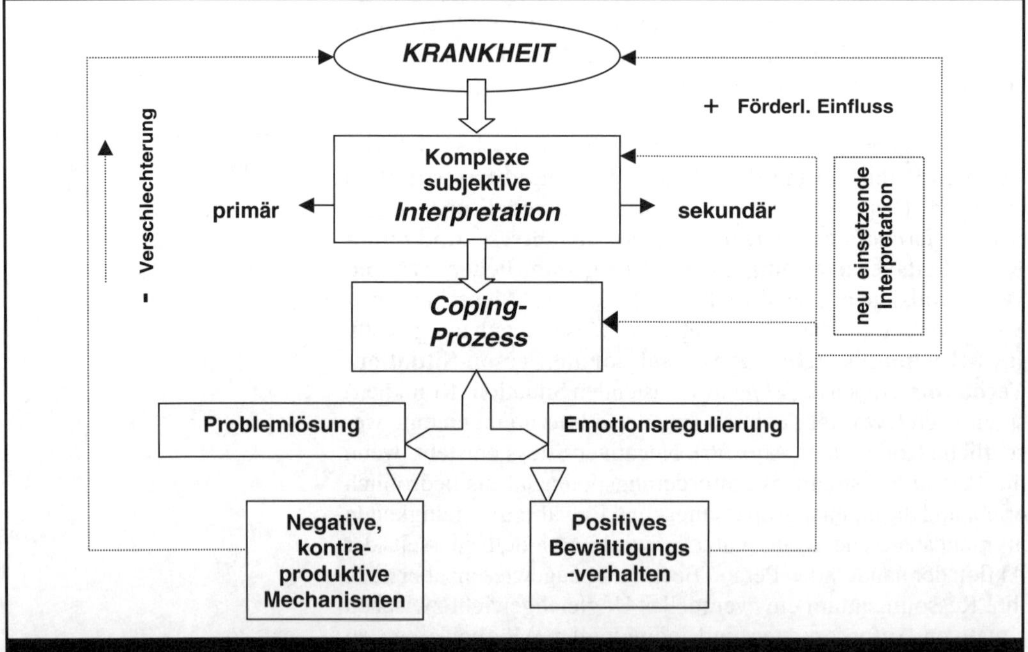

Abb. 56 Krankheitsverarbeitung und -bewältigung im transaktionalen Stressmodell (siehe auch: Vohs / Winter 1999)

In einem zweiten Schritt schließt sich die **sekundäre Interpretation** an: Es werden Überlegungen über die zur Verfügung stehenden Handlungsfähigkeiten (**Ressourcen**) zum Umgang mit dem Krankheitsproblem angestellt. Diese Ressourcen bewegen sich auf **personaler Ebene** (individuelle Fähigkeiten), aber auch auf **interaktioneller Ebene** (z.B. soziale Unterstützungssysteme in der Umgebung).

Nun steht der elementare **Prozess der** durchzuführenden **Bewältigung** bevor. Im diskutierten Modell werden hierzu zwei Wege eröffnet:

- der **Weg der Problemlösung**
- das **Ziel des Ausgleichs widriger Emotionen** (Angst, Depressionen, Ärger, aber auch evtl. Freude und Hoffnung ... vielfältige Gefühle sind im Spiel).

Dabei kann es zur Anwendung **kontraproduktiver Mechanismen** kommen; Selbsttäuschung, Verleugnung oder Fluchtverhalten sind denkbar. Dies führt im Sinne eines negativen Feed-back evtl. sogar zur Verschlechterung der Erkrankung oder provoziert neue gesundheitliche Schwierigkeiten. Nötig ist jedoch eine **positive** und **aktiv zupackende Bewältigungsstrategie**. Erfolgsgefühle stärken den Bewältigungsprozess und durch eine **neu einsetzende situative Bewertung** auch den Kreislauf insgesamt (Rückkopplung).

Die Stressreaktion in diesem Modell ist abhängig von der Stimulus- und Selbstwirksamkeitsbewertung sowie den verwendeten Coping-Strategien. Somit wird die Stressbewältigung zum dynamischen Prozess und verändert sich durch die evtl. Änderung der Bewertung einer Situation auf dem Boden der Art und Wirksamkeit eingesetzter Coping-Arten.

8.5.2 Krankheitsbewältigung im System der ICF

Partizipation und Kontext als zentrale Größen der ICF bei der Krankheitsverarbeitung

Wir haben gemäß dem System der ICF Krankheit und Gesundheit bereits im Sinne eines **Drei-Ebenen-Modells** interpretiert und dabei den Begriff der **funktionalen Gesundheit** in den Mittelpunkt gestellt (siehe Kap. 7.1.2).
Beim Versuch, dieses **Modell auf die Zielgrößen Krankheitsverarbeitung und Krankheitsbewältigung anzuwenden**, wird neben der **biologisch-psychischen Struktur / Funktion** und den **Aktivitäten** *(dem Fähigkeitsprofil, Handlungen zielgerichtet und selbstständig ausführen zu können)* v.a. die dritte Ebene besonders von Bedeutung sein: Die Fähigkeit zur **Partizipation** *(Teilhabe)* an allen gesellschaftlichen Bereichen und damit die Fähigkeit,

soziale Rollen in den vielfältigen Facetten menschlichen Lebens einnehmen zu können.
Die Berücksichtigung der dritten Ebene der ICF prägt ganz wesentlich die Akzeptanz von Krankheit oder das Zurechtkommen mit bleibenden Veränderungen und Einschränkungen.

Zwei **Kontext-Faktoren** (Faktoren des lebensweltlichen Hintergrundes) kommen in der Prägung der Schädigungen der einzelnen **Gesundheitskomponenten der ICF** besonders zum Tragen:
a) ***die Reaktion der Umgebung***
b) ***der individuelle Coping-Prozess***

Partizipation ist im Rahmen des Krankheitsgeschehens stark beeinflusst von **Reaktionen des Umfeldes**. Wie antwortet die soziale Umwelt auf Krankheit und damit verbundene Einschränkungen des persönlichen Fähigkeitspotenzials des Menschen? Bietet Sie Hilfe oder vollzieht sich ein Prozess der offenen bzw. versteckten ***Stigmatisierung***? Deren Konsequenz wäre stets die ***Ausgrenzung*** Erkrankter aus ihrem sozialen Lebensbereich.
Die wichtige Größe der **Umgebung** des kranken Menschen, sein **persönliches Umfeld** ist auch charakterisiert durch:

- Umfang und Art institutioneller Hilfeleistungen
- Anforderungsprofile an den Betroffenen im Alltag und am Arbeitsplatz
- Wert- und Normorientierungen, Gesetze
- Integration in soziale Netzwerke (Familie, Partner)

Mit ***Abbau von Barrieren*** gelingen Aktivität und Partizipation befriedigender.

Der **Coping-Prozess** wird ***von personalen Eigenschaften des kranken Menschen geprägt*** – seinen **individuellen Handlungsgrundlagen**. Dies sind eine Reihe von psychischen und sozialen Charakteristika:

- Alter, Bildung, Lebensstil
- Mitarbeit
- Psychische Konstitution oder Disposition
- Bewältigungsstile / Kompetenzen
- Ökonomische Basis

Es vollzieht sich also ein enges **Wechselspiel von Umweltfaktoren, persönlichen Fähigkeitsprofilen und den Krankheitselementen** der ICF. Die Modelle der Krankheitsbewältigung sollen für Medizinalfachberufe verdeutlichen, wie die Unterstützung vielfältiger Kompetenzen des Individuums das prozessuale Geschehen positiv steuern kann.

Fassen wir kurz unsere bisherigen Ergebnisse zusammen:

Bestimmende und beeinflussende Parameter im persönlichen Umgang mit Krankheit

- **Krankheitsverarbeitung beginnt in einem Prozess der Krankheitsbewertung:**
  - → primäre situative Relativierung der Fakten
  - → sekundäre Ressourcenprüfung und -einschätzung
- **Krankheitsbewältigung mündet in einem Coping-Geschehen:**
  - → aktiver Weg der Problemlösung
  - → Ausgleich negativ assoziierter Emotionen
- **Prägende Faktoren für den Verarbeitungs- und Bewältigungsprozess:**
  - → Konstitution und Disposition des Individuums
  - → Beschaffenheit der sozialen Umgebung

Einen ergänzenden interessanten Zugangsweg zum Verständnis von Krankheitsbewältigung und zur Erschließung therapeutischer Optionen liefert uns das Salutogenese-Konzept von Antonovsky.

8.5.3 Komplementäre salutogenetische Ressourcen der Krankheitsbewältigung

Zur Theorie der Salutogenese verweise ich auf die ausführlichen Darstellungen im Kap. 7.1.1. Wandeln wir nun die ursprüngliche Fragestellung Antonovskys, welche Faktoren bewirken, dass ein Mensch trotz schädlicher Einflüsse gesund bleibt, ab und diskutieren Folgendes: „**Welche Faktoren lassen einen positiven Coping-Prozess der Situation Krankheit wahrscheinlich werden**".

Der Therapeut stützt die Ebenen des Sense of Coherence

Je günstiger die in Kap. 7.1.1 beschriebenen Widerstandsressourcen ausgebildet sind, umso besser gelingt der Umgang mit Krankheit und Gefühle wie Ausgeliefertsein oder Hilflosigkeit kommen nicht auf. Der übergeordnete **„sense of coherence" (SOC) mobilisiert Ressourcen** und bestimmt, ob die Belastungssituation negative Spannungsgefühle erzeugt, ob diese als Bedrohung empfunden werden oder ob das Individuum die Lage als zu meisternde Aufgabe einschätzt.

Die Handlungsfähigkeiten sind dabei entweder dem Patienten bewusst, gehen von ihm selbst aus oder von therapeutischen Berufen. Deshalb wollen wir einen **Transfer salutogenetischer Bewältigungsressourcen auf die therapeutische Ebene** vollziehen:

So hat es der Therapeut in der Situation der Erkrankung durchaus in der Hand, auf der ***Sinnebene*** dem Klienten / Patienten stützend zur Seite zu stehen. Es soll der Zustand erreicht werden, dass trotz der Problemsituation Krankheit das *Leben als Wert weiter erkannt wird und es Sinn macht, sich für die zukünftige Gesundung aktiv einzusetzen.* Wie schon erwähnt, soll *Krankheit als Herausforderung* aufgefasst werden und damit ein *anpackender Bewältigungsstil* entstehen.

Auch die ***Verstehensebene*** wird durch salutogenetisch geprägtes therapeutisches Handeln positiv beeinflussbar sein. Partnerschaftliche Akzeptanz des erkrankten Menschen und klientenzentrierte Informationsvermittlung fördern die kognitive Erfassung der Situation und die Einschätzbarkeit der Ereignisse. Ein verständlicher, strukturierter und geordneter Informationsfluss ist erforderlich. Damit wächst auch das Gefühl der Unabhängigkeit oder die Überzeugung, selber Einfluss zu haben. Mit der Schaffung von Transparenz beugen wir der Entwicklung „erlernter Hilflosigkeit“ vor.

In der ***Aktivitäts-Bewältigungsebene*** des Kohärenzgefühls, den konkreten Mechanismen ist es nötig, mit dem Kranken konstruktiv über die Handlungsressourcen zu sprechen und diese mit zu wecken; Ergotherapie hat ja konkret diesen Teil des SOC auch therapeutisch im Auge, nämlich vom „Behandeln zum Handeln“ zu gelangen. **Menschen mit hohem SOC werden ihre Ressourcen zu Bewältigung oder Anpassung positiver einschätzen**. Denken wir nur an die Bedeutung der Sozialisation und sozialer Netzwerke zurück. Stabile, integrierte Persönlichkeiten ruhen auf einem Fundament der Stärke und interpretieren die Möglichkeiten zur Problembewältigung positiver.

Es ist therapeutisches Ziel, dem kranken Menschen (ganz im Sinne von Kompetenzübertragung und Selbstwirksamkeitserwartung) ein Gefühl der Kontrollierbarkeit der Situation zu vermitteln.

8.5.4 Coping-Mechanismen

Der Coping-Prozess wurde nun aus vielen Blickwinkeln betrachtet. Ein **aktiver ressourcenorientierter Bewältigungsstil** war dabei im **Ziel-Fokus**. Wir haben aber auch durchaus die Gefahr gesehen, dass negative Mechanismen ins Spiel kommen, die ein Ausweichen vor den Problemen bewirken oder gar eine Kapitulation einleiten.

Nachfolgend eine Übersicht über mögliche Bewältigungsformen: (siehe auch Bewältigungsformen nach Heim 1983 zit. in Bengel, Koch 2000 oder Vohs, Winter 1999)

Wir entdecken **positives Verhalten** wie:

- Echte intellektuelle Auseinandersetzung mit Krankheit und Beschwerden
- Emotional ausgeglichene Reaktion auf die neue Situation
- Abbau von Gefühlen der Furcht
- Hoffnungsvolle und aktive Herangehensweise an die Problematik
- Versuch der Gewinnung neuer Perspektiven
- Aufbau von sozialen Interaktionen, die Hilfestellung bieten und die Entwicklung fördern

oder **negative Verhaltensweisen** wie:

- Verdrängung und Verleugnung der Probleme
- Abschottung gegenüber der Umgebung, sozialer Rückzug
- Entwicklung von persönlichen Schuldgefühlen
- Niedergeschlagenheit und Verzweiflung
- Passivität und Ohnmacht

Im Rahmen lebensbedrohlicher Prozesse erleben wir **phasenhafte Verlaufsformen der Bewältigung**, die stark individuell geprägt sind; so finden wir Phasen des ersten Schocks mit Ablehnung / Verleugnung der tatsächlichen Verhältnisse, gefolgt von negativ emotional geprägten Abschnitten (Zorn, Depression) bis hin zur Realisierung der Fakten und Akzeptanz auch des evtl. bevorstehenden Todes. (Kübler-Ross1971 und Delbrück, Haupt 1996)

8.5.5 Transfer in den Bereich psychischer Leiden

Versuchen wir die bisher erarbeiteten **Modelle der Krankheitsbewältigung** in einem ausgewählten therapeutischen Bereich exemplarisch wieder zu entdecken.
Die Wahl trifft aus vielerlei Gründen auf **psychiatrische Erkrankungen**:

- Medizinalfachberufe wie Ergotherapeuten sind zu unterschiedlichsten Zeitpunkten des Krankheitsverlaufes in Behandlungs- und Unterstützungsprozesse involviert
- Psychische Erkrankungen haben hohe gesellschaftliche Relevanz, da sie neben Leiden des Bewegungsapparates oder des Herz-Kreislaufsystems zu den drei Krankheitsgruppierungen zählen, die am häufigsten zu vorzeitigen Verrentungen führen (bei Frauen sogar an erster Stelle) und im Spektrum behandlungsbedürftiger Krankheiten der täglichen Praxis auch quantitativ erheblich zu Buche schlagen (ca. 1,6 Millionen ambulant behandlungsbedürftige Menschen und 200.000 stationäre Therapiefälle pro Jahr)

Krankheitsverarbeitung und Krankheitsbewältigung von Psychosen, Neurosen oder Persönlichkeitsstörungen (oder auch von Suchtkrankheiten) verlangen von den Betroffenen die Bewältigung besonders hoher Hürden und sind **kein einmaliges Geschehen**. Aktive Bewältigungsarbeit muss meist lebenslang geleistet werden. Bei psychiatrischen Leiden sind die Rahmenbedingungen hierzu oftmals schwierig.
Wenn wir die **Stufenelemente des Krankheitsprozesses nach Abb. 55** verfolgen, bergen allein die **Symptomwahrnehmung und die Symptomdeutung** vielerlei bizarre Elemente. Wir finden nicht mehr den nötigen Realitätssinn oder die Stabilität, mit der Betroffene richtige Wege einschlagen. Auch die auf dieser Ebene enorm wichtige **Reaktion der soziokulturellen Umgebung** mit den zugrunde liegenden **gesellschaftlichen Definitionen von Gesundheit und Krankheit** bietet meist alles andere als positive Unterstützung. Nur allzu oft wird das ungewöhnliche Verhalten und „Anders-Sein" als außerhalb der gängigen Normen bewertet und damit negativ eingeschätzt. Die Umgebung reagiert oft mit einer Etikettierung der Patienten; undifferenziert wird die negative Einschätzung des Verhaltens und der Symptome auf die Person insgesamt übertragen. Ein **Stigma** ist entstanden. In einem nächsten Schritt vollzieht die Umgebung zusätzlich einen Vorgang der **Generalisierung** mit Zuschreibung weiterer vorurteilsbeladener negativer Eigenschaften, die mit dem primären Geschehen (z.B. Symptom massiver Aktivitätseinschränkung bei affektiven Psychosen / depressiven Fehlentwicklungen) in keinem echten Zusammenhang stehen („der ist ja doch nur faul"). Es kommt zu einer Vielzahl von Stichen in das elementare Selbstverständnis der Betroffenen.

An dieser Stelle setzt nun schon ein erster Scheideweg der Krankheitsverarbeitung ein. Ist der Betroffene noch in der Lage, dem Prozess der **Stigmatisierung entgegenzutreten**? Hat er Abwehrmechanismen zur Hand, um keinen Schaden des eigenen „Ich" zu erleiden? **Oder setzt sich das Stigma fest**? Wird es vielleicht sogar angenommen und Teil einer neuen, veränderten und verletzten Identität?
So stehen die ersten **Formen des Hilfesuchens und** auch **der Therapie** vielfach schon unter einem schlechten Stern. Die **Erfüllung gewohnter sozialer Rollen** gemäß den Erwartungen der Umgebung (Familie, Arbeitsstelle) ist aufgrund von oft vorliegenden Einschränkungen zentraler Fähigkeitspotenziale **frühzeitig stark beeinträchtigt**.
Dementsprechend **schwierig gestaltet sich** auch die **Akzeptanz und Einnahme von Kranken- und Patientenrolle**. Mit der Diagnose „Kranker" leben zu lernen oder diese anzunehmen, ist v.a. bei psychischen Krankheiten problematisch.
Gerade wenn wir an neurotische Erkrankungen denken, sind die Betroffenen oftmals Zerreißproben ausgesetzt. Die bedrängen-

den Symptome, und damit das Bewusstwerden einer Krankheit, stehen im heftigen Gegensatz zu dem Ziel, mit dem Alltag fertig zu werden oder die individuell zum Teil peinlichen Schwierigkeiten vor der Umgebung zu verheimlichen; es wird der dringliche Versuch unternommen, Defizite zu kompensieren. Scheiternde Verdrängungsprozesse sind vorprogrammiert. Quälende Charaktereigenschaften bei Persönlichkeitsstörungen erschweren im sozialen Interaktionsprozess die von der Umwelt akzeptierte Positionierung als Kranker; das Konzept von Parsons greift hier nur schwer.

Die **Ablaufprozesse der primären und sekundären Bewertung (im transaktionalen Stressmodell)** sind demgemäß **äußerst ambivalent**. Teilweise **fehlt** jeglicher **Realitätssinn** (schizophrene Psychosen) **oder die Fähigkeit zur Krankheitseinsicht**, andererseits aber wird die **Situation** meist **als** äußerst **bedrohlich erlebt**. Am Ende steht häufig der Circulus vitiosus eines defizitären, missglückten Bewältigungsprozesses auf dem Boden negativer, kontraproduktiver Mechanismen.

Auf der Ebene der Körperfunktionen nach ICF ergibt sich ein weit reichendes **Schädigungsbild**; dieses trifft den **sozioemotionalen Bereich** (Beeinträchtigung von Emotionalität, Antrieb, Durchhaltevermögen, Selbstvertrauen und Selbstwertgefühl, Interaktions- oder Konfliktfähigkeit mit Rückzugstendenzen) wie den **kognitiven** Bereich (Wahrnehmung, Konzentrationsfähigkeit).
Auch vielerlei **Aktivitätsmuster** sind **eingeschränkt** (z.B. ADL-Muster der Selbstversorgung).
Die Folgen solch komplexer Einschränkungen sind in Handicaps mit **Partizipationseinschränkungen** spürbar (Verluste auf beruflicher Ebene, Verluste im Bereich zwischenmenschlicher Kontakte, Verluste der Autonomie im Wohnbereich).
Die **Abhängigkeit des Krankheitsbildes und seiner Bewältigung von Kontextfaktoren im Sinn der ICF wird bei psychischen Krankheiten geradezu exemplarisch erkennbar**. Stabilisierung oder Exazerbation der Situation als Reaktion auf die soziale Umgebung sind gleichermaßen möglich.

Gemäß dem beschriebenen **sozial-kognitiven Prozess-Modell** nach Schwarzer finden wir ebenfalls eine äußerst ungünstige Prägung aller diesbezüglichen Elemente im Ablaufgeschehen: **Hohe individuelle Verwundbarkeit** und bedeutsam spürbare Auswirkungen der Erkrankung führen zu einem **hohen Bedrohungspotenzial**; krankheitsspezifische Veränderungen der Persönlichkeit **mindern Ergebnis- und Kompetenzerwartung oder interne Kontrollüberzeugungen** mit nachfolgend **negativen Auswirkungen auf die Intention und damit den volitionalen Prozess; situative reaktive Barrieren der sozialen Umgebung** behindern den Akt der Handlung des Erkrankten zusätzlich. Der Weg in die selbstbestimmte und autonome Lebensführung gestaltet sich als immer schwerer, gelungene Krankheitsverarbeitung und -bewältigung rücken in weite Ferne.

- Problembeladene Realisierung und Akzeptanz der Erkenntnis, dass die individuelle Biografie dauerhaft von der Erkrankung geprägt wird
- Tlw. stigmatisierende und isolierende Reaktionen der engeren und weiteren sozialen Umgebung
- Auseinandersetzung mit den Defiziten der eigenen Fähigkeitspotenziale oder bestehenden Abhängigkeiten
- Angstgeprägte Sicht der Zukunft

Tab. 23 Charakteristika der Krankheitsbewältigung psychischer Leiden

Das Erleben der evtl. lebenslangen individuellen Unzulänglichkeiten wiegt hierbei für den Patienten schwer und bringt eine beachtenswerte Schattierung in die Behandlung ein. Erlernte Hilflosigkeit und individuelle Übereignung an therapeutische Partner werden real. Therapeutische Arbeit, insbesondere Ergotherapie, findet ein weites Spektrum der Stützung von Fähigkeitspotenzialen. Fähigkeiten und Fertigkeiten komplexer Art sind neu oder wieder zu erlernen.

8.6 Medizinalfachberufe im Spannungsfeld von Individuum, Krankheitsbewältigung und Gesellschaft

Das Menschenbild von Medizinalfachberufen ist mehr als das ärztliche (siehe Kap. 1.3) geprägt vom Bewusstsein der lebensweltlichen Problemlagen des Patienten bzw. Klienten. Für den Patienten ist die individuelle Auswirkung einer Krankheit komplex und reicht weit über die naturwissenschaftlich-organische Ebene hinaus. Therapeutische Kunst ist es, dieser Tatsache gerecht zu werden und dem Patienten insbesondere auch Hilfen zur Erfüllung seiner unterschiedlichsten sozialen Rollen zu geben.
In diesem Bewusstsein entdecken wir auch ein Verwandtschaftsverhältnis von Medizinalfachberufen zu Berufen wie dem der Sozialen Arbeit z.B. in der Äußerung einer der profiliertesten Vertreterinnen des „Ursprungs" dieser Profession, nämlich Alice Salomon (1928 !) : „Je entwickelter die Kultur eines Volkes ist, desto weniger werden alle Glieder imstande sein, auch nur mit den durchschnittlichen Ideen und Vorstellungen davon Schritt zu halten; desto größer wird die Zahl derer, die sich nicht anpassen können". (zit. in: Bosshard, Ebert, Lazarus 1999, S. 90) In hervor-

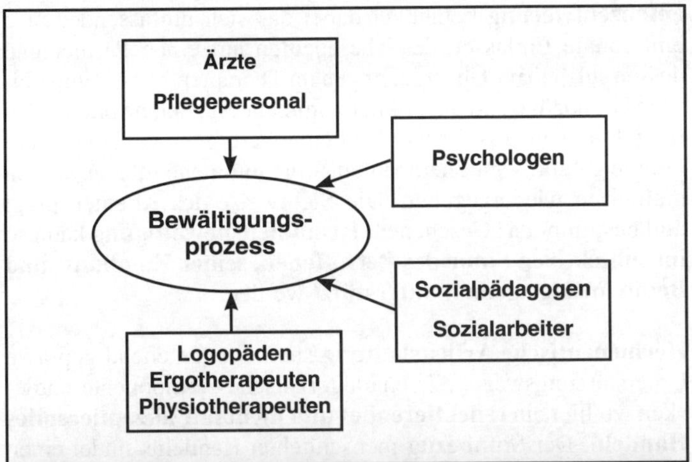

Abb. 57 Der Prozess der Krankheitsbewältigung und die beteiligten Professionen

ragender Art und Weise ist hier das Kernelement der therapeutisch zu unterstützenden Anpassungsfähigkeit gemäß dem „Model of Personal Adaptation through Occupation" nach Reed wieder zu entdecken (siehe Kap. 5.6.1 – Abb. 24).

Phänomenologie und Hermeneutik im therapeutischen Geschehen

Unterstützung von Prozessen der **Krankheitsbewältigung** im **Spannungsfeld von Sozialgefüge (gesellschaftliche Realität) und Individuum** erfordert auch Reflexionen über die therapeutischen Grundhaltungen. Wenn wir dementsprechend die vorhin gewonnenen Erkenntnisse anwenden und den **Therapeuten handlungstheoretisch positionieren** oder seine **Handlungsweise** grundlegend **charakterisieren** sollen, so müssen zwei Prinzipien additiv zur Anwendung kommen:

- **die Aspekte der Klientenzentrierung auf phänomenologischer Grundlage**

sowie

- **ein hermeneutischer Handlungsansatz**

Die Aufsplittung des Menschen in einzelne quantitativ zu untersuchende Elemente entspricht reduktionistisch naturwissenschaftlicher Art der Analyse (siehe Kap. 2.2). Dem gegenüber steht dann ein umfassender bio-psycho-sozialer Ansatz. Die sog. **Phänomenologie** legt ebenso einen ganzheitlichen Ansatz zugrunde. Subjektivität erhält dabei Raum und Wertigkeit. In philosophischer Tradition werden dabei die „Phänomene" menschlichen Lebens „unvoreingenommen, vorurteilsfrei und ohne eigene Interessenakzentuierung betrachtet". (Bosshard 1999, S. 91) Ein Vertreter der humanistischen Psychologie (C.F. Rogers) stützt sich in seinen Kernaussagen über die **klientenzentrierte Gesprächsführung** auf eben diese phänomenologischen Grundüberzeugungen. **Kli-**

entenzentrierung beinhaltet dabei das sich umfassende, auch emotionale Einlassen des Therapeuten auf einen Partner und dessen **subjektive** Überzeugungen im Therapieprozess. Empathische Grundzüge und unvoreingenommene Akzeptanz prägen den Interaktionsprozess. Es werden keine Wertungen vollzogen oder Urteile gefällt. Vom Therapeuten aufgenommene Inhalte werden dialogisch wiedergegeben. Die Sichtweise des Klienten prägt und bestimmt das Geschehen. **Krankheitsbewältigung** kann so **im subjektiven Sinne des Betroffenen, seiner Emotions- und Bedürfnislage gemäß unterstützt** werden.

Hermeneutische Arbeitshaltung sucht weitergehend geprägte Unterstützungswege. Als charakteristische Komponente entdecken wir hier ein **reflektierendes und nicht nur akzeptierendes Handeln**. Der **Sinnbezug** menschlichen Handelns findet einen äußeren arbeitstheoretischen Ausdruck. Die Intentionen der Handelnden in der Interaktion bekommen einen Stellenwert, das zielgerichtete Wollen wird hinterfragt. Im Gegensatz zur reinen Klientenzentrierung vollzieht sich eine realitäts- oder sinnbezogene Distanz des Therapeuten. Arbeit an Biografie, sozialem Milieu oder lebensweltlichem Hintergrund ist in dieser Art und Weise differenzierend, abwägend und damit durchaus auch produktiver zu leisten; Krankheitsbewältigung erfährt eine aktive Sinn- und Zielbetonung. „Probleme können einer Lösung zugeführt werden", weil sich hermeneutische Arbeitsweise „als ein gemeinsames reflexives Verstehen von einem rein empathisch-intuitiven Sich-Verstehen unterscheidet". (Bosshard et al. 1999, S. 97 / Dewe-Ferchhoff ebd.)
Beide Arbeitshaltungen zusammen erschließen die volle klienten- und realitätsbezogene Weite eines Unterstützungsprozesses der Krankheitsbewältigung.

Fragen zur Lernzielkontrolle Kap. 8

1. Schildern Sie die Stufenelemente eines Krankheitsprozesses (8.2)
2. Nennen Sie die vier Elemente der Krankenrolle nach Parsons (8.3) – Warum greift das Konzept von Parsons heute nur noch schwer?
3. Deuten Sie die sog. „strukturfunktionalistische Theorie“ als soziologische Sichtweise von Gesundheit bzw. Krankheit (8.3)
4. Welche problematischen Komponenten einer „Patientenrolle“ müssen Sie als Therapeut bedenken? (8.4)
5. Beschreiben Sie die Grundprinzipien des „transaktionalen Stressmodells“ (8.5.1)
6. Warum sind ICF und Salutogenese auch nützliche Konzepte in der therapeutischen Unterstützung der Krankheitsbewältigung? (8.5.2; 8.5.3)
7. Nennen Sie mögliche positive und negative Coping-Mechanismen kranker Menschen (8.5.4)
8. Beschreiben Sie spezifische Probleme in der Bewältigung psychischer Leiden und gehen Sie dabei auf den Prozess der Stigmatisierung ein (8.5.5)
9. Stellen Sie Überlegungen zu den therapeutischen Optionen und der Positionierung von Medizinalfachberufen im Rahmen der Krankheitsbewältigung an (auch 8.6)

Literaturhinweise zu Kap. 8

- *Hurrelmann 2000:* Hier werden v.a. Interaktions- und Sozialstrukturtheorien in Bezug zum Arbeitsfeld Therapie dargestellt (Parsons Theorien und Strukturfunktionalismus)
- *Koch / Bengel (Hrsg.) 2000:* Gute Darstellung von Krankheitsverarbeitung und Krankheitsbewältigung hier v.a. aus der Sicht der Rehabilitationswissenschaften. Dieses Buch eignet sich v.a. für LeserInnen, die hierzu fundierte, aber sehr ausführliche Hintergrundsdarstellungen finden wollen
- *Wilker et al. 1994* und *Siegrist 1995:* Eingehende Darstellung von Krankheitsbewältigung und Krankheitsverarbeitung

9 CHRONISCHE KRANKHEIT UND BEHINDERUNG

9.1 Chronische Krankheit

Im Kap. 1.1 wurden chronische Krankheitsbilder als bestimmendes Element des aktuellen Krankheitspanoramas genannt.

Versuchen wir, einige **Charakteristika chronischer Krankheit** herauszuarbeiten:

- Symptome, Ursachen und Verlaufsformen unterliegen einer außergewöhnlichen, auch individuellen Vielfalt
- Keine monokausalen Ursachen; meist multifaktoriell bedingtes Geschehen
- Einfluss von individuellen Lebensstilen (Lebens-, Arbeits- und Umweltverhältnisse)
- Chronischer Verlauf beinhaltet oft einen zyklischen, lang dauernden (evtl. lebenslangen) Prozess. Phasenhafte Exazerbationen sind möglich; konstanter oder chronisch progredienter Verlauf. Die Ungewissheit der Zukunft prägt die Situation
- Heilung ist meist nicht möglich, zumindest erreichen wir keine Restitutio ad integrum, sondern höchstens eine Restitutio ad optimum. Oft sind chronische Krankheiten auch erst relativ spät zu erkennen und nur in ihren Auswirkungen zu lindern
- Kontinuierliche Behandlungsnotwendigkeiten entstehen, oft ergibt sich eine mannigfache Abhängigkeit von anderen Menschen oder Institutionen (auch außerhalb des Medizinbetriebes)
- Häufig ergeben sich heftige Einschränkungen der Lebensqualität und damit eine umfassende Belastungssituation für den Betroffenen oder auch die Familie; dies finden wir besonders bei älteren Menschen
- Evtl. anfängliche Orientierungslosigkeit ist zu überwinden, neue Lebensziele müssen definiert werden
- Alle wesentlichen Bereiche gesundheitlicher Integrität sind in unterschiedlichen Ausprägungsgraden negativ tangiert:
  - Das Bild und Gefühl vom „heilen“ Körper ist geschädigt
  - Defizite der Selbstverwirklichung oder Selbstbestimung
  - Soziale Rollen können nicht mehr wie vorher eingenommen werden
  - Die psychische Ausgeglichenheit fehlt mehr oder weniger stark
- In Summe erleben wir ganz im Sinne der ICF neben den Einschränkungen der Aktivität v.a. Defizite in der sozialen und gesellschaftlichen Partizipation chronisch kranker Menschen

Chronische Krankheit als Herausforderung des Gesundheitswesens

Medizin im 20. Jahrhundert war nicht an diesen Elementen chronischer Krankheit orientiert und ausgerichtet. Für das 21. Jahrhundert brauchen wir gemäß Dörner (2003) eine „chronisch-Kranken-Medizin, die vom letzten her zu denken und zu handeln in der Lage ist, wie es eigentlich im sozialen Bereich ohnehin gefordert ist." Ärzte versuchen „ihren chronisch kranken Patienten immer noch das Akut-Kranken-Modell überzustülpen" – die Patienten spüren dieses Defizit. Dörner beschreibt warnend die inhumanen Gefahren zukünftiger „Chroniker-Programme" der Disease-Management-Vorhaben (DMP's). Er fordert eine Abkehr vom biotechnischen Modell der Akutmedizin statt rationalisierender Neuerungen; nötig sei das „biografische Begleiten des chronisch Kranken", mit

- Identifizierung des kranken Menschen und nicht der versachlichten Krankheit
- Möglichkeiten eines Milieus, das narrative Elemente zulässt
- Hilfestellung zur Einbettung der Krankheit in die personale Lebenskonzeption
- offener Akzeptanz des Individuums auf seiner individuellen und einmaligen Wegstrecke
- neuen, beziehungsbetonten Handlungsstrategien.

9.2 Der Begriff Behinderung

Aus obigen Schilderungen drängt sich ganz zwangsläufig der gesellschaftlich geprägte Begriff der **„Behinderung"** in Konsequenz chronischer Erkrankung auf. Beim Versuch, den Begriff **„Behinderung" zu definieren**, erleben wir erste Schwierigkeiten. Geben wir zunächst individueller Sichtweise einen Raum: http://www.behinderung.org/

- Dr. Peter Radke, Autor und Schauspieler:
  „Was wäre ich ohne mein Anderssein? Ein Kiesel im Flussbett, ein Insekt unter Millionen Insekten. Im Reich der Blinden ist der Einäugige König. Im Reich der Sehenden ebenso. [...] Behinderung hebt aus der Masse – Luxus der Unterprivilegierten. Jedem sein Stückchen Individualität!"
- Richard von Weizsäcker, ehemaliger Bundespräsident:
  „Behinderung ist eine Herausforderung des Lebens, die sich erleichtern lässt, wenn es uns gelingt zu lernen, wie wir uns auf Verschiedenheit einstellen können."
- Definition der norwegischen Regierung:
  „Behinderung ist jede Diskrepanz zwischen den Fähigkeiten des Individuums und den Funktionen, die ihm die Gesellschaft abverlangt. Dies bezieht sich auf alle Gebiete, die wesentlich für die Selbstbestimmung und ein Leben in der Gemeinschaft sind."

Demgegenüber tritt der sachlich-nüchterne, jedoch durchaus berechtigte und auch notwendige Gesetzesbegriff. Das **Sozialgesetzbuch IX** – Rehabilitation und Teilhabe behinderter Menschen – führt dazu im **§ 2** aus:

Definition von Behinderung nach SGB IX

(1) Menschen sind **behindert**, wenn ihre körperliche Funktion, geistige Fähigkeit oder seelische Gesundheit mit hoher Wahrscheinlichkeit länger als sechs Monate von dem für das Lebensalter typischen Zustand abweichen und daher ihre Teilhabe am Leben in der Gesellschaft beeinträchtigt ist.

(2) Menschen sind ... **schwerbehindert**, wenn bei ihnen ein Grad der Behinderung von wenigstens 50 vorliegt ...

Die Festlegung der Sollgröße des „typischen Zustands“ nach SGB IX beinhaltet dabei ein erhebliches Diskussionspotenzial um den gesellschaftlich zu definierenden **Begriff der „Norm“**. Feststellungsverfahren eines Grades der Behinderung (GdB) bei den Ämtern für Versorgung und Familienförderung spiegeln häufig diese Konfliktsituation wider.

Definition von Behinderung nach ICF

Wir entdecken **in der Definition des Mitte 2001 erlassenen SGB IX zentrale Begriffe der ICF** („International Classification of Functioning, Disability and Health“ oder Funktionsfähigkeit, Behinderung und Gesundheit – WHO 2001) wieder. Behinderung kann vielfältig sein, sie kann körperliche Funktionen, geistige Fähigkeiten aber auch die seelische Gesundheit beeinträchtigen. Und so begreifen wir „**Behinderung im Sinne der ICF** als Ergebnis einer komplexen negativen Wechselwirkung zwischen einer Person mit einem Gesundheitsproblem und ihren Kontextfaktoren“ (siehe Kap. 7.1.2 und 8.5.2). Eine Beeinträchtigung kann dabei die organbiologische Ebene / Körperstrukturen oder die Aktivitäten eines Menschen und auch die soziale Teilhabe betreffen. Die **Kontextfaktoren Umwelt** (z.B. öffentliche Verkehrsmittel, Gesetze, Normen – also physikalische und soziale Umwelt) **und Person** (z.B. Bildungsstand, Biografie, Beruf, Lebensstil, Bewältigungsfähigkeiten) wirken bei der Manifestation einer Behinderung im Sinne einer Barriere. Behinderung kann auch als **Störung der Kompensationsfähigkeiten des Betroffenen** gesehen werden. Positive Kontextfaktoren verbessern die Kompensation.

<u>Definition von Behinderung („disability“) nach ICF</u>

Beeinträchtigung der Funktionsfähigkeit, also der Einzelebenen der funktionalen Gesundheit

Die interaktive Wechselwirkung zwischen einer Person mit einem Gesundheitsproblem und ihrem Kontext löst den rein organischen Kausalzusammenhang in der Analyse des Behinderungsprozesses endgültig ab. **Die ICF schafft im Gegensatz zum SGB IX einen komplexeren Behinderungsbegriff**.

Funktionsfähigkeit = „functioning“

Gesamtheit aller Aspekte der funktionalen Gesundheit (siehe Kap. 7.1.2)

Das **SGB IX** wertet dabei in erster Linie einen nicht **alters**typischen Funktionszustand und betont die organbezogene Funktionseinschränkung einer Behinderung. Die **ICF** unterscheidet hingegen einen **allgemeinen Behinderungsbegriff** mit Beeinträchtigung der Funktionsfähigkeit von einem **speziellen Behinderungsbegriff** im Sinne der primär beeinträchtigten Partizipation an einem Lebensbereich.

Im Gegensatz zur ICF sind ***in der Einschätzung des SGB IX*** Personen trotz einer Partizipationsstörung aber **nicht** behindert, wenn

- „ihr Funktionszustand alterstypisch eingeschränkt ist
- ein Schaden der Körperstruktur vorliegt, ohne dass er eine Einschränkung der Funktionen zur Folge hat“. (Dr. Schuntermann – VDR, Frankfurt)

Bedenken wir hierzu die Problematik von Erkrankungen wie Aids. Alleine schon die stigmatisierende Wirkung einer bekannt gewordenen HIV-Infektion – noch ohne jegliche Krankheitszeichen oder schädigungsbedingte Funktionsausfälle – führt evtl. zu Partizipationsstörungen im Sinne einer möglichen sozialen Ausgrenzung!

Therapeutisch sollten wir in ganzheitlicher Sicht den komplexen Analyseansatz auf die Handlungsfähigkeit des Menschen und deren Modifikation verlagern. Ziel der Ergotherapie z.B. ist es, „in Zusammenarbeit mit anderen Berufsgruppen der Krankheit und Behinderung entgegenzuwirken und den Patienten im Erhalten und Erreichen seiner Handlungsfähigkeit in persönlichen, sozialen und beruflichen Lebensbereichen zu unterstützen“. (Verband schweizerischer Ergotherapeuten 1982 – Nieuwesteeg, Somazzi in Marotzki 2002, S. 33)

Behinderte Menschen müssen den Schutz und die Solidarität der Gesellschaft erfahren. Machen wir uns daher zunächst ein Bild von der Lebenssituation behinderter Menschen.

9.3 Lebenslagen behinderter Menschen: Daten und Fakten

Wenden wir unsere Aufmerksamkeit den Menschen zu, die mit heftigeren chronischen Krankheitsbildern konfrontiert sind. Das statistische Bundesamt teilt uns für 2003 mit, dass **in Deutschland 8,4 Millionen anerkannte behinderte Menschen und davon 6,7 Millionen schwerbehinderte Menschen** leben. Die Schwerbehinderten machen einen Anteil von 8-9% der Bevölkerung aus.

Weit über 70% behinderter Menschen sind 55 Jahre und älter. Im höheren Lebensalter steigt die sog. Behindertenquote kontinuierlich an. Diese beträgt bei den über 75-jährigen Menschen schon 31%. Das männliche Geschlecht ist durchweg häufiger betroffen (mit einem Anteil von insgesamt 54%).

Blicken wir noch auf die **Arten vorliegender Behinderungen**:

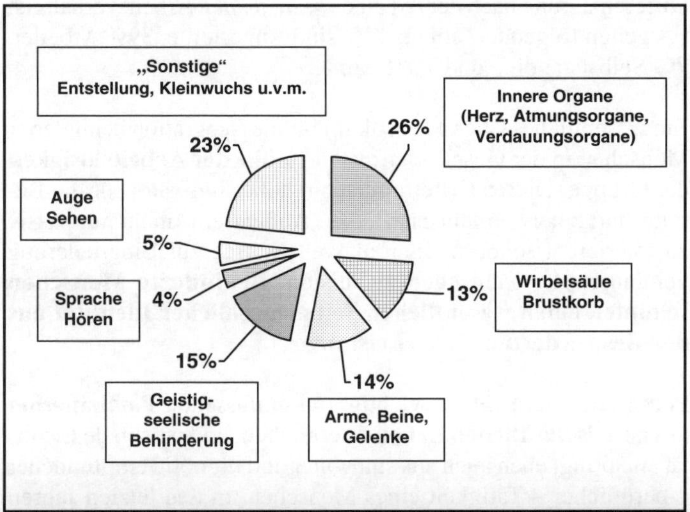

Abb. 58 Differenzierung der Behinderungen nach betroffenen Organsystemen (1999)
Quelle: Stat. Bundesamt Deutschland 2003

Menschliche **Lebenslagen** werden in unterschiedlichsten Schattierungen und Bezugsfeldern sichtbar. Es ist aufschlussreich, einige beschreibende Details hierzu darzustellen. Ich beziehe mich dabei auf den Mikrozensus des Statistischen Bundesamtes aus dem Jahr 2003:

- Demgemäß lebten zum Zeitpunkt der Untersuchung 8,22 Millionen behinderte Menschen in **privaten** Haushalten außerhalb des institutionalisierten Bereiches, davon 29% allein, 50% zu zweit und 21% in größeren Gemeinschaften.
- Wie ist es um den **Lebensunterhalt behinderter Menschen** bestellt? Wichtigste Einkommensquelle sind mit 66% Renten und Pensionen. In 17,6% werden Einkommen aus Erwerbstätigkeit erzielt, in 8,9% erfolgt Unterstützung durch Angehörige. Sozialhilfe wird in 2,3% der Fälle und Arbeitslosengeld / -hilfe in 3,1% gewährt. 75% der 25- bis 45-jährigen nicht behinderten Menschen sichern ihren Lebensunterhalt durch Erwerbsarbeit, in der Gruppe der behinderten Menschen sind dies nur 52%.

9.4 Behinderte Menschen im Erwerbsleben

6,3 Millionen aller anerkannten behinderten Menschen waren 2003 altersbedingt nicht mehr im Arbeitsprozess eingegliedert. 2003 standen 1,8 Millionen behinderte Menschen (davon ca. 1 Million Schwerbehinderte) im Erwerbsleben. Hinsichtlich der Differenzierung nach der Art eines *bestehenden* Arbeitsverhältnisses gelten folgende Zahlen: 47% sind Angestellte, 39% Arbeiter, 7% Selbstständige und 7% Beamte.

Ein wesentliches Charakteristikum für die Integration behinderter Menschen in der Gesellschaft ist die **Höhe der Arbeitslosigkeit** der Gruppe. Dieses Kriterium ist ein hoher Indikator für die Bereitschaft einer Gemeinschaft, das „Anderssein“ nicht nur passiv zu tolerieren, sondern einen aktiven Beitrag zur Eingliederung gehandicapter Menschen zu leisten. **Behinderte Menschen schöpfen einen wesentlichen Teil menschlicher Identität aus der Respektierung ihrer Leistung**.

Personale Identität ist wichtig, um umfassende **Partizipation am gesellschaftlichen Leben** zu erreichen; und personale Identität entspringt eben auch aus sinnvoller und für nötig empfundener – beruflicher – Tätigkeit eines Menschen. In den letzten Jahren wurden vielfältige Anstrengungen unternommen, um die berufliche Integration schwerbehinderter Menschen zu verbessern. Die Realität gebietet uns dies: In der Broschüre „Normal kommt von Norm“ des „Beschäftigungspaktes Bayern“ erfahren wir, dass die Zahl der im Erwerbsprozess stehenden Schwerbehinderten in der Bundesrepublik von 1982 bis 1998 um 22,3% zurückgegangen ist. Die Zahl arbeitsloser schwerbehinderter Menschen betrug bei einer Gesamtarbeitslosenquote von 11,1% (4.620.000) im Januar 2003 ca. 180.000. Dies ist zwar nur ein geringer Anteil an der Gesamtzahl der Arbeitslosen; der relative Anteil an allen behinderten Menschen im erwerbsfähigen Alter im Vergleich zur Gesamtbevölkerung wiegt aber viel heftiger. Diese **spezifische Arbeitslosenquote** liegt **stets deutlich höher als die Gesamtarbeitslosenquote** (2003: 18%).

SGB IX als Leitlinie von Rehabilitation und beruflicher Integration behinderter Menschen

2001 wurde der gesetzliche Rahmen zur Rehabilitation und Teilhabe behinderter Menschen in eine neue Form gegossen. Das **Sozialgesetzbuch IX** („Rehabilitation und Teilhabe behinderter Menschen“) integriert nun auch das ehemalige „Schwerbehindertengesetz“ und **gibt** sozusagen dem gesellschaftlichen **„Behindertenparadigma“ einen justiziablen Rahmen**. Das oberste **Ziel der Partizipation** am Arbeitsleben und am Leben in der Gemeinschaft **prägt richtungweisend alle gesetzlichen Vorgaben**. Die besonderen **Schutzrechte** schwerbehinderter Menschen erfahren hier ebenfalls ihren Ausdruck. Pflichten der Arbeitgeber und kompensatorische Nachteilsausgleiche für Schwerbehinderte sind vorgegeben, aber auch Regelungen über personale Interessenvertretungen in den Betrieben oder besondere Kündigungsschutzvorschriften.

Neu ist auch die Institutionalisierung eines sog. **Integrationsfachdienstes**. Dieser bietet als unabhängiger Dienstleister *(finanziert durch die sog. Integrationsämter der Bezirksregierungen und die Arbeitsämter)* **Unterstützungsarbeit in der beruflichen Integration** schwerbehinderter Menschen an. Dabei stehen die Leistungsangebote und Beratungsdienste sowohl arbeitssuchenden Behinderten wie auch Arbeitgebern zur Verfügung. Arbeitsplatzakquisition und -vermittlung sind angestrebte Ziele, ebenso wie die (psychosoziale) Begleitung des Behinderten in den Arbeitsprozess hinein oder der informative Abbau von Vorurteilen gegenüber der Gruppe der Behinderten. Fähigkeitsanalyse beim Arbeitssuchenden oder die Beratung zur Auswahl geeigneter Stellen bzw. die umfassende Information über alle zur Verfügung stehenden Leistungsangebote auch anderer Institutionen runden das Arbeitsspektrum der Integrationsfachdienste ab.

Das SGB IX schreibt den Betrieben eine **gesetzliche Pflicht** vor, **schwerbehinderte Menschen zu beschäftigen**. Ab mindestens 20 Arbeitsplätzen haben private und öffentliche Arbeitgeber danach wenigstens 5% schwerbehinderte Menschen einzustellen. Wer dieser „**Pflichtquote**" nicht nachkommt, hat in gestaffelter Form Ausgleichszahlungen zu leisten. Diese wiederum fließen zweckgebunden den sog. **Integrationsämtern der Bezirksregierungen** zu. Die Integrationsämter vollziehen mit diesen Mitteln Informations-, Schulungs- und Öffentlichkeitsarbeit, initiieren Aktivitäten zur Förderung der Einstellung schwerbehinderter Menschen und unterstützen mit den Geldern arbeitsfähige Schwerbehinderte, um ihnen die Integration in den ersten Arbeitsmarkt zu erleichtern (z.B. mit Hilfen für ein behindertengerechtes KFZ auf dem Weg zur Arbeit, Wohnungshilfen, Weiterbildungsmaßnahmen u.v.m.). Aber auch Arbeitgeber erhalten Leistungen (z.B. zur Schaffung von behindertengerechten Umbauten, temporäre Zuschüsse zum Lohn, Ausgleichszahlungen für Minderleistungen schwerbehinderter Arbeitnehmer etc.). Technische Berater stehen für die infrastrukturelle Arbeitsplatzanalyse zur Verfügung. Die Ausgaben der Integrationsämter betrugen 2001 etwa 330 Millionen €; davon wurden für schwerbehinderte Menschen ca. 30 Millionen € und für Arbeitgeber ca. 180 Millionen € bereitgestellt. Daneben ist die Behörde Entscheidungsinstanz im Rahmen der besonderen Kündigungsschutzrechte.

Trotzdem wird die **Beschäftigungspflicht nur zögerlich erfüllt**. Private und öffentliche Arbeitgeber haben im Jahr 2001 (Quelle: Statist. Bundesamt) nicht mehr als durchschnittlich 3,8% ihrer

Arbeitsplätze an Schwerbehinderte vergeben. Von 1,23 Millionen Pflichtplätzen waren 1999 nur 765.200 tatsächlich dem Gesetz entsprechend besetzt. Bei Behörden und Verwaltungen in der BRD lag 2001 die Beschäftigungsquote bei durchschnittlich 5,1% (die südlichen Bundesländer zahlen Ausgleichsabgabe und erfüllen die Pflichtquote nicht) und damit deutlich höher als in der Privatwirtschaft mit 3,4 Prozent. Zusätzlich ist anzumerken, dass über 70.000 Unternehmen überhaupt keinen Schwerbehinderten in ihren Mitarbeiterkreis aufgenommen haben.

Ergänzend darf hier nicht unerwähnt bleiben, dass die Bundesregierung von 2000 bis Ende 2002 ein äußerst attraktives Aktionsprogramm „50.000 Jobs für schwerbehinderte Menschen" ins Leben gerufen hatte. Unter Modifikation der Rahmenbedingungen wurden innerhalb von zwei Jahren tatsächlich erhebliche Erfolge in der Reduktion der Zahl arbeitsloser Schwerbehinderter erzielt. Eine Konstanz der Erfolge hat sich auf Dauer nicht im gewünschten Umfang eingestellt.

In der **Einschätzung des Leistungspotenzials behinderter Menschen** kommt besonders stark die **Dominanz der** Vorurteile, der **Stigmata** und der innerlichen Ablehnungshaltung gegenüber dieser Gruppe zum Ausdruck.

9.5 Ein neues Paradigma der Integration behinderter Menschen

Ausgrenzung von vielerlei Formen **des „Andersseins"** und damit gesellschaftliche Benachteiligung gehandicapter Menschen, Diskriminierung oder gar Ignorierung sind gängige Erfahrungsmuster. Gründe hierfür sind Unwissenheit oder bewusste Ablehnung aller Formen menschlicher Existenz, die den funktionalen Normierungen unserer Gesellschaft nicht in der gewohnten Weise nachkommen kann.

Behinderte Menschen spüren dies als gängige Reaktionsweise der sozialen Umgebung und erleben so einschneidende biografische Prägungen. Durch kontextbezogene Abhängigkeiten fallen viele Mosaiksteine, die das Bild eines Lebens in Fülle formen und charakterisieren, für den Behinderten weg. Und ein behinderter Mensch muss viele Fähigkeiten bieten, um derartige Defizite aufzufangen, ja er muss zum Ausgleich oft „fähiger" sein als ein Mensch ohne Handicap.

Ein neues Bild von „Behinderung"

Schon allein diese letzte Tatsache sollte uns zu denken geben und unser evtl. negativ gezeichnetes **Bild von Behinderung verändern**. Welche Potenziale stecken wohl in einem gehandicapten Menschen, der sein Leben meistert und Freude daran hat? Und dies auch, wenn eine Unmenge von materiellen, objektbezogenen oder in den Meinungsbildern der „humanen" Umwelt versteckten

Barrieren zu überwinden sind. Welch menschliche Größe können wir dabei hinter einem körperlich oder seelisch Erkrankten entdecken, wenn wir uns nur die Mühe machen und das auch sehen wollen! Welch enorme Fähigkeiten würden wir finden, die kaum einer von den „Gesunden", den „Normalen" besitzt!
Ja, behinderte Menschen sehen die Welt, die Mitmenschen und das Leben mit sensibleren, fähigeren Augen; sie besitzen dazu einen Erfahrungshorizont, den die Umwelt ihnen leider aufzwingt, der aber eben nicht nur negativ prägend ist und einen besonderen Wert darstellen kann. Behinderte sind in diesem Sinne eine Bereicherung für eine Gesellschaft. Und dies gerade dann, wenn sie Nichtbehinderten immer wieder den eigenen Spiegel vor das Gesicht halten und diese zur Reflexion ihrer Handlungen und Überzeugungen drängen.

Der Alltag ist oftmals unduldsam neutral und sachlich. Leben wird einer „Leistungsprüfung" unterzogen. Der gnadenlose Begriff des „Unnormalen" sitzt Behinderten wie ein Joch im Nacken. Normalität ist das gängige und erwünschte Prinzip einer optimierten Leistungsgesellschaft, „Stärke" und Wachstum zählen. Doch wer bestimmt die Kriterien für diese Normalität, wer legt die Beurteilungsprinzipien fest, wer definiert Stärke und Optimum? Legen wir die Macht des Faktischen und damit der Mehrheitlichkeit zugrunde?

Gewiss, es gibt Krankheitsbilder und Schattierungen menschlichen Seins, die sehr polar positioniert sind und sich von gängigen Verhaltensweisen nun doch weit entfernen. Interaktionen mit psychisch Kranken oder mit Menschen, die individuell betonte Charakterzüge aufweisen, bedürfen sicher eines weit reichenderen handlungstheoretischen Hintergrundes, als wir das im Kap. 3 für soziales Handeln in einer Gemeinschaft kennen gelernt haben. Hier sind Ethos, Humanismus und menschliche Größe gefordert. Es begegnen uns jedoch immer wieder Entwicklungen im Sinne einer Stigmatisierung oder Isolierung, der Weg hin zum Leben in „Sonder"-Einrichtungen ist schnell beschritten; er ist auch der bequemere Weg. Konfrontation ist eben schwerer und fordert uns zur Stellungnahme und zum Handeln heraus. Differenzierte Integration wäre das wünschenswerteste Prinzip.

Vom Zwang „normal zu sein"

Allen begrüßenswerten Initiativen der Gegenwart zum Trotz: Menschen wünschen sich den Zustand des Idealen, des sog. Gesunden und der vollen Funktionalität. Sie akzeptieren Einschränkungen nicht als Schattierung menschlichen Seins. Selbst dann, wenn es sich „nur" um körperliche, organische Defizite handelt. Und die Humanmedizin fügt sich in ihrer genuinen naturwissenschaftlichen Denkweise sehr in diese Urteilsprinzipien ein. Der **Zwang „normal zu sein"** setzt sich in den Forschungsalltag hinein fort. Denken wir nur an all die Diskussionen um

Entwicklungen in der Humangenetik bis hin zu pränataler oder gar Präimplantationsdiagnostik. Menschliches Leben wird hier einem rigorosen Qualitäts-Check anheim gestellt.

Im Kern bringen diese Forschungen und Maßnahmen eines unweigerlich zum Ausdruck: Für menschliches Leben wird ein Normierungsdruck immer heftiger. Und selbst wenn es eine Norm zum Guten hin ist und mit aller ethischer Gesinnung vorangetrieben wird: Was bedeutet dies für diejenigen, die trotzdem diese Norm nicht erfüllen können – was bedeutet es für deren Überzeugung vom eigenen „ich“ und wie reagiert die Mehrheit der „immer normaleren“ Menschen auf das dann „immer unnormaler“ in Erscheinung tretende Defizit?

Wir haben daher v.a. als Therapeuten die Aufgabe, Entwicklungen der Unduldsamkeit Einhalt zu gebieten. Ein perfekter „Idealmensch“ darf nie unser Ziel sein; selbst wenn wir immer mehr Möglichkeiten bekommen, Krankheit und Leid entgegenzutreten. Immer werden „Therapie- oder Präventionsversager“ unter uns sein. Und sie werden dann immer mehr „die anderen“ sein. Im Dezember 2000 bot die **„Aktion Mensch“ -Ausstellung „Der (im)-perfekte Mensch“** im Hygiene-Museum in Dresden eine wirkungsvolle Bühne, um diese Fragen zu artikulieren und thematisieren.

Wolfgang Thierse, Bundestagspräsident, brachte in seiner **Eröffnungsrede** einen eindrucksvollen Appell zum Ausdruck: „ Ich hoffe, dass die Ehrfurcht vor dem menschlichen Leben nicht dem Wunsch nach Perfektion geopfert wird. Perfektionswahn kann auch in die Barbarei führen. Zur Zivilisation gehören deshalb nicht nur Leistung und Technik, sondern auch Menschlichkeit und Toleranz. ... Zivilisiertheit einer Gesellschaft zeigt sich im Umgang miteinander, auch in der Solidarität mit den schwachen Menschen. ... Eine solidarische Gesellschaft gibt den Schwächeren keine Almosen, sondern einen Anspruch auf Zuwendung und Rücksicht, Unterstützung und Hilfe. ... In unserer Gesellschaft gibt es einen erschreckenden Hang zu Egoismus, Rationalismus und Ökonomismus. ... Zum Menschsein gehören aber Angewiesenheit und Abhängigkeit, Begrenztheit, Verletzbarkeit und Endlichkeit ...“.

„Independent-living-Paradigma“ – Behinderung als Abhängigkeit

Vollziehen wir also einen **paradigmatischen Wechsel**:

- postulieren wir ein Bewusstsein, dass es normal ist, „anders zu sein“
- lehnen wir es ab, dass Menschen mit Handicaps diskriminiert werden
- schaffen wir eine „Anti-Stigma“-Bewegung, zumindest mental
- machen wir nicht den behinderten Menschen zum Ausgangspunkt des Problems; verabschieden wir uns von der kausalen

Kette, dass die psychischen, geistigen oder körperlichen Defizite eines Menschen zu Schwierigkeiten für die übrige Gesellschaft werden. Kehren wir also das Problem um!

- initiieren wir im Sinne eines „Selbstbestimmt-Leben-Ansatzes" („Independent-living-Paradigma") eine neue Sicht- und Herangehensweise: Der Kern der auftauchenden Schwierigkeiten liegt im Abhängigkeitsstrudel des behinderten Menschen von seiner Umgebung, den Fachleuten, Angehörigen, u.v.m. **Behinderung entsteht, weil die Gesellschaft nicht den nötigen unterstützenden Rahmen bietet**. Ganz im Sinne des plakativen Satzes: „Behindert ist man nicht, behindert wird man."
- die Umgebung behinderter Menschen ist strukturell anzupassen, um Ausgrenzung zu verhindern
- Fremdbestimmung wird abgelöst durch eigene, erfahrungsgeleitete Einflussnahme behinderter Menschen; das Objekt der Fürsorge wird zum autonom handelnden Subjekt
- bieten wir einen niedrig schwelligen Unterstützungsrahmen, der von einem Charakter der Selbstverständlichkeit ausgeht

Das Bedingungsgefüge der sozialen Umwelt ist neu zu gestalten, damit die Partizipation behinderter Menschen problemfrei und in allen Bereichen erfolgen kann; und dies in Ergänzung zu therapeutischen und adaptierenden Maßnahmen der individuellen medizinischen Belange des betroffenen Menschen. Die ICF ruht auf der Basis eines ganzheitlichen bio-psycho-sozialen Modells. Im kausalen Verständnis der Umstände von Behinderung liefert sie den modellhaften Rahmen zu einer solchen paradigmatischen Neugestaltung und zu einem integrativen Denken.

9.6 Hoffnungsvolle Zukunftsentwicklungen

1994 wurde der Artikel 3 Abs. 3 des Grundgesetzes um folgenden Inhalt ergänzt: „Kein Mensch darf wegen seiner Behinderung benachteiligt werden". Eine richtungweisende Zielsetzung, die jedoch zunächst ohne operationale Konsequenz blieb.

Behindertengleichstellungsgesetz

Zwei diesbezügliche Gesetzeswerke folgten notwendigerweise: Neben dem oben beschriebenen und neu gestalteten **Sozialgesetzbuch IX** wurde 2002 vom Deutschen Bundestag auch ein **„Gesetz zur Gleichstellung behinderter Menschen"** [Behindertengleichstellungsgesetz = BGG] beschlossen (siehe auch Informationen der Bundesarbeitsgemeinschaft für Rehabilitation BAR Nr. 5/2001 und Nr. 1/2002).

Zentrale **Schwerpunkte** des BGG sind:

- Barrierefreiheit zur uneingeschränkten Nutzung aller Lebensbereiche
  (z.B. behindertengerechter Zugang zu baulichen Anlagen vielerlei Art, insbesondere in öffentlichen Gebäuden; Beseitigung von Barrieren in Verkehrsmitteln, behindertengerechte Gestaltung von Kommunikationseinrichtungen wie auch von PC-Oberflächen / Internet)
- Berücksichtigung der Belange behinderter Frauen / Gender-Mainstreaming
- Benachteiligungsverbot bei Behörden
  (u.a. behindertengerechte Gestaltung von Verwaltungsbescheiden, Umsetzung des grundgesetzlich festgelegten Benachteiligungsverbotes)
- Anerkennung der Gebärdensprache und Anrecht auf diese z.B. bei Behörden
- Verbandsklagerecht
- Barrierefreie Wahlen
- Barrierefreies Hochschulstudium
- Konkretisierung von Zielvereinbarungen zur Barrierefreiheit in Unternehmen

Auch das **Mietrecht** wurde reformiert. Behinderte Menschen bekommen das Recht, das Wohnumfeld bedürfnisgerecht umzugestalten. An öffentlichen Schulen erleben wir Aktivitäten, sog. Integrationsklassen behinderter und nicht behinderter Kinder zu schaffen.

Die gesetzlichen Neuregelungen spiegeln hoffnungsfroh das Paradigma des aktiv partizipierenden behinderten Menschen wider, der nicht mehr fremdbestimmtes, der Fürsorge anheim gestelltes Objekt ist.

EJMB 2003

Das Jahr 2003 wurde so vom Rat der Europäischen Union zum **„Europäischen Jahr der Menschen mit Behinderungen“** (EJMB) ausgerufen. Und dies nicht so sehr, um den Rechtsstatus weiter abzusichern, sondern um ein neues gesellschaftliches Bewusstsein und neue gemeinschaftliche Überzeugungen zu implementieren und mit Leben zu erfüllen.
Die Bundesarbeitsgemeinschaft für Rehabilitation (BAR) teilt uns in ihrem Geschäftsbericht 2001/2 die wichtigsten Ziele des EJMB mit:

- Sensibilisierung für den Schutz vor Diskriminierung und für die Rechte behinderter Menschen
- Anregungen von Maßnahmen zur Förderung ihrer Chancengleichheit in Europa
- Förderung einer positiven Darstellung der Menschen mit Behinderungen
- Sensibilisierung für die Heterogenität von Behinderungen

Wie auch immer die Effekte des EJBM gewesen sein mögen: Die genannten Ziele bleiben weiterhin dauerhafte Intentionen eines gesellschaftlichen Wandlungsprozesses.

Wenn wir eine zusammenfassende Wertung vollziehen, so stellen wir fest:

- Die konstitutionellen / gesetzlichen Vorgaben für einen gleichberechtigten Umgang mit behinderten Menschen sind geschaffen
- Initiativen für die Operationalisierung dieser Gedanken sind auf den Weg gebracht

Es ist an der Gesellschaft und damit an den Menschen, dies nun anzunehmen und auf dem Boden innerer Bereitschaft mit Leben zu erfüllen. Gesetze allein schaffen noch keine selbstverständliche zwischenmenschliche Akzeptanz behinderter Menschen.
Wir Therapeuten haben schon die berufsethische Verpflichtung, hier tragende Säulen und Stützen in der Umsetzung eines neuen Paradigmas zu sein bzw. ein transparentes und exemplarisches Zeugnis der uneingeschränkten Wertschätzung und Toleranz zu geben. Diese sind auch Voraussetzung, um gleichberechtigte Lebensumstände in allen Bereichen gesellschaftlichen Lebens zu schaffen.

Fragen zur Lernzielkontrolle Kap. 9

1. Nennen Sie typische Charakteristika chronischer Krankheit (9.1)
2. Definieren Sie den Begriff der „Behinderung“ im Sinne des SGB IX und im Sinne der ICF. Wo liegen die Unterschiede?
   Was ist die primäre Intention des SGB IX, was ist der Sinn der ICF? (9.2; 7.1.2)
3. Nennen Sie die wesentlichen unterstützenden Vorgaben des SGB IX für behinderte Menschen (9.4)
4. Wo liegen die Probleme in der Integration behinderter Menschen? Differenzieren Sie dabei zwischen Arbeitsleben und den übrigen Lebensbereichen (9.3; 9.4)
5. Definieren Sie ein neues Paradigma der Integration behinderter Menschen (9.5)

Literaturhinweise zu Kap. 9

- *Basisinformationen finden Sie im **SGB IX***
- *Waller 2002* (Sozialmedizin): liefert Übersichtskapitel zum Thema Behinderung
- *Eingehende Informationsbroschüren zum Thema Behinderung stellt jedes **Integrationsamt bei den Bezirksregierungen** zur Verfügung. In diesen Heften finden sich dann vielerlei Querverweise zu individuell relevanten Themenbereichen*

10 AUSBLICK

Ziehen wir ein Resümee: Aufgabe dieses Buches war es, im Sinne der Professionalisierung von Medizinalfachberufen einen Beitrag zur Vermittlung neuer Kompetenzen einzubringen. Die Pflicht von Ergotherapeuten, Logopäden oder Ärzten besteht darin, Patienten mit gesundheitlichen Problemen medizinische Hilfestellung zu geben. Dies gelingt nur dann umfassend, wenn wir Menschen in ihren Lebenswelten auch kompetent verstehen. Nur mit einem Bewusstsein für die komplexen soziostrukturellen Zusammenhänge werden wir Patienten und Klienten gerecht. Wir haben versucht, ein solches Verständnis mit

- der Schilderung soziologischer Grundbegriffe und gesellschaftlicher Zusammenhänge
- der Erörterung der Arbeitsgebiete von Medizinischer Soziologie und Sozialmedizin
- einer breiten Analyse von Gesundheit / Krankheit und deren Einflussfaktoren
- der Diskussion neuer Ansätze einer sozialen Medizin
- der Darstellung von Krankheitsverarbeitung und Krankheitsbewältigung sowie
- einer Diskussion der Begriffe chronische Krankheit und Behinderung

zu gewinnen.

Eines ist uns dabei ganz sicher klar geworden: Die Zielgröße unserer Arbeit – die Gesundheit des Menschen – ist ein schillerndes Phänomen und so vielgestaltig wie der Mensch selbst. Um Gesundheit in Fülle zu erreichen (*oder entsprechend dem Eingangszitat*: Um den Weg zur Gesundheit zu bahnen), benötigen wir über die gewohnte pathogenetische Sichtweise der Medizin hinaus ein Verständnis für die verhaltensbestimmten und von sozialen Umständen geprägten Anteile am Prozess einer Salutogenese.

Badura beschreibt diese inhaltsreiche Perspektive treffend: „Gesundheit ist eine Fähigkeit zur Problemlösung, durch die ein positives seelisches und körperliches Befinden – insbesondere ein positives Selbstwertgefühl – und ein unterstützendes Netzwerk sozialer Beziehungen erhalten oder wiederhergestellt werden. Denn Krankheit ist mehr als nur körperliche Fehlfunktion“. (Badura 1999)

Effektive therapeutische Arbeit wird also gut beraten sein, sozial wirksame Elemente in das Methodeninventar einzubinden. Dies kann nur über ein teamgetragenes Konzept mit kompetenten Profis gelingen.

Medizinalfachberufe wie die Ergotherapie sind von paradigmatischen Grundüberzeugungen solch ganzheitlicher Ansatzwege geprägt. So finden wir in den curricularen Richtlinien zur Ergotherapieausbildung in Europa (ENOTHE – Howard, Lancée) Aussagen über die „Philosophie, welche die Profession Ergotherapie untermauert". Die Fundamente der Ergotherapie liegen demnach in Grundannahmen aus drei Bereichen:

- *Bereich „Mensch"*

Jeder Mensch ist in der Lage, zu entscheiden, wie er seine Möglichkeiten verwirklicht. Er übernimmt Verantwortung für sich selbst

- *Gesundheit*

Gesundheit bedeutet Wohlbefinden und Lebensqualität. Bei Dysfunktionen ist der Mensch in der Lage, als aktiver Teilnehmer einen Veränderungsprozess zu gestalten

- *Aktivitäten*

Der Mensch braucht sinnvolle Aktivitäten. Mit der Unterstützung des Aktivseins behandelt man mehr als nur Symptome.
Klammer für diese Grundannahmen ist eine klientenzentrierte Arbeitsweise. Der Klient wird sein eigener Experte. Befähigung und Energieübermittlung („Empowerment") ermöglicht Individuen einen persönlich sinnvollen Lebensstil.

Diese **breite Fundierung des eigenen Selbstverständnisses** öffnet den Weg zu neuartigen, integrativen therapeutischen Methoden. Selbstheilungskräfte des Menschen sollen nicht weiter ungenutzt bleiben, sondern in *komplementärer Weise* die naturwissenschaftlichen Verfahren *unterstützen.*
Richten wir hierzu den Blick auf neue therapeutische Welten, die ***ein*** äußerer Ausdruck für einen holistischen Verständnisansatz von Gesundheit und Krankheit sein können.

„Nach zehn Wochen Konzentrations- und Achtsamkeitstraining hat der Stresshormonspiegel im Blut abgenommen, die Anzahl der Lymphozyten ist deutlich angestiegen; Patienten lernen, mehr auf sich selbst zu achten. Ziel ist es, den Lebensstil zu ändern und dadurch gesund oder gesünder zu werden, vielleicht auch zu bleiben … eine physiologische Veränderung tritt ein: Menschen sind in der Lage, höhere Stressniveaus zu ertragen, ohne dass es zu körperlichen Beschwerden kommt" (Bayerischer Rundfunk 2001) – so lautet ein Erfahrungsbericht über die „mind-body-medicine" bzw. das meditative Achtsamkeitstraining des amerikanischen Verhaltensmediziners *Jon Kabat-Zinn.* Dieser entwickelte an seiner „Stress-Reduction-Clinic" der Medizinischen Fakultät der Universität von Massachusetts ein Trainingsprogramm mit Kombination von Atem-, Entspannungs- und Yogaübungen sowie Meditation. Dieses Programm eignet sich für chronisch kranke wie auch für gesunde Menschen. „Meditation bedeutet, dass man sehr bewusst achtsam ist ... man wird vertrauter mit dem eigenen

Körper und in diesem Vertrautsein entdeckt man dann sehr viele Heilungsmöglichkeiten“.

Aktiv, in positiv gestaltender Weise geschieht eine Beschäftigung mit sich und seinem Körper – weit ab von den defizitorientierten pathogenetischen Wegen gängiger biomedizinischer Denkart. Einen vergleichbaren Ansatz positiver Betrachtung vollzieht auch *Viktor Frankl* in seiner existenzanalytischen Logotherapie. „Der Mensch auf der Suche nach dem Sinn“ – der Titel einer seiner vielen Veröffentlichungen kann programmatisch für Frankls Ausgangsbasis stehen. Frankl operationalisiert situative Sinnfindung als therapeutisches, gesundheitsförderliches Moment. In folgendem Zitat wird die Beziehung zum gerade beschriebenen Achtsamkeitstraining eröffnet: „Wollen wir im Dienst der Logotherapie den Patienten zur möglichsten Konzentriertheit seines Lebens bringen, brauchen wir ihm nur zu zeigen, wie das Leben jedes Menschen ein einzigartiges Ziel hat, zu dem ein einmaliger Weg führt“. Eine seiner Schülerinnen – Elisabeth Lukas – beschreibt den dazu gehörigen therapeutischen Ansatz: „Der urtherapeutische Akt besteht sozusagen in der Koppelung von Sein und Sinn; es gibt keine Krankenbehandlung und keine Unterstützung eines denkenden Menschen, die darauf verzichten könnte“. (Lukas G.)

Lebende Systeme sind immer „Einheiten aus Organismus und Umwelt“. (Bateson 1985) Konsequente Antwort darauf muss der Versuch sein, Heilkunde so zu gestalten, dass sie „die biologischen, psychischen und sozialen Aspekte menschlichen Lebens nicht nur additiv, sondern integriert, d.h. als einander ergänzende und beeinflussende Aspekte“ (Uexküll 2002, S. 3) versteht. Versuchen wir gemeinsam – Medizinalfachberufe und Ärzte – dieses Ziel zum Wohle der Patienten und Klienten zu erreichen.

LITERATURVERZEICHNIS

Alexander F. (1977) Psychosomatische Medizin – Grundlagen und Anwendungsgebiete. Walter de Gruyter: Berlin

Antonovsky A. (1979) Health, Stress and Coping. New Perspectives on Mental and Physical Well-Being. Jossey-Bass Publishers: San Francisco, London

Arbeitsgemeinschaft Ergotherapeutischer Schulen (AG-ETS) (2001) Grundlagen der Ergotherapie / Neue Reihe Ergotherapie. Schulz-Kirchner: Idstein

Badura B. (1999) Was ist und was bedingt Gesundheit. Gesundheitswesen 61, Sonderheft 1, S. 11-13. Thieme: Stuttgart, New York

Bateson G. (1985) Krankheiten der Erkenntnistheorie. In: Ökologie des Geistes. S. 614-626. Suhrkamp: Frankfurt/M.

Bauch, J. (2000) Medizinsoziologie. Oldenbourg: München, Wien

Bayerischer Rundfunk (2001) Notizbuch BR2: Lisa Laurenz – Sendemanuskript „Meditation als Medizin"

Bengel J., Koch U. (2000) Grundlagen der Rehabilitationswissenschaften. (Gerdes N., Weis J.: S. 42-68) Springer: Berlin, Heidelberg, New York

Biermann B., Bock-Rosenthal E., Doehlemann M., Grohall K.-H., Kühn D. (2000) Soziologie: Gesellschaftliche Probleme und sozialberufliches Handeln – Studienbücher für soziale Berufe. Luchterhand: Neuwied, Kriftel

Biermann B. (2002) Soziale Probleme: Einführung in die Soziologie. FH-Münster – Fachbereich Sozialwesen (www.fh-muenster.de download)

Birg H. (2001) Die demographische Zeitenwende. Der Bevölkerungsrückgang in Deutschland und Europa. München – zit. in Geißler (2002) S. 415

Blohmke M. (Hrsg.) (1979) Ökologischer Kurs: Teil Sozialmedizin. Enke: Stuttgart

Bosshard M., Ebert U., Lazarus H. (1999) Sozialarbeit und Sozialpädagogik in der Psychiatrie. Psychiatrie Verlag: Bonn

Böhm A., Kuhn J. (2000) „Soziale Arbeit" Heft 9/2000, S. 343-346

Böker W. (2003) Arzt-Patient-Beziehung. Der fragmentierte Patient. Deutsches Ärzteblatt 100, Heft 1-2 vom 06.01.2003, S. C-22

Bundesausschuss der Ärzte und Krankenkassen Köln (27.09.2000): Heilmittelrichtlinien

BZgA – Bundeszentrale für gesundheitliche Aufklärung (Hrsg.) (1999) Leitbegriffe der Gesundheitsförderung. Sabo Verlag: Schwabenheim a.d. Selz

BZgA – Bundeszentrale für gesundheitliche Aufklärung (2001) Was erhält den Menschen gesund? – Antonovskys Modell der Salutogenese; Reihe Forschung und Praxis der Gesundheitsförderung

BZgA – Bundeszentrale für gesundheitliche Aufklärung (2003) Das Ernährungsverhalten Jugendlicher im Kontext ihrer Lebensstile (S.26-29); Reihe Forschung und Praxis der Gesundheitsförderung

Capra F. Ökologie und Gesundheit. In: www.kooperation-evolution.de/zehnthemen/gesundheit//gesundheit_main.html

Capra F. (1982) Wendezeit. Scherz-Verlag: Bern

Ciompi L. (1981) Wie können wir die Schizophrenen besser behandeln? Eine Synthese neuer Krankheits- und Therapiekonzepte. Nervenarzt 52, 506-515

Ciompi L. (1984) Affektlogik – über die Struktur der Psyche und ihre Entwicklung. Klett-Cotta: Stuttgart

Cyprian G., Frey H.P., Heckmann F. (1996) Soziologie für Erziehungs- und Sozialberufe. TR-Verlagsunion: München

Delbrück H., Haupt E. (Hrsg.) (1996) Rehabilitationsmedizin. Urban & Schwarzenberg: München, Wien, Baltimore

Deppe H.-U., Regus M. (1975) Seminar: Medizin, Gesellschaft und Geschichte. Suhrkamp: Frankfurt a.M.

Dewe B., Ferchhoff W., Scherr A., Stüwe G. (1993) Professionelles soziales Handeln. Weinheim, München – so zitiert in Bosshard M. (1999)

Doehlemann M. Soziologische Theorien und soziologische Perspektiven für soziale Berufe. In: Biermann B., Bock-Rosenthal E. et al., S. 3-33

Dörner K. (2002) Gesundheitssystem: In der Fortschrittsfalle. Deutsches Ärzteblatt 99, Heft 38 vom 20.09.2002, S. C-1970

Dörner K. (2003) Der chronische Arzt. Deutsches Ärzteblatt 100, Heft 8 vom 21.02.2003, S. C-378

Dörner K. (1975) Wie werde ich Patient oder Sozialisation zum Patienten. In: Diagnosen der Psychiatrie. Campus: Frankfurt/M.

Durkheim E. (1972) Erziehung und Soziologie. Schwen (?): Düsseldorf

DVE, Deutscher Verband der Ergotherapeuten (1998) „Ergotherapie und Rehabilitation" 1998 / 2: 120

Evangelisches Bildungswerk Regensburg (2002) Workshopbeschreibung Symposium „Gesunde Schule?!"

Fabry G. Vorlesungsskript Medizinische Psychologie SS 2003 – Stress I. www.medizinische-psychologie.de/vorlesung

Festinger L.A. (1957) A Theory of Cognitive Dissonance. Stanford University Press: Stanford, Calif.

Franke A. (2001) Ressourcen im Ansatz der Salutogenese – Vortrag beim Workshop „Grundfragen ressourcenorientierter Rehabilitation – Ressourcenmanagement und Lebensqualität". Universität Dortmund 29.-31.10. 2001

Fuchs W., Klima R., Lautmann R., Rammstedt O., Wienold H. (Hrsg.) (1973) Lexikon zur Soziologie. UTB: Opladen

Geißler R. (2000) Facetten der modernen Sozialstruktur – Modelle und Kontroversen. „Informationen zur politischen Bildung" (Bundeszentrale für politische Bildung, Bonn) Heft 269. S. 56-61

Geißler R. (2002) Die Sozialstruktur Deutschlands. Westdeutscher Verlag: Wiesbaden

Geulen D., Hurrelmann K. Programmatik einer umfassenden Sozialisationstheorie. In: Hurrelmann K., Ulich D. (1991) S. 51-70

Geyer S. Sozialwissenschaftliche Grundlagen. In: Kolip P., S. 53-77

Geyer S., Peter R. (1999) Occupational Status and all-cause mortality. Eur. J. Publ. Health 9, S. 114-118

Glöser S. (1998) Ergotherapeuten stellen Leitlinien vor. Deutsches Ärzteblatt 95, Heft 31-32, A-1888

Gostomzyk J.G. (2000) Angewandte Sozialmedizin – Handbuch für Weiterbildung und Praxis. Ecomed: Landsberg am Lech

Gostomzyk J.G. (2003) Begriffsbestimmung – Aktuelle Aufgaben – Ziele in der Sozialmedizin. Handout Grundkurs Sozialmedizin/Rehabilitationswesen Bayerische Akademie für Arbeits- Sozial- und Umweltmedizin: München

Götsch K. (2001) Ausbildungskonzept Ergotherapie – Frankfurter Curriculum. Schulz-Kirchner: Idstein

Gukenbiehl H. Institution und Organisation. In: Korte H., Schäfers B., S.144

Gukenbiehl H. Soziologie als Wissenschaft. In: Korte H., Schäfers B., S. 11-23

Hanesch W., Krause P., Bäcker G. (2000) Armut und Ungleichheit in Deutschland. Der neue Armutsbericht der Hans-Böckler-Stiftung, des Deutschen Gewerkschaftsbundes und des Paritätischen Wohlfahrtsverbandes und ***Sozio-Ökonomisches Panel 1998***. Düsseldorf/Berlin: www.sozialpolitik-aktuell.de

Hazard B.P. (1997) A.C.T. Aktivierendes Competenz Training. Neue Wege in der Gesundheitsförderung. Beltz Deutscher Studien Verlag: Weinheim

Häfner H. (2000) Das Rätsel der Schizophrenie. C.H.Beck: München

Heim E., Augustiny A., Blaser A. (1983) Krankheitsbewältigung (Coping) – ein integriertes Modell. Zeitschrift für Psychotherapie, Psychosomatik, Medizinische Psychologie 33, S. 35-40 (zit. in Scheer J.W. (1994) Krankheitsverarbeitung. In: Wilker F.W., Bischoff C., Novak P. (Hrsg.) – siehe diese Liste)

Helmert U., Maschewsky-Schneider U., Mielck A. & Greiser E. (1993) Soziale Ungleichheit bei Herzinfarkt und Schlaganfall in West-Deutschland. „Sozial- und Präventivmedizin" 38. 123-132

Howard R., Lancée J.: ENOTHE – Ergotherapie-Ausbildung in Europa: Curriculum Richtlinien. www.ergotherapie-dve.de/download/enothe_curriculum.doc

Hurrelmann K. (2000) Gesundheitssoziologie. Juventa: Weinheim und München

Hurrelmann K. (2001) Sozialisation und Gesundheit. In: ISA (2001) S. 11-16

Hurrelmann K., Ulich D. (Hrsg.) (1991) Neues Handbuch der Sozialisationsforschung. Beltz: Weinheim

Hurrelmann K., Laaser U. (Hrsg.) (1998) Handbuch der Gesundheitswissenschaften. Juventa: Weinheim

Hurrelmann K. (1994) Familienstress, Schulstress, Freizeitstress. Beltz: Weinheim

ISA – Institut für Soziale Arbeit e.V. Münster (2001) Hauptsache gesund … zwischen Jugendhilfe und Gesundheitswesen. ISA-Kongress 2001 Wuppertal: Tagungsdokumentation

ISB – Bayerisches Staatsinstitut für Schulpädagogik und Bildungsforschung / Bayerisches Staatsministerium für Unterricht und Kultus München: Lehrpläne für die Ausbildung von Medizinalfachberufen

Jahn H. (1998) OPUS – offenes Partizipationsnetz und Schulgesundheit. „PROJugend 4/98"

Jerosch-Herold Ch., Marotzki U., Hack B.M., Weber P. (Hrsg.) (1999) Konzeptionelle Modelle für die ergotherapeutische Praxis; Reihe Rehabilitation und Prävention Bd. 49. Springer: Berlin, Heidelberg, New York

Jugendwerk der Deutschen Shell (Hg.) (2000) Jugend 2000. 13. Shell Jugendstudie. Leske und Budrich: Opladen

Jungnitsch G. (1999) Klinische Psychologie. Kohlhammer: Stuttgart, Berlin, Köln

Kabat-Zinn J. (1998) Gesund durch Meditation. O.W. Barth-Verlag

Keupp H. (2001) „Riskante Chancen" – Welche Kompetenzen zur Lebensbewältigung brauchen Jugendliche? In: ISA (2001) S. 25-55

Kirbach R. (2002) „Ritzen, Sex und Meerschweinchen – Pubertät im Jahr 2002". „Die Zeit" Nr. 33 vom 08.08.2002

Knopf H., Ellert U., Melchert H.U. (1999) Bundesgesundheitssurvey 1998. „Gesundheitswesen" 61, Sonderheft 2, S. 169-177. Thieme: Stuttgart, New York

Kolip P. (Hrsg.) (2002) Gesundheitswissenschaften. Juventa: Weinheim und München

Korte H., Schäfers B. (Hrsg.) (2002) Einführung in die Hauptbegriffe der Soziologie. Leske + Budrich / UTB: Opladen

Kunze U. (2002) Präventivmedizin, Epidemiologie, Sozialmedizin. Facultas Verlag: Wien

Kübler-Ross E. (1971) Interviews mit Sterbenden. Kreutz-Verlag: Stuttgart

Law M. et al. Das Kanadische Modell der Occupational Performance und das Canadian Occupational Performance Measure. In: Jerosch-Herold Ch. et al., S. 156-174

Lazarus R.S., Folkman A. (1984) Stress, appraisal and coping. Springer: New York

Lazarus R.S. (1991) Emotion and adaptation. Oxford University Press: New York

Lazarus R.S. (1981) Stress und Stressbewältigung – Ein Paradigma. In: Filipp H.-S. (Hrsg.) Kritische Lebensereignisse. Urban & Schwarzenberg: München, Wien, Baltimore

Locher W. (2003) Historische Entwicklung des Gesundheitswesens. Handout Grundkurs Sozialmedizin / Rehabilitationswesen. Bayerische Akademie für Arbeits- Sozial- und Umweltmedizin: München

Lukas G. „Kurz gesagt – lang nachgedacht". Eine Zitatesammlung aus den Schriften von Viktor E. Frankl und E. Lukas. Heftchen im Eigenverlag

Malzahn P. Krankenrolle. In: Wilker F.W. et al., S. 213-217

Marotzki U. (Hrsg.) (2002) Ergotherapeutische Modelle praktisch angewandt; Reihe Rehabilitation und Prävention. Springer: Berlin, Heidelberg, New York

Marotzki U., Hack B.M. Zum Fortgang der Professionalisierung der deutschen Ergotherapie – eine Fiktion. In: Jerosch-Herold Ch. et al., S. 175-205

Mathe Th. (2001) Entdeckung der Lebenswelten – Über den Aufbruch der deutschen Ergotherapie zur Professionalisierung. Praxis Ergotherapie 4/01 S. 216-220

Meyer Th. Private Lebensformen. In: Geißler R., S. 401-434

Mielck A. (2000) Soziale Ungleichheit und Gesundheit. Verlag Hans Huber: Bern, Göttingen, Toronto, Seattle

Mielck A., Bloomfield K. (2001) Verdrängung der Einkommensungleichheit und Verstärkung des sozialen Kapitals: neue Aufgabe der sozialepidemiologischen Forschung. „Gesundheitswesen" 2001, 63 Sonderheft 1, S. 18-23. Thieme: Stuttgart, New York

Miller T., Pankofer S. (Hrsg.) (2000) Empowerment konkret – Band 4 der Reihe: Dimensionen Sozialer Arbeit und Pflege. Lucius und Lucius: Stuttgart

Nieuwesteeg M.-Th., Somazzi M. Das Bieler Modell. In: Marotzki U. (Hrsg.) (2002), S. 30-53

Noack, R.H. (1997) Salutogenese: Ein neues Paradigma in der Medizin? In: Barsch H.H. / Bengel J. (Hrsg.): Salutogenese in der Onkologie. Karger: Basel

Parsons T. (1951) The social system. Free press: London

Pesek A.B. (2002) Sozialmedizin: Armut bedroht die Gesundheit. Deutsches Ärzteblatt 99, Heft 47 vom 22.11.2002, S. A-3166

Priddat B. (2002) „Mama macht Überstunden – überlastete Eltern, verwirrte Kinder" . „Die Zeit" Nr. 35 vom 22.08.02

Rieser S. (2003) „Gesundheitspersonal ...". Deutsches Ärzteblatt 100, Heft 18 vom 02.05.2003, S. C-916

Rogers C.R. (1973) Die klient-bezogene Gesprächspsychotherapie. Kindler: München

Sachverständigenrat für die Konzertierte Aktion im Gesundheitswesen (2000) Bedarfsgerechtigkeit und Wirtschaftlichkeit – Gutachten 2000/2001 Band I und II

Schadewaldt H. (1975) Deutsches Ärzteblatt 69, S. 2252-2254

Schäfer H., Blohmke M. (1978) Sozialmedizin. Thieme: Stuttgart, New York

Schäfers B. (Hrsg.) (2000) Grundbegriffe der Soziologie. Leske + Budrich / UTB: Opladen

Scheepers C., Steding-Albrecht U., Jehn P. (2000) Ergotherapie – Vom Behandeln zum Handeln. Thieme: Stuttgart, New York

Schiffer E. (2001) Wie Gesundheit entsteht. Beltz: Weinheim und Basel

Schmacke N. (2001) Leitlinien – Rezept für eine gute Medizin. „Gesundheit und Gesellschaft" 4, 11/2001, S. 34-39. In: **AOK-Bundesverband Bonn** – Broschüre Disease Management-Programme

Schwartz F.W. (2003) Das Public Health Buch. Urban & Fischer: München, Jena

Schwarzer R. (1997) Gesundheitspsychologie. Hogrefe: Göttingen, Toronto, Zürich

Seligman M.E.P. (1975) Helplessness. On depression, development and death. Freeman: San Francisco

Siegrist J. (1995) Medizinische Soziologie. Urban & Schwarzenberg: München, Wien, Baltimore

Sozio-Ökonomisches Panel 1998: *Siehe Hanesch W. et al.*

Sting St., Zurhorst G. (Hrsg.) (2000) Gesundheit und Soziale Arbeit. Juventa: Weinheim und München

Thierse W. (2000) Imperfekter-Mensch. Entwurf einer Rede von Bundestagspräsident W. Thierse zur Eröffnung der „Aktion Mensch" – Ausstellung „Der (im-)perfekte Mensch" am 19.12.2000 in Dresden. www.imperfekt.de/service/presse/eroeffnung_thierse.html

Thorne S.E., Robinson C.A. (1998) Guarded Alliance: Health Care Relationships in Chronic Illness. Journal of Nursing Scholarship 21, 1998. S. 153-157

Trabert G. (2000) Armut macht krank. „Sozialmagazin" Heft 11, 25. Jahrgang November 2000, S. 11-20. Juventa: Weinheim

Trabert G. (2002) Kinderarmut: Zwei-Klassen-Gesundheit. Deutsches Ärzteblatt 99, Heft 3 vom 18.01.2002, S. C-75

Trojan A., Legewie H. (2000) Nachhaltige Gesundheit und Entwicklung – Leitbilder, Politik und Praxis der Gestaltung gesundheitsförderlicher Umwelt- und Lebensbedingungen. Verlag für akademische Schriften: Frankfurt

Trojan A., Legewie H. (2000) Gesundheitspsychologie – Gesundheitssoziologie, Theorie und Forschung zur Gesundheitsförderung. Universität Hamburg, Technische Universität Berlin

v. Troschke J. (1979) Gesundheitserziehung. In: Blohmke M.

Uexküll Th.v., Adler R.H. (Hrsg.) (1996) Psychosomatische Medizin. Urban & Schwarzenberg: München, Wien, Baltimore

Uexküll Th.v., Geigges W., Plassmann R. (2002) Integrierte Medizin. Schattauer: Stuttgart, New York

VDR, Verband Deutscher Rentenversicherungsträger – Rehabilitationswissenschaftliche Abteilung (2002) Dr. M. Schuntermann: ICF (siehe auch WHO 2001) www.vdr.de

Vasold M. (2003) „Es ist eine böse Zeit". Die „Zeit" Nr. 19 vom 30.04.2003

Vester F. (2000) Phänomen Stress. Deutscher Taschenbuchverlag: München

Vohs M., Winter I. (Hrsg.) (1999) Fachpflege Rehabilitation. Urban & Fischer: München, Jena

Waller H. (2002) Gesundheitswissenschaften. Kohlhammer: Stuttgart, Berlin, Köln

Waller H. (2002) Sozialmedizin. Kohlhammer: Stuttgart, Berlin, Köln

Weber M. (1956) Wirtschaft und Gesellschaft. Köln-Berlin

Wechselwirkung & Zukünfte: Zeitschrift im Verlag Stichting Vijlen Institute for Physics, Rott 53, NL Vijlen – interabo GmbH: Berlin

Wilker F.W., Bischoff C., Novak P. (1994) Medizinische Psychologie – Medizinische Soziologie. Urban & Schwarzenberg: München, Wien, Baltimore

Wilkinson R. (2003) Die Kultur der Ungleichheit. In: Sozialmagazin 28/2003, S. 32-36

World Health Organisation (WHO) (1986) Ottawa Charta for Health Promotion. Canadian Journal of Public Health 77, S. 425-430

World Health Organisation (WHO) (2001) International Classification of Functioning, Disability and Health – ICF. Genf (siehe auch VDR) www.who.int/classification/icf

SACHREGISTER